全民科学素质行动
计划纲要书系

社区科普书系

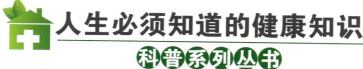

人生必须知道的健康知识
科普系列丛书

医学趣话
走进奇妙的医学世界

ZOUJIN QIMIAO DE YIXUE SHIJIE

郑静晨　总主编

郑静晨　李晓雪　主编

中国科学技术出版社

·北 京·

图书在版编目（CIP）数据

医学趣话：走进奇妙的医学世界/郑静晨，李晓雪主编. —北京：中国科学技术出版社，2016.10

（人生必须知道的健康知识科普系列丛书/郑静晨总主编）

ISBN 978-7-5046-7108-0

I.①医… II.①郑… ②李… III.①医学—普及读物 IV.①R-49

中国版本图书馆CIP数据核字（2016）第053511号

策划编辑	徐扬科　谭建新
责任编辑	沈国峰
责任校对	刘洪岩
责任印制	马宇晨
封面设计	周新河　程　涛
版式设计	潘通印艺文化传媒・ARTSUN

出版发行	中国科学技术出版社
地　　址	北京市海淀区中关村南大街16号
邮　　编	100081
发行电话	010-62103130
传　　真	010-62179148
投稿电话	010-62176522
网　　址	http://www.cspbooks.com.cn

开　　本	720mm×1000mm　1/16
字　　数	288千字
印　　张	18
印　　数	1—10000册
版　　次	2016年10月第1版
印　　次	2016年10月第1次印刷
印　　刷	北京东方明珠印刷有限公司

书　　号	ISBN 978-7-5046-7108-0 / R・1938
定　　价	50.00元

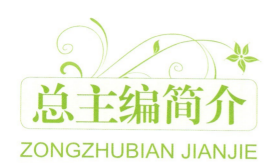

总主编简介

ZONGZHUBIAN JIANJIE

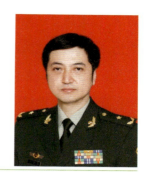

　　郑静晨，中国工程院院士、国务院应急管理专家组专家、中国国际救援队副总队长兼首席医疗官、中国武警总部后勤部副部长兼武警总医院院长，中国武警总医院现代化医院管理研究所所长。现兼任中国医学救援协会常务副会长、中国医院协会副会长、中国灾害防御协会救援医学会副会长、中华医学会科学普及分会主任委员、中国医院协会医院医疗保险专业委员会主任委员、中国急救复苏与灾害医学杂志常务副主编等，先后被授予"中国优秀医院院长""中国最具领导力院长"和"杰出救援医学专家"荣誉称号，2006年被国务院、中央军委授予一等功。

　　"谦谦为人，温润如玉；激情似火，和善如风"和敬业攀登、意志如钢是郑静晨院士的一贯品格。在他带领的团队中，秉承了"特别能吃苦、特别能学习、特别能合作、特别能战斗、特别能攻关、特别能奉献"的六种精神，瞄准新问题、开展新思维、形成新思路、实现新突破，攻克前进道路上的一个又一个堡垒，先后在现代化医院管理、灾害救援医学、军队卫勤保障、医学科学普及、社会公益救助等领域取得了可喜成就。

　　在现代化医院管理方面，凭借创新思维实施了"做大做强、以优带强"与"整体推进、重点突破"的学科发展战略，秉承"不图顶尖人才归己有，但揽一流专家为我用"的广义人才观，造就了武警总医院在较短时间内形成肝移植外科、眼眶肿瘤、神经外科、骨科等一批知名学科，推动医疗技术发展的局面。凭借更新理念，实施"感动服务""极致化服务"和"快捷服务补救"的新举措，通过开展"说好接诊一句话，温暖患者一颗心"和"学习白求恩，争当合格医务人员"等培训，让职业化、标准化、礼仪化走进医院、走进病区，深化了卫生部提出的开展"三好一满意"活动的实践。凭借"他山之石可以攻玉"的思路，在全军医院较先推行了"标杆管理""精细化管理""落地绩效管理""质量内涵式管理""临床路径管理"和"研究型医院管理"等，有力地促进了医院的可持续发展。

在灾害救援医学领域，以重大灾害医学救援需求为牵引，主持建立了灾害救援医学这门新的学科，并引入系统优化理论，提出了"三位一体"救治体系及制定预案、人员配备、随行装备、技能培训等标准化方案，成为组建国家和省（市）救援体系的指导性文件。2001年参与组建了第一支中国国际救援队，并带领团队先后十余次参加国内外重大灾害医疗救援，圆满完成了任务，为祖国争得了荣誉，先后多次受到党和国家领导人的接见。

在推广医学科普上，着眼于让医学走进公众，提高公众的科学素养，帮助公众用科学的态度看待医学、理解医学、支持医学，有效贯通医患之间的隔阂。提出了作为一名专家、医生和医务工作者，要承担医学知识传播链中"第一发球员"的神圣职责，促使医、患"握手"，让医患关系走向和谐的明天。科普是一项重要的社会公益事业，受益者是全体公民和整个国家。面对科普队伍严重老龄化、科普创作观念陈旧、运行机制急功近利等现象，身为中华医学会科学普及分会主任委员，他首次提出了"公众健康学""公众疾病学"和"公众急救学"等概念，并吸纳新鲜血液，培养年轻科普专家，广泛开展学术活动，利用电视和报纸两大载体，加强对灾害救援、现场急救、科技推广、营养指导、健康咨询等进行科普宣传，极大地提高了我国公众的医学科学素养。

在社会公益救助方面，积极响应党中央、国务院、中央军委的号召，发扬人民军队的优良传统，为解决群众"看病难、看病贵"及构建和谐社会，自2005年武警总医院与中国红十字会在国内率先开展了"扶贫救心"活动，先后救助贫困家庭心脏病患儿2000余人。武警总医院由此获得了"中国十大公益之星"殊荣，郑静晨院士获得全国医学人文管理奖。2001年，武警总医院与中华慈善总会联手启动了"为了我们的孩子——救治千名少数民族贫困家庭先心病患儿"行动，先后赴新疆、西藏少数民族地区开展先心病儿童筛查，将有手术适应证的患儿转运北京治疗，以实际行动践行了党的惠民政策，密切了民族感情，受到中央多家主流媒体的跟踪报道。

"书山有路勤为径，学海无涯苦作舟。"郑静晨院士勤奋好学、刻苦钻研，不仅在事业上取得了辉煌成就，在理论研究、学术科研领域也成绩斐然。先后主编《灾害救援医学》《现代化医院管理》《内科循证诊治学》等大型专著5部，发表学术论文近百篇，先后以第一完成人获得国家和省部级科研成果二等奖以上奖7项，其中《重大自然灾害医疗救援体系的创建及关键技术、装备研发与应用》获得国家科技进步二等奖，《国际灾害医学救援系列研究》获得华夏高科技产业创新一等奖，《国内国外重大灾害事件中的卫勤保障研究》获得武警部队科技进步一等奖等。目前，还承担着多项国家、全军和武警科研课题，其中"各种自然灾害条件下医疗救援队的人员、装备标准化研究"为国务院指令性课题。

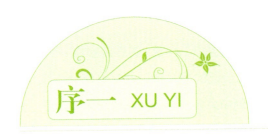

序一 XU YI

　　健康是人类的基本需要，人人都希望身心健康。世界卫生组织公布的数据表明，人的健康和寿命状况40%取决于客观环境因素，60%取决于人体自身因素。长期以来，人们把有无疾病作为健康的标准。这个单一的健康观念仅关注疾病的治疗，而忽视了疾病的预防，是一种片面的健康观。

　　在我国，人口老龄化及较低的健康素养教育水平，构成了居民疾病转型的内在因素，慢性非传染性疾病已经成为危害人民健康的主要公共卫生问题，其发病率一直呈现明显上升趋势。据统计，在我国每年约1000万例各种因素导致的死亡中，以心血管疾病、糖尿病、慢性阻塞性肺病和癌症为主的慢性病所占比例已超过80%，已成为中国民众健康的"头号杀手"。慢性病不仅严重影响社会劳动力的发展，而且已经成为导致"看病贵""看病难"的主要原因，由慢性病引起的经济负担对我国社会经济的和谐发展形成越来越沉重的压力，考验着我国的医疗卫生体制改革。

　　从某种层面理解，作为一门生命科学，医学是一门让人遗憾的学科，大多数疾病按现有的医学水平是无法治愈的。作为医生该如何减少这样的困境和尴尬？怎样才能让广大普通老百姓摆脱疾病、阻断或延缓亚健康而真正享受健康的生活？众所周知，国家的繁荣昌盛，离不开高素质的国民，离不开科学精神的浸染；同样，医学科学的进步和疾病预防意识的提升，需要从提高民众的医学科普素质入手。当前，我国民众疾病预防意识平均高度在世界同等国家范围内处于一个较低水平，据卫生部2010年调查结果显示，我国居民健康素养水平仅为6.48%，其中居民慢性病预防素养最低，在20个集团国中排名居后。因此，我们作为卫生管理者、医务工作者，应该努力提高广大民众的医学科学素养，让老百姓懂得疾病的规律，熟悉自我管理疾病的知识，掌握改变生活方式的技巧，促进和提高自我管理疾病的能力，逐步增强疾病预防的意识，这或许是解决我国医疗卫生体系现在所面临困境的一种很好的方式。中华医学会科学普及分会主任委员郑静晨院士领衔主编的《人生必须知道的健康知识科普系列丛书》，正是本着这样的原则，集诸多临床专家之经验，耗时数载，几易其稿，最终编写而成的。

这套医学科普图书具有可读性、趣味性和实用性，有其鲜明的特点：一是文字通俗易懂、言简意赅，采取图文并茂、有问有答的形式，避免了生涩的专业术语和难解的"医言医语"；二是科学分类、脉络清晰，归纳了专家经验集锦、锦囊妙计和肺腑之言，回答了医学"是什么？""为什么？""干什么？"等问题；三是采取便于读者查阅的方式，使其能够及时学习和了解有关医学基本知识，做到开卷有益。

我相信，在不远的将来，随着社会经济的进步，全国人民将逐步达到一个"人人掌握医学科普知识，人人享受健康生活"的幸福的新阶段！

中国医院协会会长　　黄洁夫

二〇一二年七月十六日

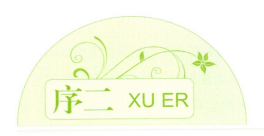

科普——点燃社会文明的火种

科学，是人类文明的助推器；科学家，是科学传播链中的"第一发球员"。在当今社会的各个领域内，有无数位卓越科学家和科普工作者，以他们的辛勤劳动和聪明智慧，点燃了社会文明的火种，有力地促进了社会的发展。在这里，就有一位奉献于医学科普事业的"第一发球员"——中华医学会科学普及分会主任委员郑静晨院士。

2002年6月29日，《中华人民共和国科学技术普及法》正式颁布，明确了科普立法的宗旨、内容、方针、原则和性质，这是我国科普工作的一个重要里程碑，标志着科普工作进入了一个新阶段。2006年2月6日，国务院印发了《全民科学素质行动计划纲要（2006—2010—2020年）》（以下简称《科学素质纲要》）。6年来，《科学素质纲要》领导小组各成员单位、各级政府始终坚持以科学发展观为统领，主动把科普工作纳入全民科学素质工作框架之内，大联合、大协作，认真谋划、积极推进，全民科学素质建设取得了扎扎实实的成效。尽管如此，我国公民科学素质总体水平仍然较低。2011年，中国科协公布的第八次中国公民科学素养调查结果显示，我国具备基本科学素养的公民比例为3.27%，相当于日本、加拿大和欧盟等主要发达国家和地区在20世纪80年代末、90年代初的水平。国家的繁荣昌盛，离不开高素质的国民，离不开科学精神的浸染。所以，科普从来不是纯粹的科学问题，而是事关社会发展的全局性问题。

英国一项研究称，世界都在进入"快生活"，全球城市人走路速度比10年前平均加快了10%，而其中位居前列的几个国家都是发展迅速的亚洲国家。半个多世纪以前, 世界对中国人的定义还是"漠视时间的民族"。而如今, 在外国媒体眼中,"中国人现在成了世界上最急躁、最没有耐性的地球人"。

人的生命只有一次, 健康的生命离不开科学健康意识的支撑。在西方发达国家, 每年做一次体检的人达到了80%, 而在我国, 即使是在大城市, 这一比例也只有30%~50%。我国著名的心血管专家洪昭光教授曾指出: 目前的医生可分为三种。第一种是就病论病, 见病开药, 头痛医头, 脚痛医脚, 只治病, 不治人。第二种医生不但治病, 而且治人, 在诊病时, 能关注患者心理问题, 分析病因, 解释病情, 同时控制有关危险因素, 使病情全面好转, 减少复发。第三种医生不但治病和治人, 而且能通过健康教育使人群健康水平提高, 使健康人不变成亚健康人, 亚健康人不变成患者, 早期患者不变成晚期患者, 使整个人群发病率、死亡率下降。

由郑静晨院士担任总主编的《人生必须知道的健康知识科普系列丛书》的正式出版, 必将为医学科普园里增添一朵灿然盛开的夏荷, 用芬芳的笑靥化解人间的疾苦折磨, 用亭亭的气质点缀人们美好生活。但愿你、我、他一道了解医学科普现状, 走近科普人群, 展望科普未来, 共同锻造我们的医药卫生科技"软实力"。

是为序。

中国科协书记处书记　　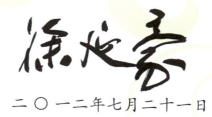

二〇一二年七月二十一日

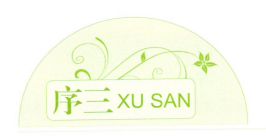

　　"普及健康教育，实施国民健康行动计划"。这是国家《"十二五"规划纲要》中对加强公共卫生服务体系建设提出的具体要求，深刻揭示了开展健康教育、普及健康知识、提高全民健康水平的极端重要性，是建设有中国特色社会主义伟大事业的目标之一，是改善民生、全面构建和谐社会的重要条件和保障，也是广大医务工作者的职责所系、使命所在。

　　人生历程，生死轮回，在飞逝而过的时光岁月里，在玄妙繁杂的尘世中，面对七情六欲、功名利禄、得失祸福以及贫富贵贱，如何安度人生，怎样滋养健康并获得长寿？是人类一直都在苦苦追问和探寻的命题。为了解开这一旷世命题，千百年来，无数名医大师乃至奇人异士都对健康作了仁者见仁、智者见智的注解。

　　为此，我们有必要先弄明白什么是健康？其实，在《辞海》《简明大不列颠百科全书》以及《世界卫生组织宪章》等词典文献中，对"健康"一词都作过明确的解释和定义，在这里没有必要再赘述。而就中文语义而言，"健康"原本是一个合成的双音节词，这两个字有不同的起源，含义也有较大的差别。具体地讲，"健"主要指形体健硕、强壮，因此，有健身强体的日常用语。《易经》中"天行健，君子以自强不息"说的就是这个意思；而"康"主要指心态坦荡、宁静，像大地一样宽厚、安稳，因此，有康宁、康泰、安康的惯常说法。孔圣人所讲的"仁者寿、寿者康"阐述的就是这个道理。据此，我的理解是"健"与"康"体现了中国文化的二元共契与两极互动，活脱就像一幅阴阳互补、和谐自洽的太极图：健是张扬，是亢奋，是阳刚威猛，强调有为进取；康是温宁，是收敛，是从容绵柔，强调无为而治。正如《黄帝内经》的《灵枢·本神》篇里所讲的"智者之养生也，必顺四时而适寒暑，和喜怒而安居处，节阴阳而调刚柔，如是，则避邪不至，长生久视"那样，才能使自己始终处于一个刚柔相济、阴阳互补的平衡状态，从而达到养生、健康、长寿的目的。而至于那种认为"不得病就意味着健康"的认识，是很不全面的。因为事实上，人生在世，吃五谷杂粮，没有不得病的。即使没有明显的疾病，每个人对健康与否的感觉也具有很大的主观性和差异性。换句话说，觉得身体健康，不等于身体没病。《健康手册》的作者约翰·特拉维斯就曾经说过："健康的人并不必须是强壮的、勇敢的、成功的、年轻的，甚至也不是不得病的。"所以，我认为，健康是相对的、动态的，是身体、心灵与精神健全的完美结合和综合体现，是生命存在的最佳状态。

如果说长寿是人们对于明天的希冀，那么健康就是人们今天需要把握的精彩。从古到今，人们打破了时间和疆界的藩篱，前赴后继，孜孜以求，在奔向健康的路上，王侯将相与布衣白丁，医生、护士与患者无不如此。从"万寿无疆"到"永远健康"，这里除了承载着一般人最原始最质朴的祈求和祝愿，还包含了广大民众对养生长寿之道的渴求。特别是随着社会的进步、经济的发展、人们生活水平和文明程度的提高，健康已成为当下大家最为关注的热点、难点和焦点问题，一场全民健康热、养生热迅速掀起。许多人想方设法寻访和学习养生之道，有的甚至道听途说，误入歧途。对此，我认为当务之急就是要帮助大家确立科学全面的养生观。其实，古代学者早就提出了"养生贵在养性，而养性贵在养德"的理论。孔子在《中庸》中提出"修生以道，修道以仁""大德必得其寿"，讲的就是有高尚道德修养的人，才能获得高寿。而唐代著名禅师石头希迁（又被称为"石头和尚"）无际大师，91岁时无疾而终。他曾为世人开列的"十味养生奇方"中的精要就在于养德。他称养德"不劳主顾，不费药金，不劳煎煮"，却可祛病健身，延年益寿。德高者对人、对事胸襟开阔，无私坦荡，光明磊落，故而无忧无愁，无患无求。身心处于淡泊宁静的良好状态之中，必然有利于健康长寿。而现代医学也认为，积德行善、乐于助人的人，有益于提高自身免疫力和心理调节力，有利于祛病健身。由此，一个人要想达到健康长寿的目的，必须进行科学全面的养生保健，并且要清醒地认识到：道德和涵养是养生保健的根本，良好的精神状态是养生保健的关键，思想观念对养生保健起主导作用，科学的饮食及节欲是养生保健的保证，正确的运动锻炼是养生保健的源泉。

"上工不治已病治未病"，意思是说最好的医生应该预防疾病的发生，做到防患于未然。这是《黄帝内经》中最先提出来的防病养生之说，是迄今为止我国医疗卫生界所遵守的"预防为主"战略的最早雏形。其中也包含了宣传推广医学科普知识，倡导科学养生这一中国传统健康文化的核心理念。然而，实事求是地讲，近些年来，在"全民养生"的大潮中，相对滞后的医学科普宣传，却没能很好地满足这一需求。以至于出现了一个世人见怪不怪的现象：内行不说，外行乱说；不学医的人写医，不懂医的人论医。一方面，老百姓十分渴望了解医学防病、养生保健知识；另一方面，擅长讲医学常识、愿意写科普文章的专家又太少。加之，中国传统医学又一直信奉"大医隐于民，良药藏于乡"的陈规，坚守"好酒不怕巷子深"的陋识，由此，就为那些所谓的"神医大师"们粉墨登场提供了舞台和机会。可以这么说，凡是"神医大师"蜂拥而起、兴风作浪的时候，一定是医疗资源分配不均、医学知识普及不够、医疗专家作为不多的时候。从2000－2010年，尽管"邪门歪道"层出不穷，但他们骗人的手法却如出一辙：出书立传、上节目开讲坛乃至卖假药、卖伪劣保健品，并冠以"国家领导人保健医生""中医世家""中医教授"等虚构的身份、虚构的学历掩人耳目，自欺欺人。这些乱象的出现，我认为，既有医疗体制上的多种原因，也有传统文化上的深刻根源，既是国人健康素养缺失的表现，更是广大医务工作者没有主动作为的失职。因此，我愿与同行们在痛定思痛之后，勇敢地站出来，承担起维护医学健康的社会责任。

无论是治病还是养生，最怕的是走弯路、走错路，要知道，无知比疾病本身更可怕。世界卫生组织前总干事中岛宏博士就曾指出："许多人不是死于疾病，而是死于无知。"综观当今医学健康的图书市场，养生保健类书籍持续热销，甚至脱销。据统计，在2009年畅销书的排行榜上，前20名中一半以上与养生保健有关。到目前为止，全国已有400多家出版社出版了健康类图书达数千种之多。而这其中，良莠不齐，鱼目混珠。鉴于此，出于医务工作者的良知和责任，我们以寝食难安的心情、扬清激浊的勇气和正本清源的担当，审慎地邀请了既有丰富临床经验又热衷于科普写作的医疗专家和学者，共同编写了这套实用科普书籍，跳出许多同类书籍中重知识宣导、轻智慧启迪，重学术堆砌、轻常识普及，重谈医论病、轻思想烛照的束缚，从有助于人们建立健康、疾病、医学、生命认识的大视野、大关怀、大彻悟的目的出发，以常见病、多发病、意外伤害、诊疗手段、医学趣谈等角度入手，系统地介绍了一系列丰富而权威的知病治病、自救互救、保健养生、康复理疗的知识和方法，力求使广大读者一看就懂、一学就会，从而相信医学，共享健康。

最后，我想坦诚地说，单有健康的知识，并不能确保你一生的健康。你的健康说到底，还是应该由自己负责，没有任何人能替代。你获得的知识、学到的技巧、养成的习惯、作出的选择以及日复一日习以为常的生活方式，都会影响并塑造你的健康和未来。因此，我们必须从现在开始，并持之以恒地付诸实践、付诸行动。

以上就是我们编写此书的初衷和目的。但愿能帮助大家过上一种健康、幸福、和谐、美满的生活，使我们的生命更长久！

武警总医院院长　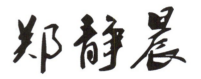

二〇一二年七月于北京

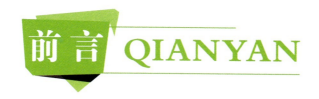

乐享健康新生活

对于个人，身心健康是幸福的首要条件，对于国家，国民健康是富强的基本保障。因此，我们审慎地邀请了既有临床经验又擅长科普写作的专家、学者，共同编写《人生必须知道的健康知识系列科普丛书》。按照最初的构想，按照医学的学科分类，每个学科知识独立成册，便于查阅。但唯独有一册书有着独特的选题与定位，这就是郑静晨院士提出的《医学趣话》。

揣摩其情有独钟的主要原因，大致如下：首先，有趣与健康息息相关。百姓常说"笑一笑十年少，愁一愁白了头""一个丑角进城，胜过一打医生"，虽然这些都采用了夸张的修辞，但从保健养生的角度而言，有趣的事物恰如夏日艳阳下的一抹树荫、一席凉风，可以让人们放松紧张的心情，暂忘窘困的场面，舒缓压抑的思绪，有助于身心的健康；很多时候，也只有当自己释怀了，别人才能开怀。其次，有趣与科普密不可分。如果说医学科普的要义在于普及知识、答疑解惑，那么有趣的表达形式则是画龙点睛，寓知识于趣味之中，寓科学于形象之中，让本是系统繁杂的医学体系豁然生动、时尚起来，这里有生命的解密、精妙的人体、祖国的医学和世界的医学之最；这里并不想阐述疾病的由来与治疗，只想调动大家单纯的阅读兴趣、展现医学亲近可人的性格。最后，我认为《医学趣话》的设置还与主编的性格相得益彰。熟悉郑院士的人大多会有同感：处事平易近人、言谈睿智风趣。莎士比亚说："幽默和风趣是智慧的闪现。"幽默的创造者往往具备丰富的经验、独创的能力。风趣并非哗众取宠，一位富于幽默感的科学家，更容易与公众沟通。

愿意相信：以我们的专业、我们的知识、我们的热情和我们的坚持，"医学科普进万家，乐享健康新生活"终能实现，恰如一位哲学家所说："很好，坚冰已经打开，远航开始了。"

院士学术助理：李晓雪

C 目录
CONTENTS

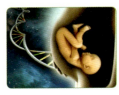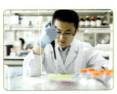

解密生命

精妙人体

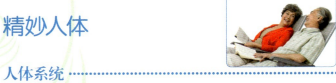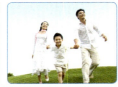

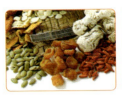
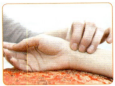

祖国医学

中医拾趣 ………………………………………………………… **142**

医学之最

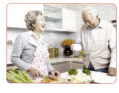
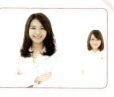

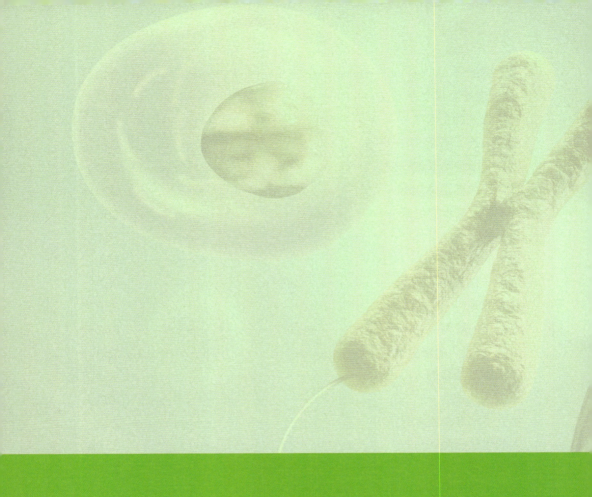

JIEMI SHENGMING

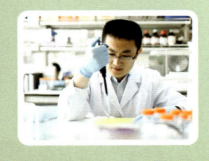 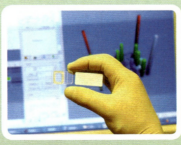 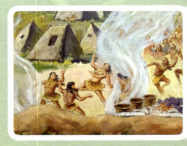

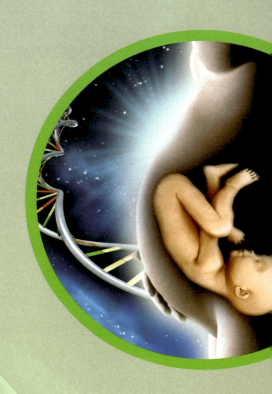

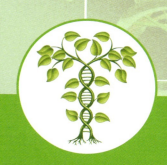

解密生命

  自古以来，人们对宇宙的起源、生命的形成充满了浪漫多彩的幻想，人类渴望了解茫茫宇宙，渴望了解生命的真相。目前我们唯一所知道的就是，生命很吝啬地只选择了地球，生命在这颗星球上诞生并且依靠这颗星球长达近40亿年。

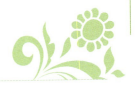

生命的诞生

　　"我从哪里来？"这是人类曾孜孜不倦追寻的一个问题。将遗传学应用于人类历史研究，追根溯源，我们得到了超乎想象的答案：人类有着共同的祖先、相同的起源，在漫长的历史中各自迁徙分化，又欣然相遇、互容。每一个个体之间的生物差异，其实不大；人与人之间的关系，其实很近。

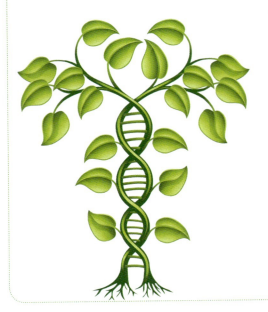

生命是怎样开始的

　　地球诞生时的面貌并不是我们现在所看到的这样，正如神话小说中所说是一片"混沌"。包围在地球外表的水汽虽已凝结成液态性的水——海洋，但温度还是很高；那时具有活动力的火山遍布地表，不时喷出火山灰和岩浆；大气很稀薄，有氢气、一氧化碳气等，各种气体在空中形成一朵朵的卷云，氧气很少，因为没有充足的大气层掩蔽，整个地球暴露在强烈的紫外线之下。

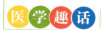

地球大气的演进可以分为3个阶段：第一代大气是原始大气，在地球演化的初期就消失了；第二代大气是在地球内部物理化学反应的产物，并被从地球内部挤压出来的，也被称为还原大气。还原大气的显著特征便是缺氧，只是由于后来出现了植物，植物的光合作用提供了大量的氧气，才使得还原大气变成了以氮、氧为主的现代大气，即氧化大气，也就是第三代大气。据此，科学家推测，在35亿年之前，地球上就已经出现了原始形态的生命。

解密生命

寒武纪生命大爆发

太阳是银河系中一颗普通的恒星。今天，人类对宇宙认识得更深刻。宇宙作为一个整体的物质运动，人类也是物质运动的结果。现在，我们已经精确地认识到，这颗平凡的发光体很大，太阳的直径相当于110个地球。太阳的表面是6000摄氏度的高温，经过150000000千米空间的传输，地球只得到它的光辉的五亿分之一，但对生命之需，这已经足够了。

虽然地球上的生命已经存在了将近40亿年，但真正的大型生命的进化历程实际上只有5亿年左右，而大部分生命都是在海洋中以微生物的形态消磨时光。生命的大型化和多元化全部集中在5.4亿年前的寒武纪的地层里，它们似乎是突然地涌现出来的，非常整齐地站在了同一条进化的"起跑线"上。由于是突现的大批动物，人们便谓之"寒武纪生命大爆发"。

寒武纪是一个伟大的时代，而中国云南澄江地区的帽天山更是这个时代的"圣地"。在这里，科学家发现了世界上最古老的寒武纪多细胞动物的化石。"寒武纪生命大爆炸"使生物学家感到困惑，因为动物的大型化和多元化来得太突然了，而进化的复杂性似乎被寒武纪蕴藏的神奇力量给简化了。究竟是一种什么机制突然把微

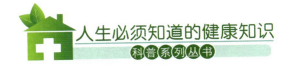
生物变成了大型的多细胞的动物呢？

在远古的年代，土壤中的含氧量很少，而寒武纪地层中的含氧量，随着时间的流逝而丰度增大。也许，正是氧气引发了地球生命的辉煌。现在，地球的大气中有大量的氧气，它们在天地之间一刻不停地循环。氧气是最活跃的气体，它总是很快地使其他物质氧化，因此氧气只能保持"流水作业"。如果地球上的植物现在停止制造氧气，那么地球上的氧气很快就会枯竭。正因为氧气的这种活性，它才能贯穿在大型生命的体内，从而产生所需的体能和高级神经的活动。

在地球的演化过程中，陆生植物制造氧气的历史非常短，只有几亿年，它们对地球氧气的贡献是锦上添花。真正从零起步制造氧气的，是寄居于海洋中的藻类，它们通过一种称为叶绿素的细胞间的分子运动，逐渐地把海洋中的二氧化碳转换成了氧气，地球上的氧气全部都是从绿色毛孔中分泌出来的。这种分泌持续了上亿年，才让地球充满了自由氧。这个过程如此漫长，因为地球上存在着巨大的氧耗，大量的无机物被氧化，至今海洋中还蕴藏着大量的氧化铁矿脉。相信有一个时期，地球上的海洋都被铁锈染成了红色，那是铁元素在"呼吸"。

寒武纪很可能是一个收获氧气的时代，因为这个时候的氧气一定是生产大于消耗。当海洋充满氧气并持续稳定到一定的时间后，使用氧气的大型动物才能没有后顾之忧地改变自己的形态，去充分地利用更好的能源。这种能源使得一部分动物身体结构扩大并且功能增多，就好像有了汽油才有汽车一样。可以说，有氧才有了地球上生命的运动。

运动是寒武纪生命的重要进步，但这时的动物祖先们动作都很慢，它们小心翼翼，笨拙但绝对拥有了前所未有的自由。生命大爆炸到现在大约5亿年，在这之后生命进化的效率应该是很高的。因此，一个星球的生命能否缩短它进化的历程，关键是看多细胞生命诞生的时间表。当然，寒武纪的地层还隐藏着许多的秘密需要去探索，如果某种现在还不知道的因素再推迟生命大爆炸的启动，那么，我们的命运也许就是另一个样子了。

叶绿体的发现："绿色的毛孔"直到1883年才被法国植物学家席姆佩尔发现证明，淀粉只在植物细胞的特定部位形成，并将其命名为"叶绿体"。

可以说，地球上几乎一切生命活动所需的能量来源于太阳能（光能）。绿色植物是太阳能主要的能量转换者。这是因为它们均含有叶绿体这一完成能量转换的细胞器，它能利用光能同化二氧化碳和水，合成储藏能量的有机物，同时产生氧。所以绿色植物的光合作用是地球上有机体生存、繁殖和发展的根本源泉。

叶绿体可能起源于古代蓝藻，它们吞下的某些蓝藻没有被消化，反而依靠吞噬者的生活废物制造营养物质。在长期共生过程中，古代蓝藻形成叶绿素，植物也由此产生。

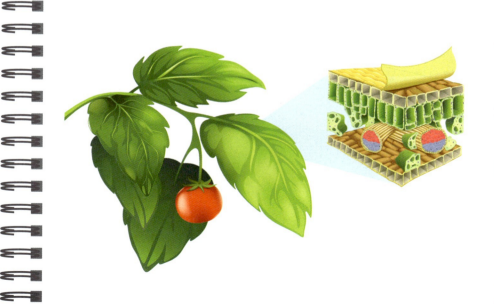

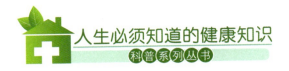

生命的基质——细胞

对于像"胚胎是如何生长的"、"动物的器官是如何形成的"这样一些生物体个体发育的问题,人类思考已久。直到1665年,英国科学家罗伯特·胡克(Robert Hooke, 1635–1703)用自制的光学显微镜观察软木塞的薄切片,发现了细胞,这才慢慢打开了充满奥妙与神奇的"生命宝盒"。

所有的生命都是由这些被称为"细胞"的小东西组成的。细胞乃是生命的原型与基质,其内部结构及功能相当复杂,远非胡克所认识的那样简单。今天,人们在高倍显微镜下可以清晰地看到细胞的内部结构。植物细胞的外面有细胞壁,细胞与细胞之间有一层胶状物,把两个细胞壁紧紧地黏合在一起。在相邻两个细胞之间的壁上有胞间连丝,使细胞之间彼此互通。此外,植物细胞内还有细胞质和细胞核。细胞质内有核糖体、内质网、高尔基体和液泡等内容物。核糖体是合成蛋白质的地方,内质网和高尔基体有合成、包装和运输物质的功能。细胞质内还有丝状和管状结构,类似细胞的肌肉和骨架,与细胞的运动有关。细胞核内有核膜,使核与细胞质分开。此外还有染色质和核仁。细胞核是细胞的"中枢",是遗传信息储存、复制和转录的场所。细胞内还有两个较大的细胞器,就是线粒体和质体。线粒体能起呼吸作用。动物细胞与植物细胞最显著的区别是它的表面由一层质膜包裹,控制着细胞

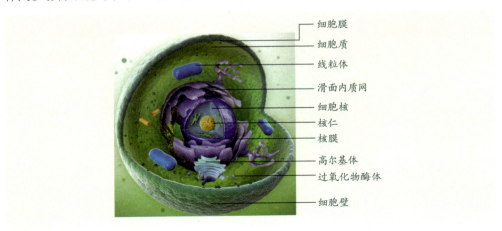

细胞膜
细胞质
线粒体
滑面内质网
细胞核
核仁
核膜
高尔基体
过氧化物酶体
细胞壁

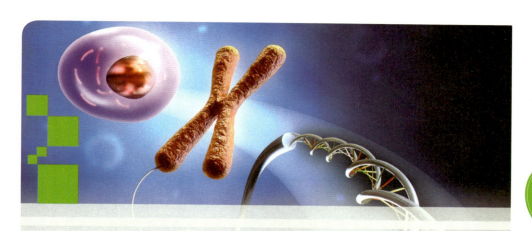

内外物质的运输。在电子显微镜下，质膜的结构变化多端，有的向内折叠成手指状，有的向外凹陷，形成月芽状。

一切生物都由细胞构成的。从最小的变形虫和细菌到最大的鲸和红杉都是由细胞组成的。最简单的低等生物单细胞生物仅由一个细胞组成，复杂的高等生物一般由数以万亿计的细胞组成。病毒是非细胞形态的有机体，但病毒不能独立生存，不是独立的生物体。从生命的层次上看，细胞是具有完整生命力的最简单的物质集合形式，也就是说细胞是构成生物体的最基本的单位。

细胞是一个独立有序的、能够进行自我调控的结构与功能体系。每一个细胞都具有一整套完整的装置以满足自身代谢的需要。单细胞生物能够独立地进行全部的生命活动。在多细胞生物中，尽管每一个细胞的功能受到整体的协调与控制，但每一个细胞都是一个独立的、自我控制的、高度有序的代谢系统，有相对独立的生命活动，各种组织都是以细胞为基本单位来执行特定的功能，整个机体的新陈代谢活动都是以细胞为单位协调地进行的。只要具备合适的生存条件，每一个分离的细胞都可以在体外生长繁殖，表现出生命的特征。

细胞通过细胞分裂的方式进行增殖，每一个生命体都是从一个细胞生长发育而来的，不论是简单的单细胞生物还是复杂的多细胞生物，其生长和发育可以部分地通过细胞体积的增加来实现，但细胞体积不可能无限地增加，因此多细胞生物的

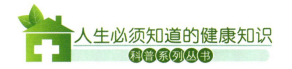

生长主要是通过细胞分裂、增加细胞数量并伴随细胞的分化来实现的。细胞是生物生长发育的基本实体。一个多细胞生物即使已经完成了组织的分化和个体的发育，即完全长大后，仍然需要细胞分裂的过程。这种分裂生成的新细胞可用来替代不断衰老和死亡的细胞，维持细胞的新陈代谢，或用于生物组织损伤的修复。

在多细胞生物体中，尽管数目众多的各种细胞形态和功能各不相同，但它们又都是由同一个受精卵分裂和分化而来的，因而这个生命体中的每一个细胞都具有这个生命体的全部遗传信息，因为在细胞的中心细胞核中"存在着生命的本质"——遗传信息。

植物的生殖细胞和体细胞都具有遗传的全能性，单个细胞都可以在合适的条件下诱导发育为完整的植物个体。在高等动物体内，卵细胞无疑具有遗传的全能性，而体细胞也具有这一生命体的全部遗传信息，经过一定的操作，如运用细胞核移植的方法，也可以使单个的体细胞表现出遗传上的全能性。

细胞结构完整性的任何破坏都会导致细胞生命特征的丧失和细胞的死亡。比如从细胞分离出的任何结构，即使是保存完好的细胞核或是含有遗传信息、具有相对独立性的线粒体和叶绿体，都不能在细胞外作为生命活动的单位而独立生存。细胞才是生命活动的最小单位，只有完整的细胞结构才能保证细胞具有生命的各种基本特征，使其能独立自主、协调有序地进行各种生命活动。

细胞学说不仅是生物体构成的学说，也是生物体繁殖和生长发育的学说以及生命活动的学说。一切生物都由细胞构成，这些细胞又按照同样的规律形成和生长。面对多样性的生命世界，细胞学说表明：生命的共同基础是细胞，就像原子是化学现象的共同基础一样。19世纪，人们开始把构成细胞的物质叫原生质，人们为在多样的自然物体和自然现象背后找到统一的、共同的东西而欣喜，因为每一次自然界本质和规律的发现都是一种统一的、共同的东西的发现，都是科学的进步，当然这也是科学的任务。为此曾有人自豪地说，"我能把我的祖先一直追溯到原生质的初始分子小球"。

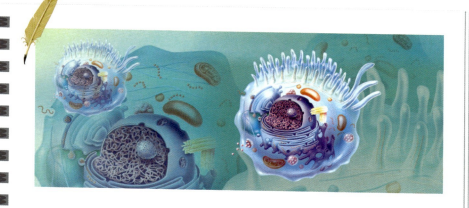

体内最大的细胞

体内最大的细胞有各种说法：①按细胞直径而言，要数卵细胞，其直径约200微米，即0.2毫米（1微米=1/1000毫米）。②以细胞长度来说，当属骨骼肌细胞，长的可超过4厘米。③而以细胞突出的长度来划分，当之无愧的是神经细胞（也称神经元）。神经元的轴突长的可达1米以上。故神经元可称之为体内最大的细胞了。它们的活动受机体神经体液的调节。

线粒体最多的细胞

人体内线粒体最多的细胞是肝脏的肝细胞。每一个肝细胞内约有2000个线粒体。正常线粒体寿命为一周，线粒体可以进行分裂增生。线粒体的主要化学成分为蛋白质，约占65%，其他成分为甘油脂、卵磷脂、脑磷脂和胆固醇等。线粒体内含有多种酶（蛋白质），主要作用是为细胞功能活动不断提供能量，细胞生命活动所必需的总能量中，大约有95%来自线粒体。肝细胞是体内生命活动最活跃的细胞。

溶酶体最多的细胞

溶酶体普遍存在于各种细胞中，不过数目不多，较线粒体要少得多。最多的要数巨噬细胞，溶酶体内含有50多种水解酶，它能够消化细胞内衰老死亡的细胞器和吞噬进入细胞内的物质。因巨噬细胞具有很强吞噬和参与免疫应答作用,故溶酶体最多。

内质网最多的细胞

浆细胞是含有内质网最多的细胞。浆细胞是由B淋巴细胞在抗原刺激下分化增生而来的,是一种不再具有增殖分化能力的终末细胞。

寿命最长的细胞

细胞是具有生命的机体结构和功能单位。人体所含细胞数量的多少,取决于个体的大小,而且细胞数量几乎每一瞬间都有变化。因细胞在不断生长繁殖,所以存在细胞寿命长短问题。寿命长短对于各类细胞差别也很大,如很多人知道的红细胞寿命大约120天,而神经细胞的数量,出生时有多少以后就有多少,不能增加,可见神经细胞的寿命最长。俗话说:"万两黄金易尽,一线江河永存"。脑细胞死一个就少一个,衰老便不由人愿了,可见"笑一笑十年少,愁一愁白了头"是有些道理的。不过根据最近的研究显示,神经细胞却可以由神经干细胞分化再生,这个过程称为"神经再生"。

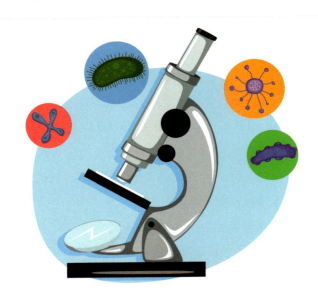

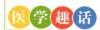

何为冰冻疗法

在了解了细胞的基础上，我们说说何为"冰冻疗法"。就是对肿瘤进行深度冷冻，然后施以强效药物，这是对付癌症的最新武器。冰冻疗法要先将冰冷的探针插入肿瘤，对癌细胞进行冷冻，接着再进行治疗。此药对细胞可能具有极大的毒性，但通常不能进入它们的膜内。不过，单靠冷冻还会遗留下足以形成新肿瘤的癌细胞，但是施以强效药物之后就差不多不会再有任何癌细胞存活。

这种冷冻化学疗法不会伤害健康组织，因而能够减少副作用。细胞在受到冷冻时，它们的外膜就会出现细孔，使大的药物分子比较容易进入。这项研究利用了细胞的这种弱点。这种冷冻化学疗法应该比常规疗法的针对性更强，因为冷冻的探针能够准确刺向目标。

解密生命

生命的密码——基因

人类对基因的认识经过了漫长的知识积累。早在1865年，一个名叫孟德尔的奥地利修士就通过碗豆杂交实验提出了"遗传因子"的概念，是基因概念的前身。1909年，丹麦遗传学家约翰逊首次提出了"基因"一词，一直沿用至今。20世纪初，美国遗传学家摩尔根进一步发现基因是在染色体上线性排列的。而真正揭示基因本质是在现代分子生物学诞生和发展之后。20世纪50年代，随着脱氧核糖核酸（DNA）双螺旋结构的解析，人类对基因的结构和特性有了更深入的了解。基因是生命的密码，记录和传递着遗传信息，基因通过复制把遗传信息传递给下一代，使后代出现与亲代相似的性状。人类有2万~3万个基因，储存着生命孕育生长、凋亡过程的全部信息，通过复制、表达、修复，完成生命繁衍、细胞分裂和蛋白质合成等重要生理过程。生物体的生、长、病、老、死等一切生命现象都与基因有关。它同时也

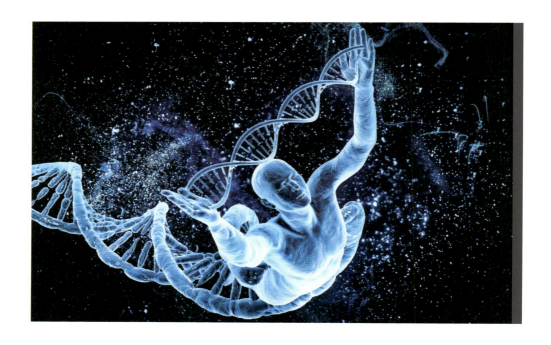

决定着人体健康的内在因素，与人类的健康密切相关。不同物种中基因数量差异很大，如简单的RNA（核糖核酸）病毒只有8个基因，流感病毒大约有1700多个基因，大肠杆菌有近4300个基因，水稻有46000~55000个基因。生物的某个性状可由一个基因决定，也可由多个基因或一组基因共同决定。

人类最终解开基因之谜则要归功于一条带血的绷带。1868年，年轻的瑞士化学家米歇尔在一条满是脓液的绷带上找到了记录遗传信息的"无字天书"——核酸。说起来，核酸的发现极其偶然。那条为人类遗传学作出了不朽贡献的绷带是米歇尔从外科诊所的废物箱中捡来的。脓血主要由白细胞和人体细胞组成，米歇尔用硫酸钠稀溶液冲洗绷带，使细胞保持完好并与脓液中的其他成分分开，得到了很多白血球细胞。然后，他又用酸溶解了包围在白血球外的大部分物质而得到了细胞核，再用稀碱处理细胞核，又得到了一种含磷量很高的未知物质。这种未知物质被米歇尔定名为"核素"。不久，米歇尔的德国导师塞勒也从酵母菌中提取出了核素。1879年，塞勒的另一名弟子科塞尔开始系统地研究核素的结构。到了20世纪初，科塞尔和他的学生们已经把核素的所有组成成分——糖、磷酸、嘌呤碱、嘧啶碱全部辨认出来。由于在细胞核中找到的那种含磷量很高的"核素"具有很强的酸性，因此，"核素"后来被"核酸"所取代，并为科学界广泛采纳。

按说，至此，基因物质已全部登场，基因的秘密也该真相大白了。但是，事实并非如此，科塞尔等人并不知道他们所发现的核酸究竟和基因有什么关系，因此，摩尔根的预言尚未能够得到证实。1909年，美国生物化学家欧文发现核酸中的碳水化合物是由5个碳原子组成的核糖分子；到了1930年，他又发现米歇尔在绷带上所发现的"胸腺核酸"中的糖分子，仅仅比塞勒从酵母菌中发现的"酵母核酸"中的糖分子少一个氧原子，因此把这种糖分子称为"脱氧核糖"。此后，这两种核酸分别被命名为"核糖核酸"（RNA）与"脱氧核糖核酸"（DNA）。1934年，欧文把以上两种核酸分解为含有一个嘌呤（或嘧啶）、一个糖分子和一个磷酸分子的许多片段，并把这种片段叫作"核苷酸"。欧文认为，核酸是由核苷酸连接而成，根据核苷酸中包含的嘌呤和嘧啶的种类不同，核苷酸可分成4种。在DNA中，4种核苷酸是：腺嘌呤（A）、鸟嘌呤（G）、胞嘧啶（X）和胸腺嘧啶（X）核苷酸。在RNA中分为：腺嘌呤（A）、鸟嘌呤（G）、胞嘧啶（X）和尿嘧啶（X）核苷酸。

解密生命

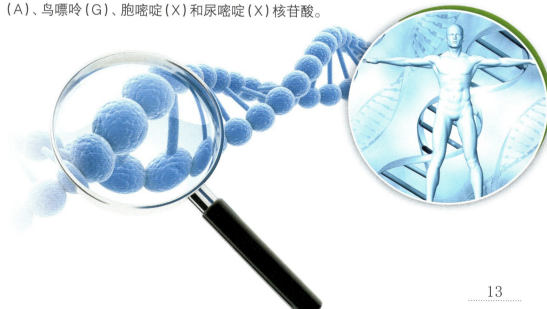

DNA一般只在细胞核中,而RNA除了细胞核,还分布在细胞质中。后来,它们被证明为携带遗传秘密的基因物质,这些基因物质内储存了生命的所有密码,一旦开启基因这个永恒的生命"密码箱",那么,生命的全部奥秘都将尽显无遗,而生命的归宿也必将"命中注定"。这是一位名叫道金斯的美国科学家的观点,他坚定不移地认为,生命在本质上应该被视作是基因的载体。生命照管自己的基因,并且通过某种特定的方式与同类的基因(通常是这样)相混合,将它们传递给后代以延续种族。生命传递给每一个后代的便是由生命密码组成的启动程序,是基因的特定组合。事实上,当地球生命开始出现的时候,基因的传递便开始了,而且还要永远传递下去,因此,每个生命只是一个暂时的基因载体。

近年来,随着人们对基因的深入研究,很多基因技术在科技创新和伦理争议中不断发展,并风靡全球。下面我们重点了解几个。

转基因技术

转基因技术是指将基因片段转入特定生物中,并最终获取具有特定遗传性状个体的技术。不管转入的基因来自进化树上再远的物种,接受这基因的也能读解,那是因为DNA是通用代码,细胞知道如何解读。即使亲缘关系最远的物种——比如人类和细菌——也共享许多基因,在数十亿年的进化过程中一直保持不变。基因从哪儿来,并不是关键,起到的作用才是它们的功能,所以植物转入动物基因不会有动物的味道。

基因片段的来源可以是提取特定生物体基因组中所需的目的基因,也可以是人工合成指定序列的基因片段。基因片段被转入特定生物中,与其本身的基因组进行重组,再从重组体中进行数代的人工选育,从而获得具有特定的遗传性状个体。该技术可以使重组生物增加人们所期望的新性状,培育出新品种。人们常说的"遗传工程"、"基因工程"、"遗传转化"均为转基因的同义词。

（1）转基因疫苗

疫苗其实也是病毒或细菌，只不过人工给它降低毒性、灭活或破碎。但无论怎样处理，其抗原成分必须保留。疫苗进入人体后，经过人体免疫系统识别、清除抗原并产生抗体，当外界真的原细菌或病毒到来后，我们的机体就会凭借之前的记忆将其清除。但是，疫苗的制造却并非易事，需要用大量的牛、鸡、兔等牲畜来培养。于是，基因工程师们设想，能不能用基因工程技术把抗原的基因解读出来，并重新插入细菌中，让细菌生产这种蛋白质，便能制造出预防病毒感染的各种疫苗，实现疫苗的大规模工厂化生产。

解密生命

1986年，美国默克公司首先研制成功基因工程抗乙肝疫苗，即转基因抗乙肝疫苗。他们用转基因技术构建含有乙肝表面抗原基因的质粒，然后转移到酵母细胞中，用酵母细胞生产抗乙肝疫苗。此产品最早获美国FDA批准，在美国被广泛采用。另一种抗乙肝疫苗，是将重组的乙肝表面抗原基因，转移到中国仓鼠卵母细胞（CHO细胞）中，用这种细胞生产抗乙肝疫苗。这两种转基因抗乙肝疫苗分别叫重组酵母乙肝疫苗和重组CHO乙肝疫苗。

我国作为乙肝病毒携带和乙肝病例大国，婴幼儿现在可以免费接受转基因乙肝疫苗注射，也是得益于引进了默克公司的技术。

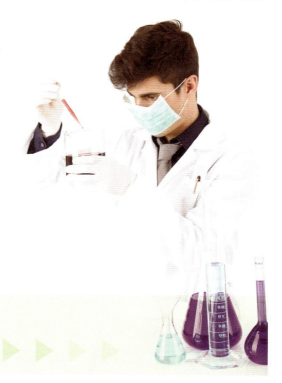

（2）转基因药物

以前，治疗糖尿病的胰岛素是从猪的胰腺里提取的。可惜的是，从一只猪身上能提取的胰岛素分量太少，每100千克胰腺只能提取4~5克的胰岛素，必须寻找别的来源。20世纪80年代，科学家们将人体专门控制生产胰岛素的基因切割下来，用转基因技术植入一种大肠杆菌中，生产出了人胰岛素。这种生产方法效率高，成本低，大规模工业化生产不但解决了这种比黄金还贵的药品产量问题，还使其价格降低了30%~50%。

科学家通过培育转基因植物的方式，在研制治疗癌症等疾病药物方面取得一定进展。他们已从培育的转基因植物中获得了一些可在癌症检测中起作用的复杂抗体。此外，诸如干扰素等一些治疗癌症的特殊药物也已通过转基因植物获得。这种方法的原理是将外来基因移植到某些植物中，进而诱使植物自身产生一些蛋白质以对抗不同的疾病。据悉，目前不少科学家正在尝试培育转基因土豆、西红柿等常见蔬菜，使这些植物包含针对狂犬病、流感或者肝炎等疾病的免疫物质，从而使人们通过普通食用方式，吸收这些免疫物质进而达到免疫目的。

（3）转基因食品

从世界上最早的转基因作物（烟草）于1983年诞生，到美国孟山都公司转基因食品研制的延熟保鲜转基因西红柿1994年在美国批准上市，转基因食品的研发迅猛发展，产品品种及产量也成倍增长，转基因作为一种新兴的

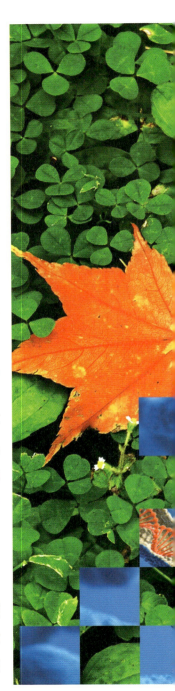

生物技术手段，它的不成熟和不确定性，使得转基因食品的安全性成为人们关注的焦点。

按转基因的功能来分类，大致可分成几种类型：

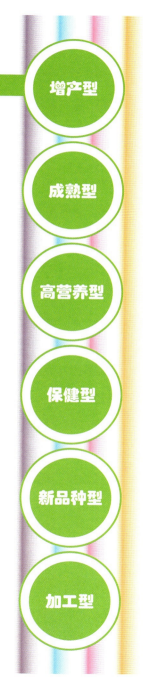

增产型。农作物增产与其生长分化、肥料、抗逆、抗虫害等因素密切相关，故可转移或修饰相关的基因达到增产效果，如转基因水稻。

成熟型。通过转移或修饰与控制成熟期有关的基因可以使转基因生物成熟期延迟或提前，以适应市场需求。最典型的例子是延熟速度慢，不易腐烂，好储存的转基因番茄。

高营养型。许多粮食作物缺少人体必需的氨基酸，为了改变这种状况，可以从改造种子储藏蛋白质基因入手，使其表达的蛋白质具有合理的氨基酸组成。现已培育成功的有转基因玉米、土豆和菜豆等。

保健型。通过转移病原体抗原基因或毒素基因至粮食作物或果树中，人们吃了这些粮食和水果，相当于在补充营养的同时服用了疫苗，起到预防疾病的作用。有的转基因食物可防止动脉粥样硬化和骨质疏松。一些防病因子也可由转基因牛羊奶得到。

新品种型。通过不同品种间的基因重组可形成新品种，由其获得的转基因食品可能在品质、口味和色香方面具有新的特点。

加工型。由转基因产物作原料加工制成，花样最为繁多。

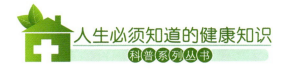
（4）转基因技术的争议

转基因食品是利用新技术创造的产品，也是一种新生事物，人们自然对食用转基因食品的安全性有疑问。1998年，英国的阿伯丁罗特研究所的普庇泰教授在研究中发现，幼鼠食用转基因土豆后，会使内脏和免疫系统受损。这引起了科学界的极大关注。随即，英国皇家学会对这份报告进行了审查，于1999年5月宣布此项研究"充满漏洞"。1999年英国的权威科学杂志《自然》刊登了美国科学家的一篇论文，指出蝴蝶幼虫等田间益虫吃了撒有某种转基因玉米花粉的菜叶后会发育不良，死亡率特别高。目前尚有一些证据指出转基因食品潜在的危险。直到目前为止，转基因食品在推出市场前都没有经过长远的安全评估，人类长期食用是否安全仍然成疑，而科学界对这些食品是否安全也没有共识。在中国发展了10多年的转基因技术不得不在岔路口上停下来。这是此项技术的力倡阵营与质疑阵营激烈交锋所造成的局面。前者声称转基因食品无害且欲尽快将之全面商业化，后者则认为此项技术仍存在不确定性后果，不希望商业化。此种无可调和的对峙持续多年，目前显示质疑一方略占上风。转基因技术在中国是进是退，恐怕也只能交由时间来作答了。

核糖核酸干涉技术

核糖核酸干涉技术是指将成对的人工核糖核酸植入细胞，从而遏制碱基排列方式与人工核糖核酸一致的基因的活动，应用这一技术抑制基因活动，就能够培育出带病试验鼠。虽然，利用现在的技术也能够培育出试验鼠，但是需要复杂的操作，而且需要花上约1年的时间，而利用核糖核酸干涉，则只需短短的3个月。核糖核酸干涉现象是在1998年被发现的。当时只是在线虫试验中确认这种现象存在。后来，科学家发现，在包括人在内的哺乳类动物的细胞中，也存在着核糖核酸干涉现象。

医药界对一项被称为核糖核酸干涉的生物工程新技术越来越感兴趣。这一技术利用人工核糖核酸抑制特定基因活动，具有极高的可靠性。这项技术的应用范围非常广泛，可以调查基因的机能，遏制致病基因的活动，从而用来治疗疾病。核糖核酸干涉抑制基因的功能异常可靠，而且，遏制特定基因活动所需的核糖核酸量只是原来的基因抑制技术的1%左右。

基因芯片技术

随着人类基因组、多种模式生物和部分病原体基因组测序的完成，基因序列数据以前所未有的速度不断增长。传统实验方法已无法系统地获得和诠释日益庞大的基因序列信息，研究者们迫切需要一种新的手段，以便大规模研究众多基因在各种生理、病理状态下的多态性及其表达变化，从而揭示它们的功能、相互作用和调控关系。在此背景下，20世纪80年代末基因芯片技术应运而生，实现了在生命科学研究中样品处理、检测和分析过程的连续化、集成化和微型化。近年，基因芯片技术在疾病易感基因发现、疾病分子水平诊断、基因功能确认、多靶位同步超高通量药物筛选以及病原体检测等医学与生物学领域得到广泛应用。

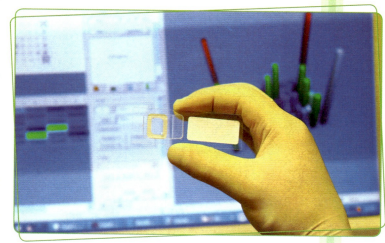

基因芯片技术的出现有力地促进了人们对疟原虫生物学的认识。早在2000年，恶性疟原虫的基因组测序尚未完成，Hayward等根据恶性疟原虫绿豆核酸酶基因文库，制成"鸟枪"DNA芯片，分析了疟原虫滋养体和配子体之间的基因表达差异，为疟原虫发育阻断剂和疫苗研究提供了有益线索。

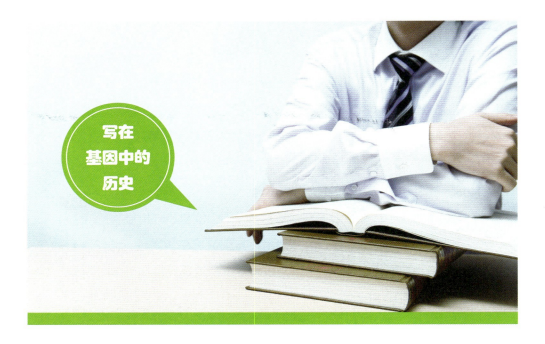

写在
基因中的
历史

贯穿人类历史的线索——DNA

借助遗传学研究，一个超越东西方藩篱和民族界限，描绘出整个人类大家庭生生不息、迁徙进化过程的大"族谱"，依稀呈现于眼前。

"写在基因中的历史"是一个比较形象的说法。遗传学与历史学是能够走到一起的。我们知道，研究人类历史，最主要的窗口当然是史籍，它记载了历史上曾经发生过的事件。同历史学相关的还有考古学。考古现场往往是一个墓或一个遗址，这是人类活动留下的痕迹，为曾经发生过的事件及其时间、地点、人物留下了实物证据。

除此之外，我们再增加一个考察坐标，那就是基因。基因虽然不能告诉我们历史事件中的时间、地点和人物，但它可以告诉我们人群间或个体之间的关系。比如，任何两个人之间的生物学关系究竟如何，借助遗传学分析就可以进行推测；又比如，不同民族之间的关系如何，也可以通过遗传学做分析和推测。

基因研究可以把人们关联在一起。如果说史籍记载的是一个一个点，考古也是研究一个一个的点，通过史籍记载和考古研究，我们可以把这一个一个点有序地连在一起，形成对历史的整体认识。那么，基因研究与历史研究的不同，则在于它能把相同时空或不同时空的人关联起来，使我们看到了历史学、考古学和基因研究相互融合、相互交叉的可能。

我们推测历史上曾经发生过什么，依靠的是寻找历史的痕迹。这些痕迹可以从多个学科去分析，比如历史学、语言学、考古学甚至古生物学，还有人类学、气象学、遗传学等。但是，这些学科所告诉我们的时间纵深度是不一样的。

比如，历史学可以使我们上溯到4000年前，这4000年已经上溯推衍得很远了，像甲骨文就是上溯推衍到3000年之前。历史语言学则通过语言的比较，去发现语言是如何进化、怎样分化的，最多的年限可上推到6000年前，如果要推到一万年前，则要借助一些猜测了。考古学因为有实物保存，从现在的学科发展来看，至少可以追溯到250万年之前。而古生物学、古人类学和进化遗传学可以推得很远，因为人类和黑猩猩作为两个物种在进化上分开是在距今500万~700万年。

确实如此。可以通过史籍去推测、了解历史，但对史前史的了解，遗传学和考古学则是强项，尤其是遗传学，它可以推测史籍上没有记载的东西，为人类学研究打开更宽阔的视野。当遗传学应用到人类历史研究时，我们把它叫作分子人类学。

人的细胞里有细胞核，细胞核里有23对染色体，把染色体拉长之后，就能看到DNA。DNA的双螺旋结构上有很多单位，这些单位叫作碱基对。如上节所述，碱基一共有4种，A、T、G、C，把DNA"缠绕"起来，压缩之后就成了染色体。在细胞中，除了一个细胞核，还有其他细胞器，最重要的细胞器就是线粒体，它也有DNA，叫线粒体DNA。

在核基因组里面有30亿个碱基，"包装"成23对染色体。每个人都有两套染色体，一套来自于父亲，一套来自于母亲，父本和母本的染色体在相同位置会发生交换而把遗传特征重新组合。但是在基因组里还有不重组的部分——有一种Y染色体，跟其他染色体不一样，Y染色体不会重组。Y染色体最大的特点是只有男性有，即

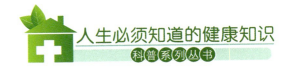

只有父亲能给下一代儿子, 再由儿子传给下一代儿子。而线粒体DNA则相反, 下一代儿子或者女儿只接受母亲的线粒体DNA, 所以, 线粒体DNA只是母系遗传。研究Y染色体和线粒体DNA, 可以推测人类的父系历史和母系历史。比如说, 要研究著名的历史人物, 就可以对他们的后代的基因加以分析。

> 曹操的后代有很多支, 根据族谱的记载寻找到他的后代, 每一支都取一些样本, 分析他们的Y染色体。因为Y染色体是父系遗传的, 曹操后代的Y染色体中, 应该有同样的类型。如果能准确找到这种共同的类型, 也就知道曹操的Y染色体是什么样的了。

从树状图谱的"枝"上溯到"根", 由今追古。这是用遗传学分析人和人之间的关系的一个方法。除此之外, 遗传学还能揭示人群与人群之间的关系。我们知道, DNA序列是不安分的, 它会发生突变。比方说, 原来的G突变成T, 这造成什么结果? 就是人跟人的基因组不一样了。比如, 我们最早的祖先是一个基因组, 突变以后发生分化, 形成了不同版本; 然后再进一步积累突变后又进一步分化; 到现在, 可以看到各种各样不同版本。这些突变发生在不同位置上, 把这一个一个突变点串起来看, 就形成个人的特征, 成组的突变特征叫作单倍型。全世界人的单倍型很不一样, 就像把不同人群的源流用遗传标记涂上颜色, 这个世界便成了一张色彩斑斓的基因地图。

这张基因地图为我们提供了分析的途径: 人群分开的时间短, 基因相似性就大, 分开的时间长, 相似性就小。当然这里面有一个隐含的假设, 就是人群分开后不做交流。通过遗传上的相似性, 我们可以去度量人群之间的关系, 包括他们的生物学特征关系, 以及非生物学特征关系。

现代人的起源

关于现代人的起源，长期以来有两种学说。一种是"单一地区起源说"，认为现代人是某一地区的早期智人"侵入"世界各地而形成的；另一种是"多地区起源说"，认为亚、非、欧各洲的现代人，都是当地的早期智人以至猿人演化而来的。而近年来的科学研究纷纷证明了"单一地区起源说"，认为现代人类的共同祖先约20万年前起源于非洲，对此，学术界并无太大争论。根据基因组的多样性分析，东非人群的多样性积累得最高，并且位于各种遗传材料所构建的群体谱系树的根部。经过DNA分析，研究人员发现所有Y染色体上都携带了来源于非洲的遗传标志，为"中国人的祖先也来自非洲"提供了有力证据。至少对父系遗传的Y染色体是这样的。当然，这个证据并不能排除现代人群中融入了极少量的直立人的基因的可能性。

大约6万多年前，由于气候变化和食物短缺，生活在东非（大概在今天的埃塞俄比亚一带）的部分早期人类开始向北迁移。大约5万年前，他们到达了中东地区，在这里，他们分道扬镳：一支继续往北往西迁徙，成为欧洲人的祖先；另一支向东走，成为

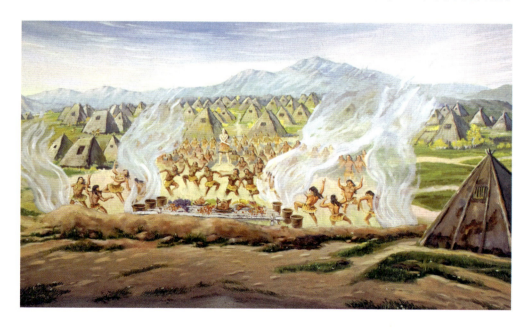

解密生命

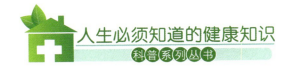
中国人以及其他亚洲人群的祖先。很长一段时间里，这两支互不交流，各自演化。

继续向北的那支早期人类，由于受到的阳光照射量持续降低，皮肤不需要太多的"遮光剂"——黑色素的保护，非但如此，还需要摄入足够的紫外线以促进钙质吸收，因此演化成了白色人种。而我们的祖先受到的阳光照射仍然较强，皮肤里的黑色素并未丢失太多，最终演化成了黄色人种。通俗地说，他们都基因突变"掉色"了，不同的是"掉色"的程度不同。当然，迁移过程中，两支人群发生了更多的基因突变，导致身体特征出现了更多的差异，比如欧洲人是蓝眼睛，而我们的眼睛是黑色的。另外，我们的祖先与现在的非洲黑人也不是一回事。

穿越中东后，我们的祖先经过南亚次大陆，来到东南亚半岛。在这里，东亚人群开始孕育，并且陆续北上进入东亚内地。其中部分人朝北方迁移，大约在3万年前，抵达广西。还有一支早期人类在缅甸停留了上万年之后，在两万多年前直接从云南进入了中国。从这个"入口处"（云南和广西）开始，我们的祖先沿着数条路线向中国其他地方渗透，并在迁移过程中分化出了各个民族的祖先。

这样的研究结果具有很大的颠覆性。那么，在大众的普遍认知中，中华文明从黄河流域起源，人口迁徙自北而南，又是为什么呢？在有文字记载的历史中是这样，大概距今三四千年。但在更早的万年前，我们的祖先是从南到北进入中国的：从广西进入中国的祖先一直向东进发，大约在1.5万年前到达长江下游地区，他们在沿途演化出了侗傣族群；而从云南进入中国的祖先分为两个部分，分别沿着不同的线路向其他地区扩散。其中一支径直向西，大约在1.5万年前进入湖广地区，成为苗瑶族群的祖先。另一支是汉藏族群的共同祖先，他们沿着云贵高原西侧向北前进，在1万年前左右到达黄河中上游地区。数千年后，粟谷农业出现，新石器文化开始发展，人口的增长使群体必须扩增居住地。于是，汉藏族群开始向两个方向迁移。一个群体由黄河流域朝西南方向迁移，进入青藏高原、四川盆地、云贵高原、缅甸、阿萨姆地区，最后分化出了藏、羌、彝、景颇、土家、缅、克伦、那伽等民族。其中一部分大约在3000年前到达喜马拉雅山脉的东北面，并在这里居住下来，与当地土著混合渐渐形成藏族。另一个亚群向东迁移，在渭河流域停下了脚步。这个群体就是华夏族的祖先，他们以渭河流域为中心，逐渐向黄河、长江流域等地区扩散，最终形成了今天的汉族。

我们现在所说的东方与西方是什么时候，在什么地方相遇、交汇的呢？我们所说的"东方"和"西方"都是广义的。西方，既包括欧洲，也包括中亚人群。近年来，科学家试图通过墓葬中出土的古代遗骸，分析其基因特征，来推测东方与西方是何时何地相遇的。

解密生命

在亚洲发现的最早的墓葬之一，在南西伯利亚，距今约3万年左右，具有明显的中亚特征。在新疆，已知的最古老的墓葬是位于塔里木南部的小河墓地，一共有5层，最早的距今4100年。此外还有洋海墓地，距今3100~3200年前。科学家分析这里两个墓地中出土的古代遗骸。成功解读了52个古尸样本中的35个，经过DNA检测，发现那一地区那一时代的人，基因基本上都是混合的，既有东方的特征，也有西方的特征。从骨骼的形态特征看，他/她可能长得像西方人，但基因中有些人却有东方人的特征，或者正好相反。我们研究了几个名人，其中之一就是"楼兰美女"。从外表特征看，"楼兰美女"是北欧人的脸部特征，但基因分析却发现，线粒体DNA是东亚人群的典型类型。

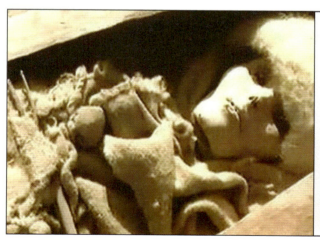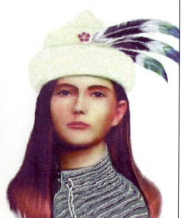

"楼兰美女"

在孔雀河下游的铁板河三角洲，曾发现了一片墓地，墓中出土有一具中年女性干尸，体肤指甲保存完好。她有一张瘦削的脸庞，尖尖的鼻子，深凹的眼眶、褐色的头发披肩。她身上裹一块羊皮，毛织的毯子，胸前毯边用削尖的树枝别住，下身裹一块羊皮，脚上穿一双翻皮毛制的鞋子，头上戴毡帽，帽上还插了两支雁翎，被世人称为"楼兰美女"。经用她身上的羊皮残皮做碳14鉴定，表明是一具距今3800年的古尸。她是谁？为什么会在这荒芜人烟的地方？就成为历史研究中的一个谜。

从远古人类的DNA分析中，科学家发现的基因混合现象说明，东方和西方相遇得非常早，早得超出了我们熟知的史籍。据史料记载，西汉张骞出使西域，打通了中西交流。其实，早在4000年前，尚无文字记载的时候，东西方就已经开始血缘互动。

为了验证这一结论，科学家系统研究了现在的南疆和北疆的不少个体，发现在他们的基因里东西方基因混合得相当均匀。这也就说明，他们确实混合得非常早，而且混合得非常彻底。不论是维吾尔族，还是哈萨克族，都是由东亚人群和中亚人群混合而成。与现在的欧洲人和东亚人样本进行参照对比，维吾尔族里中亚人群的遗传贡献和东亚人群的贡献大约各占一半。据推测，东亚人群进入新疆有两条通道，一条是河西走廊，另一条则是经由阿尔泰山北面进入内陆。这两个区域内有高山雪水的灌溉，土地肥沃富饶，适合居住，交通也不困难。可以肯定的是，新疆地区是东西方人种支系的交汇点，2500~4000年前的新疆古代居民是东西欧亚大陆人群的混合人群，东西方交流最迟在那时起就已开始了。

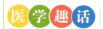

世纪工程——人类基因组计划

国际人类基因组的计划是美国能源部启动的。1984年，在美国犹他州的旨在讨论DNA重组技术的会议上，科学家们第一次讨论了人类基因组测序的价值。而首次对于人类基因组测序的可行性进行认真的探讨是在1986年由罗伯特·辛西默（Robert Sinsheimer）主持的一个会议上。与会者的发言非常大胆，他们认为，"这一计划（人类基因组启动计划）的最终目标是了解人类基因组"，"就像了解人类身体构造对于目前医学发展的贡献，对人类基因组的了解将对医学和其他健康科学研究提供必不可少的支持"。随后，美国能源部健康与环境研究项目主任查尔斯·德利西（Charles DeLisi）决定对人类基因组启动计划进行资助，资助金额为530万美元，用于发展关键性技术与资源。

1988年，人类基因组计划再次得到显著的推动，DNA双螺旋结构的发现者和诺贝尔生理学或医学奖的获得者詹姆斯·沃森领导着国家卫生研究院中新成立的一个基因组研究中心，加入了这个计划。对于人类基因组计划，沃森的评价是："不尽快将它（人类基因组计划）完成将是非常不道德的"，"我有幸有机会让我的科学生涯从双螺旋跨越到30亿步（指的是人类基因组计划的30亿美元投资）的人类基因组"。但沃森于1992年离开该计划，其位置由弗朗西斯·柯林斯取代。

1990年，投资30亿美元的人类基因组计划由美国能

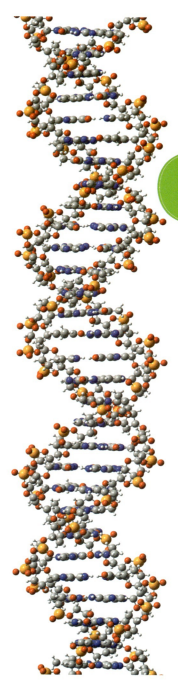

解密生命

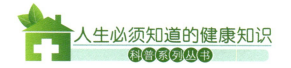

源部和国家卫生研究院正式启动,预期在15年内完成。随后,该计划扩展为国际合作的人类基因组计划,英国、日本、法国、德国和中国先后加入,形成了国际基因组测序联盟。为了协调各国人类基因组研究,1988年在维克多·马克库斯克(Victor McKusick)等科学家的倡导下,国际人类基因组组织(HUGO)宣告成立。

中国的人类基因组计划在中国国家自然科学基金委员会的支持下,于1994年启动,并得到国家高技术发展计划和国家自然科学基金的资助。1998年,中国南方基因组中心成立;1999年北方基因组中心和中国科学院基因组中心成立。在此之前,国际人类基因组计划早已在各个合作单位规划和分配了各自应负责的染色体和其片段的测序工作。1998年3月,中美两国科学家合作,成功地将与华人和鼻咽癌有关的肿瘤抑制基因定位于人类第3号染色体的短臂,这为中国最终参加国际合作的DNA测序工作提供了迫切和合理的理由。1999年9月,中国正式加入国际人类基因组计划,并承担该染色体区域,即占全部工程1%的测序工作。有关单位于2000年4月完成了人第3号染色体上3000万个碱基对的工作草图。中国是人口众多的发展中国家,最后加入人类基因组计划,其意义重大。除了使该计划具有更广泛的代表性,此举也成为生命科学领域国际间大规模研究合作的起始点,标志着生命科学已成为快速发展的前沿学科。

在国际人类基因组计划(以下简称"国际计划")启动8年后的1998年,美国科学家克莱格·凡特创办了一家名为塞雷拉基因组(Celera Genomics)的私立公司,开展独立的人类基因组计划。与国际人类基因组计划相比,该公司希望能以更快的速度和更少的投资(3亿美元,仅为国际计划的十分之一)来完成此项工程。塞雷拉基因组的另一计划被认为对人类基因组计划是一件好事,因为塞雷拉基因组的竞争促使国际人类基因组计划不得不改进其策略,进一步加速其工作进程,使得人类基因组计划得以提前完成。

塞雷拉采用了更快速同时更具风险的技术全基因组霰弹枪测序法。霰弹枪测序法的思想是将基因组打断为数百万个DNA片断,然后用一定的算法将片断的序列信息重新整合在一起，从而得到整个基因组序列。为了提高这一方法的效率，20世纪80年代，测序和片断信息整合达到了自动化。这一方法虽然已被用于序列长达6百万个碱基对的细菌基因组测序，但对于人类基因组中3千万个碱基对的序列测定，这一技术能否成功在当时还未有定论。

塞雷拉基因组一开始宣称只寻求对200~300个基因的专利权保护，但随后又修改为寻求对"完全鉴定的重要结构"的总共100~300个靶基因进行知识产权保护。1999年，塞雷拉申请对6500个完整的或部分的人类基因进行初步专利保护；批评者认为，这一举动将阻碍遗传学研究。此外，塞雷拉建立之初，同意与国际计划分享数据，但这一协定很快就因为塞雷拉拒绝将自己的测序数据存入可以自由访问的公共数据库Gen Bank而破裂。虽然塞雷拉承诺根据1996年百慕大协定每季度发表他们的最新进展（国际计划则为每天），但不同于国际计划的是，他们不允许他人自由发布或无偿使用他们的数据。

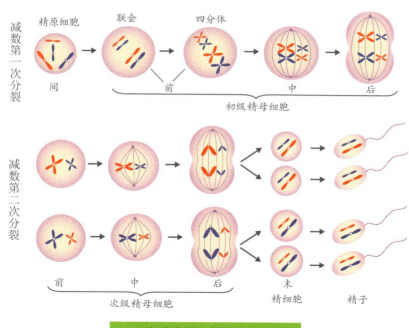

细胞分裂（减数分裂）

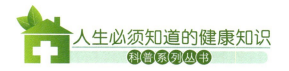

人类基因组计划的分阶段目标如下：

遗传图谱的绘制

遗传图谱主要是用遗传标签来确定基因在染色体上的排列。1994年9月，完成了包含3000个（原计划为600~1500个）的遗传图谱的绘制。

物理图谱的绘制

物理图谱是通过序列标签位点对构成基因组的DNA分子进行测定，从而对某基因所相对之遗传讯息及其在染色体上的相对位置做一线性排列。1998年10月，完成了包含52000个（原计划为30000个）序列标签位点的物理图谱的绘制。

序列测定

通过测序得到基因组的序列，是一般意义上的人类基因组计划。2003年4月，包含基因序列中的98%（原预计为95%）获得了测定，精确度为99.99%。

辨别序列中的个体差异

对于辨别序列中的个体差异，由于每一个人都有唯一的基因序列，人类基因组计划发布的数据不可能精确地反映单独个体的基因序列。它只是很少量匿名捐赠人基因组的组合。人类基因组计划只是为未来鉴定不同个体间基因组差异做一些基础的框架性工作。当时主要工作在于鉴定不同个体间包含的单核苷酸多态性。至2003年2月，已有约3700000个单核苷酸多态性位点得到测定。

基因鉴定

以获得全长的人类cDNA文库为目标。至2003年3月，已获得15000个全长的人类cDNA文库。人类基因组计划最开始的目标是不但以最小的错误率检测出人类基因的所有30亿个碱基对，还要从如此海量的数据中确认出所有的基因及其序列。这一部分计划正在进行中，尽管目前的数据显示在人类基因组中只有20000~25000个基因，远远低于大多数科学家先前的估计。

基因的功能性分析

今天，人类DNA序列已经存储在数据库中，任何人都可以通过互联网下载。

美国国家生物技术信息中心和位于欧洲和日本的姊妹组织储存着整个基因序列，其中包含已知序列、假设基因和蛋白质。其他组织像加州大学圣塔克鲁斯分校和ENSEMBL提供附加数据、注释、观察和检索数据的有力工具。用已开发的计算机程序来分析数据，因为未经过译码的数据基本上没有用处。这一过程将要耗费大量的时间。对未加工的DNA数据，其中已知基因的位置的标注被称为注释序列（annotation），对注释序列进行分析工作属于生物信息学的范畴。如果只由有经验的生物学家对海量的数据进行标注，经常是非常缓慢的，所以一些特定的对DNA序列进行判别的计算机程序正被越来越多地应用在基因排序工程中。当前，分析注释序列的最佳技术是利用DNA序列和人类语言之间并行性的统计模型，采用类似于计算机科学中形式文法的概念。但是，使用自动标注的注释的准确度仍然不够理想。而且计算机程序的自动判定会复制已有注释中的错误，从而使错误越来越多。对于这些错误的纠正是一个非常巨大的工程。这一阶段的另一个目标是研发出更快更有效的方法来进行DNA测序和序列分析，并把这一技术加以产业化。已获得开发的技术包括高通量寡聚核苷酸的合成（1994年）、DNA微阵列（1996年）、标准化和消减化cDNA文库（1996年）、真核（酵母）全基因组敲除技术（1999年）、大型化双杂交定位（2002年）。

解密生命

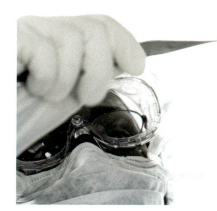

人类基因组计划的重大事件与进展

1999~2006年，完成了全部23条染色体的测序工作，具体如下：

1999年12月，22号染色体测序完成；

2000年5月，21号染色体测序完成；

2001年12月，20号染色体测序完成；

2003年2月，14号染色体测序完成；

2003年6月，男性特有的Y染色体测序完成；

2003年5月和7月，7号染色体测序完成；

2003年10月，6号染色体测序完成；

2004年4月，13号和19号染色体测序完成；

2004年5月，9号和10号染色体测序完成；

2004年9月，5号染色体测序完成；

2004年12月，16号染色体测序完成；

2005年3月，X染色体测序完成；

2005年4月，2号和4号染色体测序完成；

2005年9月，18号染色体测序完成；

2006年1月，8号染色体测序完成；

2006年3月，11号，12号和15号染色体测序完成；

2006年4月，17号和3号染色体测序完成；

2006年5月，1号染色体测序完成。

2004年，国际人类基因组测序联盟的研究者宣布，人类基因组中所含基因的预计数目从先前的30000~40000个（在计划初期的预计数目则高达2000000个）调整为20000~25000个。预期还需要多年的时间来确定人类基因组中所含基因的精确数目。

破译人类遗传信息，将对生物学、医学，乃至整个生命科学产生无法估量的深远影响。目前基因组信息的注释工作仍然处于初级阶段。随着将来对基因组的理解更加深入，新的知识会使医学和生物技术领域发展更为迅速。基于DNA载有的信息在细胞生命活动中的指导作用，在分子生物学水平上深入了解疾病的产生过程将大力推动新的疗法和新药的开发研究。对于癌症、老年痴呆症等疾病的病因研究也将会受益于基因组遗传信息的破解。事实上，在人类基因组计划完成之前，它的潜在使用价值就已经表现出来。大量的企业开始提供价格合宜，而且容易使用的基因测试，其声称可以预测包括乳腺癌、凝血、纤维性囊肿、肝脏疾病在内的很多种疾病。

生物工程技术的日新月异为人类打开了前所未有的创造之门，也给未来世界描绘了一幅锦绣前程。可以预见，未来的生物技术将全面改变人类的生活及生存状态，同时，作为副产品，也可能引发一系列棘手的社会问题，因为获得总是要付出代价的。因此，我们要利用好基因工程这把双刃剑，为人类编织一个灿烂绚丽的未来。

解密生命

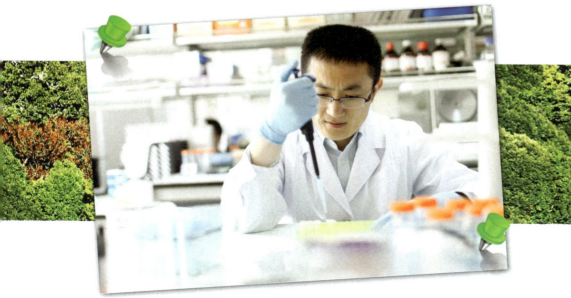

直面衰老

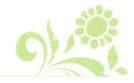

　　从近代衰老生物学研究的结果看，生物衰老的原因可分为第一性原因和第二性原因两类。衰老的第一性原因是遗传基因。每种生物都有很多基因（人类约有2万多个基因），其中某些基因是决定每种生物的寿命及指导生物衰老过程的主宰者，是衰老的主要原因。衰老的第二性原因是指遗传基因以外的一切可以使基因突变及可导致代谢异常的因素。

　　遗传基因是决定生物寿命及主导生物衰老过程的主要原因，其化学本质是DNA（脱氧核糖核酸）片段组成的遗传单位，绝大部分存在于细胞核内的染色体上，一小部分存在于线粒体的DNA上。

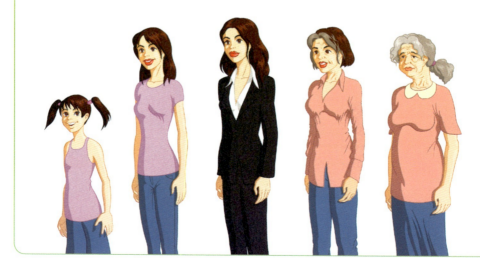

遗传基因的种类不止一种，随着实验的深入，遗传基因的种类在不断增多，端粒DNA基因的作用是维持线粒体的稳定，防止染色体降解。线粒体DNA基因与生物的寿命有关。染色体DNA基因主管全部生命遗传信息，它的任何变化，均将影响遗传信息的调控和表达，从而影响生物的生殖、发育和衰老。

衰老的第二性原因指遗传基因以外的一切可引起基因结构突变、裂解、伤害及可直接或间接引起代谢失调的内、外在因素。

衰老的第二性原因很多，可大致分为：神经精神因素、生理因素、生活习惯因素、环境因素和社会因素等五大类。

精神因素是指一个人的思维情绪、精神压力和刺激等而言。对人体防衰老来说，神经系统占有头等重要位置。它调节着各个器官的活动，使各个器官之间彼此协调、合作，成为不可分割的整体，它使有机体适应周围的环境变化，保持代谢运转正常。

中枢神经系统和周围神经系统功能正常的人，其器官的功能和代谢即会正常运转而不致产生疾病和早衰。中枢神经系统，特别是大脑皮层功能的慢性破坏，必将引起代谢紊乱，从而导致早衰。

长寿基因是否存在

在生殖、发育和衰老过程中，不同基因在特定的调控机构控制下对生命过程起特定的作用。在发育时期，细胞核内可能有某种启动因子使基因组内的增殖基因开放，其表达产物能使细胞增殖和发育。当生物成长后，生殖基因关闭，基因组内的衰老基因开放，其表达产物使细胞代谢失调，发生衰老。

衰老细胞能产生一种抑制DNA合成的因子，这种抑制因子存在于衰老的细胞膜上，其化学本质是一种糖蛋白。这说明，控制衰老遗传程序的终点是从产生抑制DNA合成这种糖蛋白质时开始的。

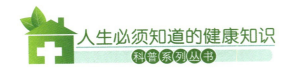

长寿基因是在真菌、昆虫及哺乳动物中发现的，在果蝇体中还发现了一种能延长果蝇寿命的因子。在果蝇衰老时，这种长寿因子的活性下降，如果将这种长寿因子转化到生殖细胞，使其长寿因子增多，即可使培育所得的新品种果蝇的寿命延长40%。科学家发现，长寿基因可防止早期老年性痴呆症和心脏疾病的发生。还有研究者在真菌和蠕虫体中发现超氧化物歧化酶（SOD）与长寿有关，由于SOD是蛋白质，显然是某种长寿基因的表达产物，因而进行一步提出了长寿基因的存在。

生理因素对衰老的影响

影响衰老的生理因素是指身体中固有的遗传、神经-内分泌、酶、免疫、消化残渣和代谢废物等因素。生理因素对人体衰老有什么影响呢？

（1）神经-内分泌因素：人是多器官生物，一个器官或一个系统的功能往往同时受其他器官或系统的调控，神经系统、内分泌系统和体液系统（淋巴和血液）在这方面发挥了最重要的调节作用。各个器官之间的协调主要由神经与激素来调控。人体各器官所受的刺激由神经节传递给大脑，大脑对不同刺激的反应，又由神经传到各靶器官。大脑对各器官的协调，主要通过控制下丘脑激素的分泌，再由下丘脑激素控制脑垂体各种激素的分泌，后者再控制周围激素的分泌，周围激素再控制它们各自的靶器官或组织。神经-内分泌机能不正常，如大脑皮层功能紊乱，即会使整个内分泌系统失调，严重地妨碍生命过程。内分泌腺体分泌功能过高或过低都会影响到机体的衰老，这种例子在医学上很多，最常见的例子如甲状腺分泌过多会使患者的基础代谢增高，使其早衰；胰岛素分泌不足会导致糖尿病，也是衰老的象征之一。

（2）酶的因素：酶是机体代谢反应的催化剂，老年人的许多重要酶活力和代谢反应都随年龄增高而下降，这说明酶的活力降低。究竟是酶活力降低引起衰老，还是衰老引起酶活力降低？这一问题，颇难解答。因为这两者都是由酶推动，酶的活性降低，代谢反应必然随之降低，衰老是由代谢功能下降而引起的。由此可见，衰老有可能是由酶活力下降引起的。

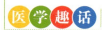

（3）免疫因素：人体的免疫力随年龄增加而减退，这主要是由于胸腺随年龄增加而逐渐萎缩所引起。

（4）生理"三废"因素：这是指食物在机体内经消化和代谢产生的废气、废水（尿）和废渣（粪）对衰老的影响而言。各种废物在血液中会妨碍机体的代谢功能，从而导致衰老和多种疾病。所以人体要保持健康，必须经常保持大小便及呼吸正常，以清除生理垃圾的"三废"。

（5）自由基因素：自由基是指带有未配对电子的原子、离子或化学基，自由基带有未配对的电子，故性质活泼，具有较高的反应性，在体内能引起超氧化、交联和裂变，使细胞DNA，特别是线粒体DNA的结构遭到破坏，是生物衰老的主要原因之一。人体内存在有自由基防御系统，主要物质成分为超氧化物歧化酶（SOD）及过氧化物酶。这两种酶可以清除自由基，老年人细胞中的抗自由基酶活性降低，自由基的危害性即显著增强。抗氧化的维生素C及E也有抗自由基的作用。

（6）细胞失水：生物学家认为，机体水平衡失调是衰老的原因之一。水是一切酶促代谢反应必需的介质，也是保持活细胞原生质胶态的主要成分。机体如失水，或水平衡失调，代谢即会发生障碍而导致各种生理异常，发生衰老。因此可以说没有水就没有生命。

（7）生殖细胞丢失：睾丸分泌物的消耗会引起衰老，生殖细胞丢失论与中医的保精固本、益寿延年的养生观是十分吻合的。

（8）细胞分化：细胞分化发展成不同组织时，需消耗大量能量。提供能量的反应是细胞的呼吸链反应。呼吸链产生能量时，同时释放出活性氧，后者经单电子还原产生氧自由基，引起线粒体损伤，导致衰老。

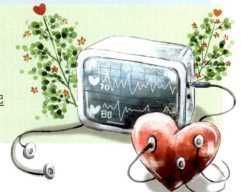

解密生命

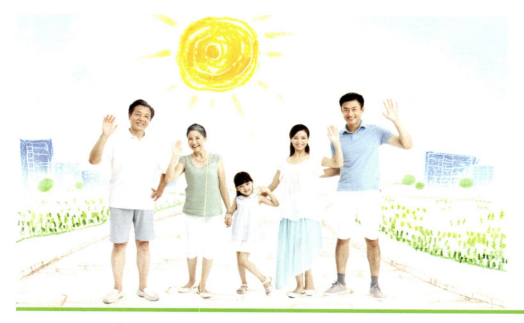

生活环境因素对衰老的影响

　　直接或间接影响人体衰老的环境因素很多,下面来进行扼要的讨论。

　　(1)放射性物质和毒物:细胞核的DNA结构经放射性物质侵害后,会使细胞失去修复能力而引起衰老,更可能引起细胞突变,产生一系列的恶果,癌肿就是其中之一。毒物(包括化学毒品)对人的危害随工业发达而日益严重,人类的健康和寿命受到严重威胁,中毒事件和癌肿的发病率不断上升。有些化学制品还能严重地损害人及动物遗传基因,而导致无穷的危害。

　　(2)噪声:噪声能危害人的中枢神经系统。实验证明大鼠受噪声干扰3个月(每天干扰12小时)以后,它们心脏的结缔组织变得异常,有的发生癌肿。工厂的噪声量达95分贝时,工人的舒张压也会普遍上升。

　　(3)温度:人生活环境以20℃为理想气温,据对长寿老人生活情况的调查,长寿老人多生活在气温较低的山区。这些现象是符合生理规律的,因为在气温高的地区生活的人基础代谢较高,发育较快,故其衰老期到来也较早,最长寿限一般也相

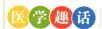

应缩短。

（4）阳光：阳光是人类生活和生存所必需的因素，这是大家所熟知的，不过人体过多地暴露在阳光下会受到紫外线的照射，从而受到一种放射性的伤害，破坏DNA的结构或引起DNA突变，会产生不良后果。夏天的阳光很强，应适当防止紫外线伤害，过度的日光浴，不但无益，反而对皮肤及眼睛有害，这是值得注意的。

（5）水土：与空气一样，水土的质量也与人体健康有密切关系，生长在被污染水土上的动植物亦必然含有毒素，不宜食用。否则会使人致病，导致早衰，缩短寿命。

（6）居住条件：房屋要光线充足，空气流通，隔热防冻也要注意。尽量远离排放放射性物质的地区。一切被放射性物质、化学物质或病菌污染的食物和腐败了的食物都对人体有害，应严加注意。

解密生命

社会因素对衰老的影响

人是社会性动物，无时无刻不受社会因素的影响，经济、家庭、社会制度、职业、宗教信仰、意识形态、名利、声誉以及一切人与人之间的紧张关系，随时随地都会给人以不同的刺激，使人处于"百忧感其心，万事劳其形"的情形中。只有思想开朗、乐观积极的人，才能应付自如，保持平衡心理，维护身体的内在平衡，使代谢运转正常和器官功能正常，得享天年。否则必将百病丛生，早衰早死。一般而言，经济因素很重要，因为在目前，经济条件是一切生活资料的保证。据社会调查结果，一般生活条件较好的人，大多数寿命较长。但也有一些人，虽然经济条件不差，物质生活良好，但由于胸襟狭窄、得失心太重，往往不能正确对待各种逆境，而陷于忧郁苦闷之中不能自拔，结果使生理功能发生障碍，最终早衰早死。更有些人贪得无厌，放纵肆欲，吸烟、酗酒、淫乱、赌博、饮食无度、劳逸不均，不重视营养和卫生，或明知故犯违反自然法则，则亦难长寿。

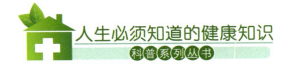
生活习惯对衰老的影响

　　一般人认为日常生活琐事无足轻重，往往任其自流，不加检点，殊不知，如日常生活方式经常违背生理的自然规律，就容易导致机体代谢紊乱，加速衰老进程。人的生活习惯对衰老是有影响的，这里只择要加以说明。

　　(1) 起居无常：在生命过程中，人体各器官的运转都需消耗能量，当各器官的运转形成习惯性的条件反射后，完成等量工作所需消耗的能量就比未习惯时所需的少，器官的磨损亦较少，其代谢功能的减退也小，衰老速度也相应放慢。如果个体的生活节奏被打乱，则各器官不能适应，即会破坏机体各器官之间的协调关系，失去内在平衡，导致代谢紊乱，加快衰老。

　　(2) 饮食无节：我们强调饮食有节，用餐定时定量，细嚼慢咽，不暴饮暴食和不贪食、偏食。定时定量使胃肠消化功能形成条件反射，正常运转，免受伤害；细嚼可帮助消化，减少胃肠负担；慢咽可预防食物误入气管；不暴饮暴食和贪食，以免打乱胃肠的功能；勿偏食以收营养互补之效，避免营养缺乏。进餐时保持心情舒畅愉快，可以收到品味食物、促进消化、提高营养的效益。

　　(3) 营养不良：食物中的糖、脂和蛋白质三类物质既是细胞的组成成分，又是生命活动所需能量的能源，维生素和必需的矿物质元素为调节生理功能所必需。每人每日的膳食必须结构合理，以满足生理需要，才能算是合理营养，才能收到保健防衰的作用。合理营养有两个内容：一个是膳食的结构必须能满足人体生理的需要，这包含组成膳食的主食副食品种，每天所吃食物的总热量，以及膳食的营养素（糖、脂、蛋白质）的比例和各种维生素矿物质的含量等。另一个是膳食的烹调、保存、用餐时间、情绪和进食方式也都要不违背人的生理常规。

　　(4) 便秘、尿阻和气塞：排便、排尿和呼气是人体清除食物消化残渣、代谢废物和呼出废气等所谓人体"三废"的主要渠道，经常便秘，食物残渣在大肠内被细菌作用产生有毒的腐败产物进入血流，就会引起全身性疾病；排尿不畅，使体内有毒代谢产物积存于血液中就会引起尿中毒;代谢废气二氧化碳等不及时呼出,就会引起血液酸碱平衡紊乱,产生多种代谢疾病。这一切都将加速衰老的进程。

(5)**缺乏适当运动**:生命在于运动。人体经常进行适当体力劳动或体育活动,则血液流通,代谢正常,免疫力强,病不能生,可益寿延年。

(6)**睡眠不足**:睡眠是器官和整个机体休息的最好方法,因为睡眠可减少能量消耗和给器官修复的时间。此外,睡眠还可增加免疫细胞(指自然杀伤细胞,简称NK细胞)。睡眠能消除疲劳,提高工作效率。如果长期睡眠不足,则不仅精神疲惫、免疫力降低,而且易患疾病,早衰早老。

(7)**劳逸不均**:人体须有劳有逸,精神须有张有弛,则身体运转正常,精神矍铄,工作效率高。若劳逸不均,则器官的运动规律被打乱,各器官组织之间的联系和平衡被打乱,能量供应和伤害修复不能正常进行,代谢功能失调,衰老进程随之加速。

(8)**不良嗜好**:对某一事的特别爱好以至成癖时,则叫嗜好。如赏花、饮茶、打牌或下棋之适当爱好,不但无害,还可能对身心有益。但如果偏爱成癖则有害。

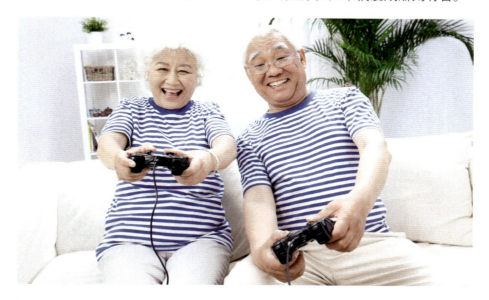

(本章编者:樊毫军、范斌、郝昱文、赵喆、李向晖)

解密生命

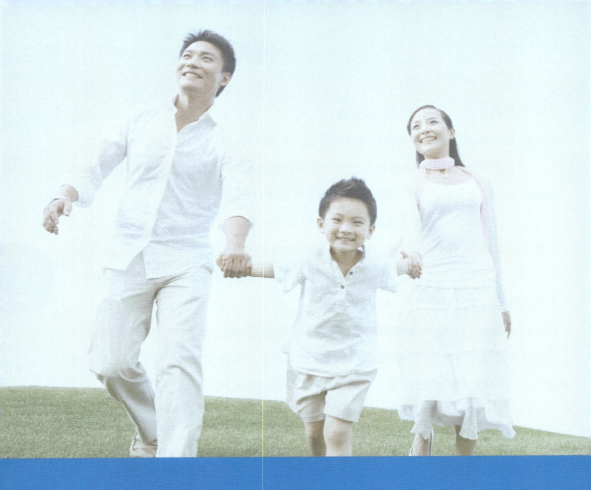

JINGMIAO RENTI

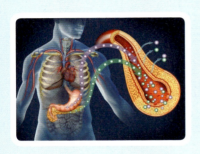
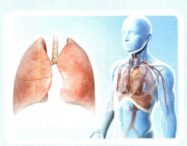
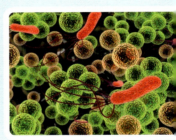

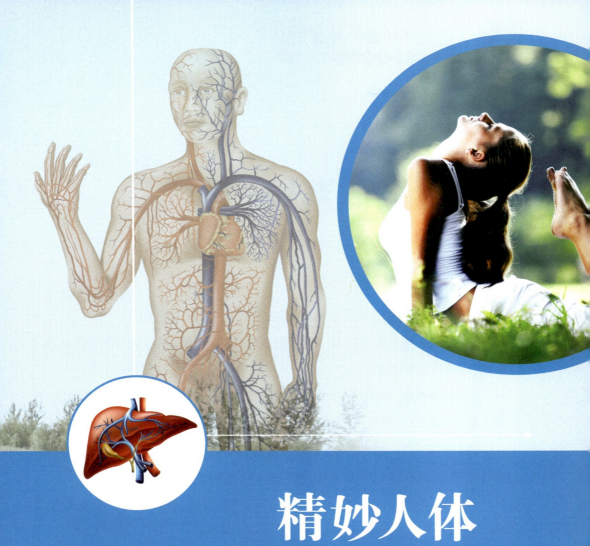

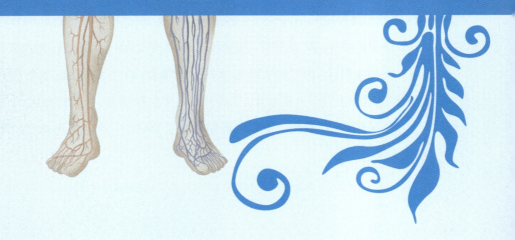

精妙人体

人体系统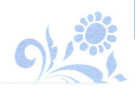

　　人体由八大系统协调配合构成，其主要结构与主要功能如下：

　　（1）呼吸系统：鼻、咽、喉、气管、支气管和肺。主要功能：通过呼吸使人体获得氧气、排出二氧化碳。

　　（2）循环系统：心脏、血管（动脉、静脉和毛细血管）和血管中流动的血液。主要功能：运输养分、氧气和代谢废物的运输。

　　（3）消化系统：消化管（包括口腔、食管、胃、小肠、大肠和肛门）；消化腺（包括唾液腺、肝脏和胰）。主要功能：食物的消化和吸收。

　　（4）内分泌系统：下丘脑、垂体、甲状腺、甲状旁腺、性腺（睾丸、卵巢）、胰岛等多种内分泌腺。主要功能：分泌激素，进行激素调节。

　　（5）神经系统：中枢神经［包括脑（大脑、小脑和脑干）］，脊髓外周神经（包括脑神经和脊神经）。主要功能：感受内外刺激，对机体各部功能起调节作用。

　　（6）泌尿系统：肾、输尿管、膀胱和尿道。主要功能：分泌尿液、排泄废物。

　　（7）生殖系统：男性包括睾丸、附睾、输精管、副性腺、阴茎；女性包括卵巢、输卵管、子宫和阴道。主要功能：二者分别产生生殖细胞，共同繁殖后代。

　　（8）运动系统：骨骼、关节和骨骼肌。主要功能：产生各种运动，骨骼起支撑作用。

人体系统从何而来

　　构成人体基本的结构和功能单位是细胞,细胞与细胞之间存在着细胞间质。细胞间质是由细胞产生的不具有细胞形态和结构的物质,它包括纤维、基质和流体物质(组织液、淋巴液、血浆等),对细胞起着支持、保护、联结和营养作用,参与构成细胞生存的微环境。众多形态相似、功能相近的细胞由细胞间质组合成的细胞群体称为组织,人体组织有多种类型。以一种组织为主体,几种组织有机地结合在一起,形成具有一定形态、结构和功能特点的器官。一系列执行某种同一功能的器官有机地联系在一起,形成具有特定功能的系统。构成人体的系统有运动系统——包括骨、骨连接和肌,是人进行劳动、位移与维持姿势等各项活动的结构基础;内脏诸器官分别组成了消化系统——担负摄入食物的消化、吸收和残渣排出;呼吸系统——进行气体交换;泌尿系统——排出组织细

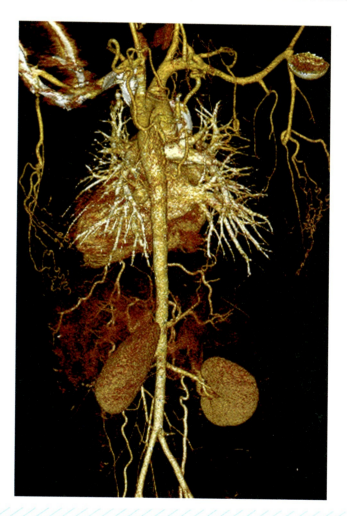

精妙人体

胞代谢产生的终极产物；生殖系统——产生生殖细胞并形成新个体以延续种族；将上述执行新陈代谢的各系统联系起来，为它们提供营养物质并运输代谢产物的循环系统；神经系统包括中枢部分的脑和脊髓及遍布全身的周围神经，以及作为特殊感受装置的感觉器官，它们感受人体内外环境的各种刺激，并产生适当的应答；此外，还有分散在身体中功能各异的内分泌腺。人体各系统既具有本身独特的形态、结构和功能，又在神经系统的统一支配下和神经体液的调节下，相互联系，相互制约，协同配合，共同完成统一的整体活动和高级的意识活动，以实现与瞬息万变的内外环境的高度统一。

人作为高等动物，是由多个细胞构成，其生长发育从受精卵开始，通过分裂和分化，形成组织、器官、系统，并由各系统有机组合而成的有机体。

（1）结构和功能的基本单位——细胞。细胞是构成人体结构和功能的基本单位。尽管细胞种类多样、形态结构有别，但它们均具有形态、结构与功能相适应的特点，如神经细胞有较多突起，可感受刺激、产生兴奋、传导冲动；肌细胞呈长梭形、柱形，能收缩和舒张；血细胞通常呈球形或圆盘状，便于在血管中流动等。

（2）有某种特定功能的细胞群——组织。组织是细胞通过分化产生的形态相似、结构和功能相同的细胞群。人体由上皮组织、结缔组织、肌肉组织和神经组织4种基本组织组成。上皮组织主要分布在体表及各种管、腔、囊状器官的内表面，起保护、分泌和吸收作用。结缔组织是种类最多、分布最广、形态最多样的一种组织，既有对最坚硬的骨和牙起支持、保护和咀嚼作用，也有韧性极强起连接作用的肌腱，还有起运输、营养和保护作用的液态的血液和淋巴。肌组织主要由肌细胞构成，具有收缩和舒张的功能。神经组织主要由神经细胞构成，能够产生和传导兴奋。

（3）完成某种特定功能的结构——器官。器官是由几种不同的组织按照一定的次序结合在一起构成的，具有完成某种特定功能的结构。例如，舌主要由上皮组织和肌肉组织所构成，在咀嚼中起搅拌作用，因含有味觉功能的上皮，可感知食物的味道；牙齿、食管、胃、肠等都是能够完成某种特定功能的器官。

（4）能够完成某一方面功能的结构——系统。系统是由能够共同完成一种或几种生理功能的多个器官按照一定的次序组合在一起构成。

呼吸系统

机体在进行新陈代谢过程中，经呼吸系统不断地从外界吸入氧，由循环系统将氧运送至全身的组织和细胞，同时将细胞和组织所产生的二氧化碳再通过循环系统运送到呼吸系统排出体外。因此，呼吸系统由气体通行的呼吸道和气体交换的肺所组成。呼吸道由鼻、咽、喉、气管、支气管和肺内的各级支气管分支所组成。从鼻到喉这一段称上呼吸道；气管、支气管及肺内的各级支气管的分支这一段为下呼吸道。其中，鼻是气体出入的门户，又是感受嗅觉的感受器官；咽不仅是气体的通道，还是食物的通道；喉兼有发音的功能。

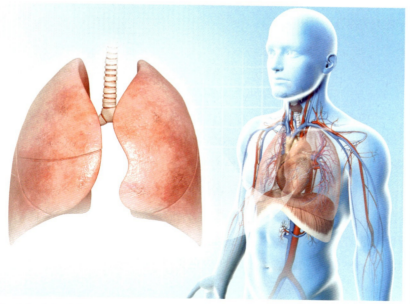

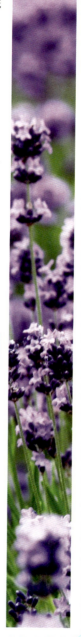

精妙人体

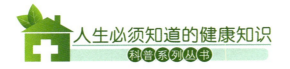

呼吸道怎样完成气体通行任务

呼吸道要很好地完成气体通行的任务,必须保持通畅,它是依靠骨和软骨作支架来保证的。例如,鼻腔就是由骨和软骨围成的,喉的支架全部由软骨构成,气管和支气管的壁上也少不了软骨。由于有软骨的支撑,使呼吸道的每一部分都不致于塌陷,使气体得以畅通无阻。因此,如果呼吸道的某一部位发生狭窄或阻塞都会影响气体的通行,使人发生呼吸困难。

肺为什么没有肌肉也能呼吸

肺依靠不断扩张来吸收空气中的氧气,肺借由其周围的肋间肌和横隔膜进行扩张,从而没有肌肉也能进行呼吸。

呼吸是肺扩张吸收来自空气的氧气,收缩排出体内产生的二氧化碳的往复运动。呼吸肌就是为了维持这个运动而存在的。横隔膜和肋间肌收缩使肺进行扩张,空气由气管进入,它们放松的时候,肺进行收缩就能将空气排出体外。这种呼吸运动在安静时一般1分钟进行15~20次。

阿司匹林可减低血糖和肺癌发病几率

据美国癌症学会称,专家对上千名患者的调查表明,那些每周至少服用一次乙酰水杨酸(阿司匹林是它的商品名)达1年以上者,患肺癌的几率会降低约40%,原因是阿司匹林也能降低肺部肿瘤中不断增多的前列腺素。另外,一些科学家在给体重超重并患有老年糖尿病的实验鼠喂大剂量的阿司匹林后发现,老鼠体内过高的血糖明显降低。这种方法能否适用于人类呢?因为使用大剂量乙酰水杨酸可能会产生副作用,此外还可能引起胃出血。所以还需进一步研究。

不同生物呼吸的方式和结构有何不同

精妙人体

任何生物都必须呼吸，只是呼吸的方式和结构不同而已。一些低等动物的呼吸极其简单，而高等动物和人的呼吸极为复杂。呼吸系统的进化和演变也是随动物的演化逐步形成的。单细胞动物和二胚层动物没有专门的呼吸器官，它们分别通过细胞膜和体壁细胞直接与外界进行气体交换；三胚层动物才出现了专门的呼吸器官。随着动物的演变，代谢增高，出现了比较完整的呼吸器，气体交换的方式也有了改变，外界的氧不是直接进入细胞，而是通过呼吸器官进入血液，由血液运送至全身的组织和细胞，再把它们的代谢产物之一，即二氧化碳带至肺排出去。鱼类用鳃呼吸；两栖类幼体动物用鳃呼吸，成体后由于生活在陆地上，出现了囊状的肺；爬行类动物的肺呈蜂窝状，呼吸面积进一步扩大；哺乳类动物的肺分化更为复杂，呼吸面积更加扩大，呼吸道也逐渐分化完善。人类由于劳动和语言的影响，呼吸器官发展到了更高级更完备的阶段。它不仅执行着气体通行和交换的任务，而且具有嗅觉和协助语言等多种功能。这是任何动物所不能比拟的。

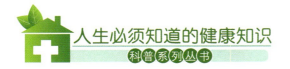

氧气和二氧化碳在哪里进行交换

经过呼吸进入气管的氧气，在支气管前端的肺泡中与肺内流动的血液中的二氧化碳进行交换。肺泡的中心为空洞，被厚度不到1微米（1微米为10^{-6}米）的薄膜覆盖着，氧气与二氧化碳能够自由地通过薄膜进行交换。这种肺泡与血液之间进行的气体交换被称为外呼吸。

在气体交换中起到重要作用的是红细胞中的血红蛋白。血红蛋白在氧气较浓而二氧化碳稀薄的地方与氧结合释放出二氧化碳，在末梢组织等氧气稀薄且二氧化碳浓厚的地方就与二氧化碳结合而释放出氧气。由此，肺将氧气提供到全身，全身再将二氧化碳交换回肺部。

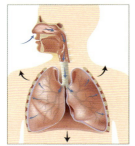
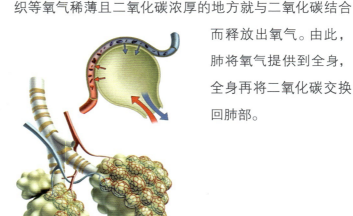

如何将氧气运送至细胞

借由呼吸运动从气管进入肺的氧气，通过肺泡进入血液，肺1分钟运送约250毫升的氧气到血液中，氧气与红细胞内的血红蛋白相结合。之后随血液流回心脏再被输送到全身各处的氧气，最后通过毛细血管进入细胞。当蛋白质、脂类、糖分等营养转换为能量后，作为废物产生的二氧化碳经氧气相反的路线被排出体外。这种血液与细胞间进行的气体交换被称为内呼吸。

二氧化碳有害无益吗

在呼吸时，体内产生的二氧化碳作为有害物质被排出体外。但是，另一方面，二氧化碳有扩张脑血管的作用，若缺乏二氧化碳，就会使血管狭窄阻碍血液流通。最后脑就会因为缺氧而受到损伤。

由呼吸困难引发的过度换气综合征，会导致反复深呼吸而使血液中的二氧化碳排出过多，致使脑血管收缩而引发眩晕。而且，二氧化碳减少会使血液中碱浓度升高，甚至会引起痉挛。

循环系统

人体循环系统指的是人体的血液在一个封闭的系统内以一定的节律周而复始地流动，从而使机体吐故纳新，使人体保持正常的生理代谢所涉及的所有器官的总称，其中主要的脏器包括心脏、肺脏、血管、神经以及血液和各种相关腺的总体。

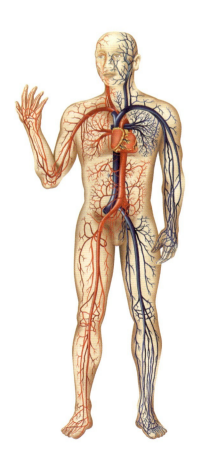

心脏在人体的什么位置

心脏是人体最重要的器官之一，它为人体血液循环系统提供原动力。它位于胸腔内，不是在正中央，而是一大半位于前胸。一般人都是"偏心"的，即以胸骨中为界，约2/3位于身体正中线的左侧，1/3在中线的右侧，在左侧胸前可以摸到明显的心脏跳动。但也有极少数人是"右位心"，他们的心脏主要位于右侧。

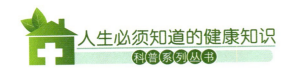
心脏的形状像倒挂的圆锥体或者鸭梨，大小似各人自己的拳头。成年人心脏长径12~14厘米，横径9~12厘米，前后径6~7厘米，重量在260克左右，心尖向着左前下方。以右手握笔写字的姿势作比喻，手背像心底，手指尖端相当于心尖，心尖就是可摸到心脏搏动最强的地方。

心脏的结构和功能是什么

心脏是个肌性器官，外有一层心包膜，心脏内部被隔成左右不相通的两部分。左右两部分又被瓣膜分成上下两个腔。这样，心脏就有4个心腔：上面两个腔分别叫左、右心房，下面两个腔分别叫左、右心室。心房连通静脉，凡从全身各部将血液运回心脏的血管叫静脉。除肺静脉外，其他静脉均含暗红色的血液，由于这些血液都是从人全身静脉回流到心房的，氧气含量较少，所以颜色较暗。左心房连通肺静脉，右心房连通上、下腔静脉。心室连通动脉，凡将血液从心脏运送到全身去的血管叫动脉。除肺动脉外，其他动脉均含鲜红色血液，因为其中氧气含量较充分。动脉从心脏发出通向全身各处，输送氧含量较充分的血液，左心室连通主动脉，右心室连通肺动脉。心房和心室间，心室和动脉之间，都有能开能关的瓣膜。心房和心室之间的瓣膜叫房室瓣，其中左心房和左心室间的房室瓣称为二尖瓣，右心房和右心室之间的房室瓣称为三尖瓣。心室和动脉之间的瓣膜叫动脉瓣，左心室和主动脉之间的瓣膜叫主动脉瓣，右心室和肺动脉之间的瓣膜叫肺动脉瓣。这些瓣膜只能向一个方向开放和关闭，保证血液只能向一个方向流动：即静脉血流向心房，心房血流向心室，心室血流向动脉。

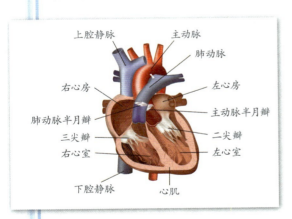

上腔静脉　　　主动脉
　　　　　　　肺动脉
右心房　　　　　左心房
肺动脉半月瓣　　主动脉半月瓣
三尖瓣　　　　二尖瓣
右心室　　　　左心室
下腔静脉　　　心肌

心脏每天输送出多少血液

心脏不断地跳动着，反复进行收缩和舒张的动作，将富含氧气与养分的血液输送到人体的各个部分。心脏跳动的次数，在安静时每分钟为70次上下，而心脏每次跳动压缩出的血液量为80毫升，相当于半杯咖啡的量。虽然心脏每次只压缩出这么多血液，但由于心脏不停地跳动，反复送出血液，因此累计起来的总量还是相当可观的。心脏（在安静状态下）一分钟送出约5升的血液，运动后心跳加速，血液输出就会增加，跑步的时候约输送30升，心脏一次送出80毫升的血液，而一分钟约跳动70次；一天累计有8000升，相当于40桶汽油的容量，重量约为8吨。因此，一年3000吨，如果活到80岁，则会达到24万吨。这样巨大的数量，可以匹敌一艘大型油轮的装载量。由此可见，心脏担负着相当大的工作量。

精妙人体

新型的心脏起搏器——生物起搏器

健康人的心脏包含了许多专门的"起搏器"细胞，它们能够触发肌肉的搏动，决定其收缩的频率和节奏。但是高龄或疾病可能导致这些细胞不能正常工作，所以就需要机械起搏器来进行治疗。科学家在豚鼠的心脏上放置一种基因，从而创造出一种"生物起搏器"。这可能会最终取代目前成千上万名患者每年所植入的电子起搏器。

研究人员使用的是一种病毒，它将基因带入实验豚鼠的心室中，因为豚鼠的心室没有天然的"起搏器"细胞。几天后，豚鼠的某些心室细胞被转化为"起搏器"细胞，即能够自行发出有节奏的电流。研究人员推测这种能力存在于心脏的各个部位，但在许多细胞中受到了压制，这还需要进一步的研究。

阿司匹林可以保护心脏和血管

在发生急性心肌梗死的情况下，服用阿司匹林是一种速效救命的治疗方式。它能够使堵塞的血管重新畅通。这显然是一种"副作用"造成的乙酰水杨酸抑制了能够在血管内结团并阻塞血管的血小板的形成。在经历一次心肌梗死后，患者服用小剂量的阿司匹林，这样，再次发作的风险就将明显降低。这显然不仅仅是因为阿司匹林能够抑制血小板的形成：美国科学家认为，在心肌梗死和动脉硬化加剧的情况下，血管里开始发生炎症，阿司匹林正好能够抑制炎症。科学家们在对20万个病例做过分析后要求，身体健康但有发病危险因素的人（如吸烟者和糖尿病患者）也应该服用小剂量的阿司匹林，以便预防这些疾病。但并不推荐没有发病危险因素并且完全健康的人为了预防疾病每天服用阿司匹林。

什么是血液循环

心脏是由心肌组织构成并具有瓣膜结构的空腔器官。它和全身血管组成了人体的循环系统。血液在其中按一定的方向流动，周而复始，称为血液循环。血液循环的主要作用就是以血液作为运载工具，通过吸收从食物中汲取的营养物质和从肺吸取的新鲜氧气，把静脉血变成动脉血，输送到人体各个器官、组织和细胞，供其完成重要的生理功能。经过组织或细胞利用后，产生的废物及呼出的二氧化碳进入血液，成为静脉血，再通过血液携带到肺、肝、肾、皮肤等器官和组织排出体外，以保证身体各部分新陈代谢不断进行。

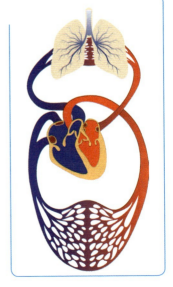

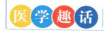
精妙人体

人物链接：哈维

　　1578年4月1日，哈维生于英国的福克斯通。16岁考进剑桥大学，19岁获文学学士学位。毕业后，又进入意大利帕多瓦大学学医，毕业后获医学博士学位。自1603年起，哈维开始在伦敦行医。在他的职业生涯中，与皇室建立了密切的关系，曾先后做过国王詹姆斯一世和查理一世的御医，同时也开始了对人体血液的研究。他花费了9年时间来进行实验和仔细观察。1628年，他的划时代著作《心血运动论》的出版，标志着近代生理学的诞生。哈维证明，心脏是一个可以泵出血液的肌肉实体，血液以循环的方式在血管系统中不断流动。1657年，79岁的哈维死在伦敦郊外他的弟弟家中。

血液是如何循环的

　　根据血液在体内循环的途径不同，可把血液循环分为体循环（也叫"大循环"）和肺循环（也叫"小循环"）。

　　（1）体循环。当心脏收缩时，左室内含氧量充分的动脉血因主动脉瓣开放，首先被泵入主动脉，并通过主动脉的分支流到全身各部分的毛细血管，把氧和营养物质运送到各器官、组织和细胞，进行物质交换，并带走新陈代谢产生的废物和二氧化碳，成为静脉血，最后汇集到上、下腔静脉返回右心房。

　　（2）肺循环。右心房内的静脉血因三尖瓣开放而流入右心室后，首先由于肺动脉瓣开放，泵入肺动脉，经肺动脉注入肺毛细血管，在肺进行气体交换，充分吸收氧气，排出二氧化碳，血液又变成含氧的动脉血。然后由肺静脉（虽然叫静脉，但运输的是动脉血）送回左心房。左心房的动脉血在心脏舒张期，经开放的二尖瓣进入左心室而又回到体循环，周而复始。所以，体循环和肺循环通过心脏连在一起，共同组成了血液循环。

　　推动这个血液循环的动力来自心脏，心脏不断地收缩舒张，不断地跳动，这就提供了血液循环的动力。

心脏为什么患肿瘤的概率很小

由于心脏的细胞不会增殖，所以患肿瘤（心脏肿瘤）的可能性很小，只占心脏全部疾病种类的0.1%，而恶性肿瘤（癌）更是只有其中的20%。即使心脏患良性肿瘤也会危及生命，因此是不容忽视的。恶性肿瘤多为由其他部位癌症转移过来的，多发生于盖在心脏外侧的心包膜。

动脉和静脉血液有何区别

动脉与静脉有许多地方不一样，最明显的便是：动脉是将血由心脏运往身体各处，而静脉则是将血由身体各处运往心脏。

动脉将含有氧及营养的血液输送到全身各处，而静脉则将回收了二氧化碳和废弃物的血液运送回心脏。动脉随着心脏的收缩产生脉动。

动脉血的特点为携氧量多，呈鲜红色，并且含有大量营养物质。静脉血则携有大量的二氧化碳，呈暗红色，并含有代谢物质（废物）。

动脉血是脉动的，血压一阵大一阵小，而静脉血则是平稳流动的。同时，动脉血压力大，静脉血压力小。

血液向哪里输送的量最多

心脏不停跳动，向身体的各个器官输送血液，那么心脏输入血液最多地方是哪里呢？便是人体最大的器官——肝脏。

心脏输入主动脉的血液，输送到脑的量占全部的15%，心脏（心肌）占5%，肠与肝占25%，肾脏占20%，肌肉占20%，皮肤占5%，由此就能够看出各器官的重要程度。剩余10%的血液用于维持骨骼、生殖器等其他器官的活动。

消化系统

消化系统由消化管和消化腺两大部分组成。消化管是一条自口腔延至肛门的很长的肌性管道，包括口腔、咽、食管、胃、小肠（十二指肠、腔肠、回肠）和大肠（盲肠、结肠、直肠）等部分。消化腺有小消化腺和大消化腺两种。小消化腺散在于消化管各部的管壁内，大消化腺有三对唾液腺（腮腺、下颌下腺、舌下腺）、肝和胰，它们均借助于导管，将分泌物排入消化管内。

口腔的结构

口腔是以骨性空腔为基础形成的，前方的开口叫口裂，由上下唇围成；后方以咽峡和咽交通；上壁（顶）是腭；下壁是口底；两侧壁叫颊。整个口腔被上、下牙弓（包括牙槽突、牙龈和牙列）分隔为前、后两部；前部叫口腔前庭，后部叫固有口腔。在上牙列与下牙列咬合时，两部可通过两则第三磨牙后方的间隙相通，在牙关紧闭时可经此间隙插管或注入营养物质。口腔内有牙齿和舌，并有三对唾液腺开口于口腔黏膜表面。

口腔内有大、小两种唾液腺。小唾液腺散布在各部口腔黏膜内。大唾液腺包括腮腺、下颌下腺和舌下腺三对，它们是位于口腔周围的独立的器官，但其导管开口于口腔黏膜。唾液腺分泌唾液，可湿润口腔，有利于吞咽和说话。人唾液中含有淀粉酶，能初步分解食物中的淀粉。

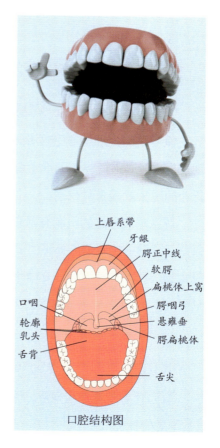

口腔结构图

上唇系带
牙龈
腭正中线
软腭
扁桃体上窝
腭咽弓
悬雍垂
腭扁桃体
口咽
轮廓乳头
舌背
舌尖

精妙人体

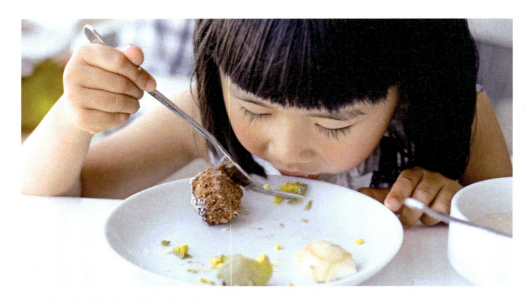

什么是条件反射，
为什么看见食物就会产生唾液

俄罗斯的生理学家巴甫洛夫曾进行了持续给狗喂食前播放特定音乐的实验，发现狗出现了有声音刺激就产生唾液的习惯性行为。像这种由后天附加条件引发待定行为的现象就是条件反射。

刺激唾液分泌的机制有两种：一种是口腔黏膜受到食物接触的物理性刺激时，兴奋了延髓中控制唾液分泌的部分，自动产生了分泌唾液的反射活动；另一种则是看见食物、闻到香味就会分泌唾液，是条件反射引起的，这是身体自身学会的。所以只要在头脑中想象到食物就会分泌出唾液。

唾液的产生与分布及其作用

看到食物就会产生唾液，唾液是含有多种成分的弱碱性液体，成人1日大约分泌1.5升左右唾液。

唾液的作用到底有哪些呢?

· 湿润口腔,协助咀嚼及食物的吞咽。

· 由黏蛋白这种糖类蛋白质的黏着性来保护口腔黏膜。

· 食物经过唾液溶解后,才能被味蕾感知,以形成味觉。

· 具有防止口腔细菌繁殖的杀菌作用,还能清洗食物残渣,维持口腔内清洁。

· 为了预防龋齿,维持口腔pH值在中性之外还具有提供钙质给牙齿的作用。

· 唾液含有分解麦芽糖和淀粉的淀粉酶等消化酶,咬碎的食物与唾液混合起来进行消化。

· 含有细胞因子等生物活性物质,对各种疾病与免疫产生影响。

牙齿的结构

牙齿的表面覆盖着人体中最坚硬的物质——牙釉质,内部包裹着牙本质,中心为有神经血管通过的柔软的牙髓组织。另外,在牙外侧与牙龈相邻接的部分,被称为牙骨质,硬度基本与骨质相同。牙齿嵌于上、下颌骨的牙槽内。呈弓状排列成上牙弓和下牙弓。牙具有机械加工(咬切、撕裂、磨碎)食物和辅助发音的作用。

舌是由以骨骼肌为基础,表面覆以黏膜的平滑肌构成的。具有搅拌食物、协助吞咽、感受味觉和辅助发音等功能。

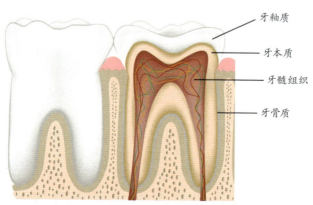

牙釉质
牙本质
牙髓组织
牙骨质

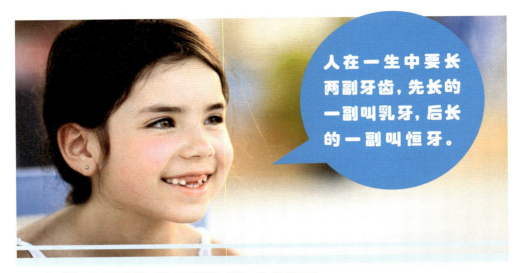

人在一生中要长两副牙齿，先长的一副叫乳牙，后长的一副叫恒牙。

为什么要从乳牙替换成恒牙

人在一生中要长两副牙齿，先长的一副叫乳牙，后长的一副叫恒牙。乳牙共20颗，恒牙共28~32颗。牙齿按照一定的位置长在牙槽骨上，组成牙列。

无论长出乳牙还是替换恒牙，医学上统称为牙齿萌出。婴儿出生后6个月左右，下颌乳中切牙开始萌出，以后是上颌乳中切牙，在2岁左右乳牙全部出齐。婴儿乳牙萌出时间虽有一定的规律性，但每个婴儿的发育营养等情况不同，有些可能早些，有些可能晚些，只要在1周岁以内萌出的都属正常。

由于乳牙不如恒牙坚硬，形状更为原始，所以容易出现龋齿。因此，对孩子的口腔保健要给予足够的重视。

在乳牙下面形成的恒牙，一边顶着乳牙一边生长，由于吸收了位于它前面的乳牙的牙根而使其松动，所以换牙一般从前面开始。

牙周病与其他疾病有什么关系

牙龈炎引起的牙周病的致病菌是寄生在牙缝间牙垢里的牙周病菌。若牙周病恶化，牙齿就会松动而影响营养的摄取。根据最近的研究，牙周病患者容易出现血管疾病，并且有牙周病的患者心脏病的发病率是没有此疾病的人的2.8倍，并且牙周病与糖尿病也有一定关联。

另外，龋齿病菌分泌出的酸会腐蚀牙齿成分羟基磷灰石，并且有研究者认为，龋齿与糖尿病及肺炎也有一定关系。

健康状态下，由初期蛀牙通常3小时便能修复，称之为牙齿的再石灰化，但是若牙垢聚积，口腔内pH值平衡遭到破坏，牙齿就会从那里开始被侵蚀。

精妙人体

咽部的结构

咽是一个上宽下窄、前后略扁的漏斗形肌性管，上端附着于颅底，下端接食管，全长约12厘米。后壁平整，前壁不完整，与鼻腔、口腔和喉腔相通。据此，以软腭和会厌上缘平面为界，咽腔可分为鼻咽部、口咽部和喉咽部。咽腔是呼吸道和消化道的共同通道。在鼻咽部的侧壁上有咽鼓管咽口，经咽鼓管与中耳鼓室相通。

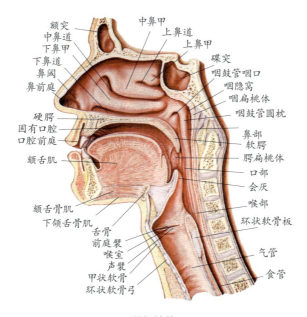

咽部结构

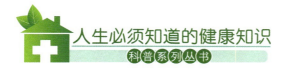
食管的结构

食管是一个前后压扁的肌性管,位于脊柱前方,上端与咽相续,下端续于胃的贲门,全长约25厘米,依其行程可分为颈部、胸部和腹部3段。食管全程有3处较狭窄:第1个狭窄位于食管和咽的连接处,距中切牙约15厘米;第2个狭窄位于食管与左支气管交叉处,距中切牙约25厘米;第3狭窄为穿经膈肌处。这些狭窄处异物容易滞留,也是肿瘤多发部位。

为什么即使倒立食物也不会溢出

食道是连接喉部与胃的管状器官,长度约为25厘米。当食物进入后,环形肌收缩松弛地进行蠕动,将食物运输到深处。这种活动是反射产生的不随意运动,负责控制的是位于延髓的吞咽中枢。

覆盖在食管内侧的黏液,能够协助食物流动通畅。食道与胃之间的贲门,平时会由括约肌关闭着,这是为了预防胃内容物和胃液逆流。

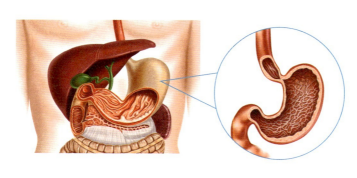

食道内腔的横截面是长径约2厘米、短径约1厘米的椭圆形。平时处于紧闭的状态,当食物通过时,由肌肉的力量进行扩张。因此,人即使倒立,食物也不会溢出。

为何高浓度的消化液不会溶解胃壁

取出胃液,放入锌等金属,马上发现胃液会剧烈产生泡沫并且金属被溶化,这是由于胃液中含有盐酸。盐酸是pH值为1.0的强酸液体,可杀死食物中的细菌,并帮助分解食物。

胃袋是由蛋白质所组成的,胃液难道不会把胃给消化掉吗?那是因为胃酸的主要成分是盐酸,它能活化胃蛋白酶来分解蛋白质,但同样为蛋白质组织的胃壁被黏液保护膜保护着。胃底、幽门、贲门等胃黏膜各个部位的表面,有无数的凹陷(胃小凹)。位于胃底的腺体能够分泌消化酶与盐酸、黏液等。而幽门部位分泌碱性黏液来中和被酸性化的食物,准备将其输送入肠道。在贲门附近的腺体分泌保护胃壁的黏液。

胃的容量为1.3~1.4升,胃排空的时候是处于收缩状态的。位于入口(贲门)上面膨出的部分是胃底。胃的中部为胃体,而胃体至幽门前庭底部逐渐变得狭窄。进入胃部的食物,在胃肌肉和消化液的共同作用下,被搅拌成粥状物。在充分的搅拌后,关闭幽门的括约肌就会张开,将食物送入十二指肠。食物在胃中停留的时间不同,热的食物与脂类一般较长,冷的食物会迅速通过,这就是引起腹泻的原因。

幽门螺杆菌是什么样的细菌

过去人们认为在强酸性的胃液中是不会存在细菌的。但是在1980年发现了幽门螺杆菌,并且认识到这就是胃炎及胃溃疡的病因。2005年,发现幽门螺杆菌与用实验证明了其是胃溃疡病因的两位学者被授予了诺贝尔生理学或医学奖。

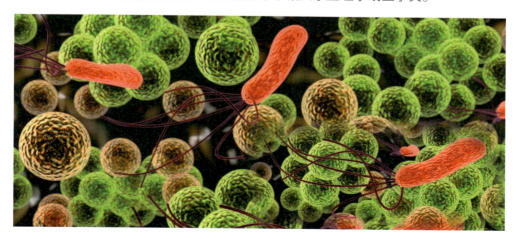

精妙人体

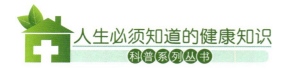

幽门螺杆菌是长度约为3微米（1微米=10^{-6}米）的螺旋状的细菌，有数根鞭毛。由于它能用脲酶来中和胃酸，所以能在强酸中生存。人群中，50岁以上人群携带幽门螺杆菌的比率很高，有人认为这是由于在卫生状况不好的情况下饮食时经口腔传染造成的。

十二指肠的作用是什么

离开胃的出口（幽门），食物就来到了十二指肠。接下来是空肠、回肠，这3个部分合称为小肠。十二指肠是位于小肠最前端的消化器官，能提供两种碱性消化液。肝脏分泌的分解脂肪的胆汁，从胆囊经过胆管输送。分解碳水化合物和脂肪的胰液由胰腺分泌，集中于主胰管。

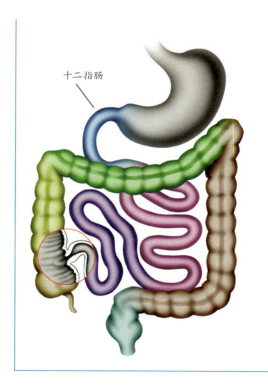

十二指肠

胆总管与胰管在胰腺内汇合，从十二指肠大乳头处分泌出胆汁与胰液，并且从十二指肠小乳头处也能分泌出胰液。

十二指肠的名称，由它相当于将12根手指并列起来的宽度（约25厘米）而来的。肠管弯曲成C字形，覆盖着绒毛的肠壁能够分泌黏液与激素。

食物到了十二指肠后，开始进入小肠的消化阶段。食物在此由搅拌运动和胃蛋白酶、淀粉酶等消化酶的作用，能够将拥有复杂分子结构的食物分解，消化成为体内能够吸收的微小状态。

小肠由什么部位吸收营养

在小肠内实际进行消化、吸收的部位是微绒毛。在微绒毛的表面，糖类与蛋白质在被进一步分解的同时还能被表面的营养吸收细胞吸收。蛋白质被分解为氨基酸后，被肠壁的毛细血管吸收，之后通过门静脉运输到肝脏。淀粉在被分解成葡萄糖之后，经过小肠毛细血管吸收。脂肪以脂肪酸和甘油的形式被吸收，经过小肠中的淋巴管吸收。

小肠被悬挂着储存在下腹部内，从前至后分别为十二指肠、空肠、回肠，空肠与回肠的分界线并不明显。小肠主要的工作是消化食物，并吸收营养素，空肠和回肠也有这些功能。

从口腔到肛门的消化道中，小肠是最长的管道，大部分的人应该都知道这一点。但是小肠究竟有多长？有些医学书中写着小肠长5~6米，有的却说是3米左右，究竟何者正确？事实上，两者都没有错。活体的小肠伸缩自如，在体内会缩短至2~3米，但一旦人死去，小肠就会延伸至5~6米。

肝脏的结构

肝脏是人体中最大的腺，成人的肝约重1.5千克。位于右季肋部和腹上部。肝具有分泌胆汁、储存糖原、解毒和吞噬防御等功能，在胚胎时期还有造血功能。

肝脏的功能中心是由肝细胞集结成的直径1~2毫米的肝小叶。肝小叶以静脉为中心，呈多角柱状，内部有许多毛细血管和毛细胆管通过。经过这些毛细血管，血液与肝细胞进行物质的交换。

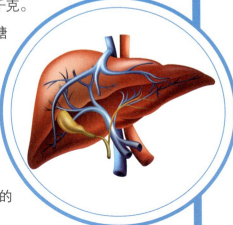

精妙人体

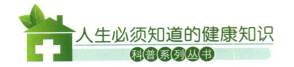
肝细胞通过各种酶的作用，将有害物质无害化，并且在窦状毛细血管内还有巨噬细胞，能将死亡的血细胞、细菌、有害物质等进行吞噬处理。

肝脏有什么作用

人的肝脏与脑并列为体内最重要的脏器，而且还是体积最大、温度最高的内脏。肝脏在维持生命过程中扮演着极其重要的角色。

肝脏是由约25亿个肝细胞组成、流经血液占全身血液25%的巨大脏器。举例说，若用化学工厂代替肝脏的工作，大约需要一座大楼的空间。

众所周知，肝脏细胞的再生力非常高，所以手术即使切除了1/4，数月后也能恢复成原来的大小。肝脏为什么具有了不起的再生能力，可以恢复原状呢？一般细胞只有一个细胞核，但肝细胞却拥有两个以上，而且染色体也是一般细胞的2~4倍。由此可见，肝细胞具有异于一般细胞的特征。

为什么人喝酒就会醉

肝脏能够分解胃肠吸收的毒素。酒精的主要成分乙醇，在肝脏内能分解成水和二氧化碳，但在这个过程中产生的乙醛能够越过体内各种防御机制，进入脑使之呈现出微麻醉的状态。这种麻痹作用会减弱对心的抑制，这就是"醉"。

醉酒刚开始时人会比较开朗，处于朦胧微醉的状态，若持续下去，就会出现兴奋症状，感情起伏越来越激烈。当酩酊大醉的时候，连行走都会吃力，身体机能减低，甚至会陷入昏睡之中，所以一定要小心。

正常肝脏分解的酒精量，每千克体重每小时为100毫克。体重60~70千克的人，一小时就是6~7克。如果饮酒过量，乙醇无法及时分解，就会滞留在血液中，还会引起头痛、呕吐等酒醉症状。

胰腺有什么作用

胰是人体的第二大腺，质地柔软，呈灰红色，可分为头、体和尾等3部分。胰由外分泌部和内分泌部两部分组成，外分泌部的腺细胞分泌胰液，经各级导管流入胰腺管，胰腺管与胆总管共同开口于十二指肠。

胰腺是"隐居"在腹膜后一个非常不显眼的小器官，它是人体中最重要的器官之一。因为它是一个兼有内、外分泌功能的腺体，它的生理作用和病理变化都与生命息息相关。胰腺能产生含有分解蛋白质的胰蛋白酶、分解淀粉的淀粉酶及分解脂肪的脂肪酶的碱性的胰液，并通过十二指肠分泌出来。除了胰液，存在于胰岛中的腺泡细胞能够产生调节血液中糖的量（血糖值）的两种激素。由β细胞分泌的胰岛素能够降低血糖，α细胞分泌的胰高血糖素的功能则相反，能够升高血糖。

胰岛是胰腺内的细胞团。直径为50~200微米的细胞群被其他细胞包围的形态类似浮在海里的岛屿，所以命名为胰岛。其中除了有调整血糖的A细胞与B细胞，还包含其他细胞，它能分泌抑制这些细胞的激素。

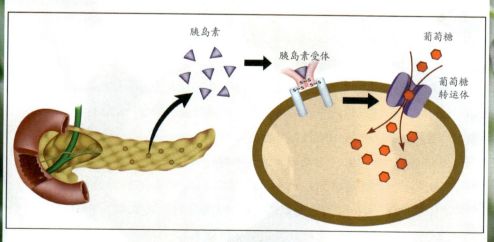

胰岛素调节血糖示意图

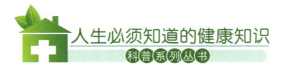

大肠的结构

　　大肠是消化管最后的一段,长约1.5米,起自右髂窝,终于肛门,包括盲肠、结肠(升结肠、横结肠、降结肠、乙状结肠)、直肠。食物与消化液混合起来的黏稠的液体,在由蠕动被运输到结肠的过程中,水分逐渐被吸收。

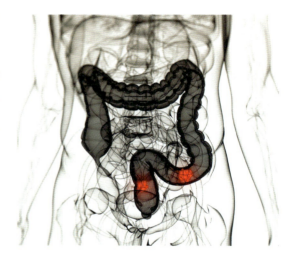

　　大肠不会进行养分吸收的工作。如果大肠水分吸收不良,就会出现拉肚子的状况。若经过乙状结肠的粪便储存在直肠内,内部的压力就会刺激脑部产生便意。关闭肛门的环状肌肉中,外侧的括约肌是随意肌,能够自行控制排泄运动。

阿司匹林可以预防肠癌和胰腺癌

　　美国科学家根据动物试验推断,阿司匹林能预防肠癌。对上千位被试验者的研究表明,每日摄入小剂量的乙酰水杨酸(阿司匹林是它的商品名)能使患肠癌的风险降低40%左右。研究人员估计,阿司匹林能阻止肿瘤中的前列腺素(类似激素的物质)的形成。此外它还能阻止可能恶化的肠息肉的生长。

　　美国科学家还对两万多位更年期后的妇女进行了7年多的观察,他们发现,每周服用一定剂量的阿司匹林,妇女患胰腺癌的风险会降低43%,其他止痛药物则没有这种疗效。人们还在深入研究,哪些人服用阿司匹林后能收到特别明显的效果。

酸奶为什么对胃肠道有益?

在大肠内共生着许多细菌，比较有名的是酸奶中也含有的双歧杆菌与乳酸菌这种有益处的细菌。产生这些细菌的乳酸不仅能活跃肠道的运动，通过繁殖细菌还能调整肠内菌群的平衡从而达到增强免疫机能的作用。因此，这些提高了细菌的耐酸度，使它们能够穿过胃到达肠道的益生菌酸奶、含有能成为细菌营养的低聚糖的酸奶等才能够在市场上成功销售。

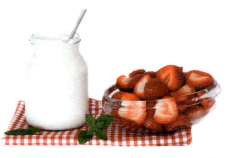

另外，肠道内也寄居着许多对身体有害的细菌。有害的细菌多数以动物蛋白作为食粮而使它们腐败，产生出使肠胃胀气（屁）呈现出臭味的吲哚和甲基吲哚气体和有害物质。因此，比起欧美以肉食为中心的饮食习惯，还是以富含食物纤维的蔬菜为中心的饮食，更适合维持肠道菌群平衡。

精妙人体

粪便是怎样形成的

可以将消化器官想象为由口至肛门的一根管子。食物在通过消化道时被消化、吸收，之后作为排泄物被排除体外。消化就是将食物转变为体内能够吸收的状态，分为咀嚼和搅拌运动使食物软化的物理性消化，与由胃液、胰液、胆汁等作用的化学性消化。营养主要在小肠吸收，经过肝脏输送至全身。

人类吃进去的食物经过消化吸收后，将残渣等由肛门排除，大概需要一天的时间。首先是在嘴里咀嚼的60秒，吞下去的食物10~30秒通过食管进入胃。食物在胃中滞留的时间通常为2~3小时，脂肪需要5~6小时。通过小肠的时间是4~5小时。在

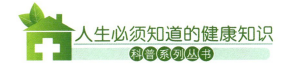

小肠消化吸收后,食物的残渣和水分就会被送到大肠。大肠吸收水分后形成粪便,送往肛门,这需要12~15小时,然后肛门就会排出粪便。

粪便为什么是黄色的

肝脏产生的胆汁是十二指肠分泌的褐色液体,具有协助脂肪消化的作用。胆汁分解成胆红素,一部分经大肠吸收再合成胆汁,一部分胆红素和粪便混合一起使大便带有黄色。除此之外,颜色还与饮食种类有关,如吃菠菜较多时粪便可带绿色,吃大量西红柿后粪便可显红色。吃含铁较多的食物、药物可使大便颜色发黑并且变稀。吃肉食类、奶类食品较多时大便可能发干。

内分泌系统

内分泌系统是人体内神经系统以外的另一个重要的机能调节系统。人体内分泌系统包括垂体、甲状腺、甲状旁腺、胸腺、肾上腺、松果体等内分泌腺,还包括一些分散在其他器官组织中的散在的内分泌细胞团块,如消化道黏膜中分散存在的内分泌细胞(胰岛是属于内分泌腺还是分散的内分泌组织,看法尚不完全统一)。内分泌系统与神经系统密切配合,共同调节机体的新陈代谢、生长发育和对环境的适应。在这方面下丘脑和脑垂体充当着重要的角色,其中下丘脑-腺垂体系统是神经、体液性联系,下丘脑分泌肽类神经激素,把大脑等处转来的神经信息转化为激素信息,通过门脉系统传给垂体,控制垂体合成和释放各种促激素的过程,进而控制整个内分泌系统的功能,因为几乎所有内分泌腺功能均与垂体相关;反过来,内分泌腺分泌的各种激素的浓度也对垂体功能发生反馈抑制,并通过对垂体功能的这种影响和制约,进一步作用于下丘脑。于是内分泌系统和神经系统成为在大脑统一指挥下的两个协同动作的重要的功能调节系统,但其作用方式却各有千秋。神经系统靠神经传导，其特点是快速、灵敏；内分泌系统靠激素通过体液调节方式起作用，其特点是作用广泛、持久。因此，有人曾把神经系统比喻成人体的"有线通讯"网络，而把内分泌系统比喻成人体的"无线通讯"网络。内分泌是一个相当复杂的系统，与人的生活密切相关。

内分泌腺体种类有哪些

　　人体内的腺体分为两大类，即内分泌腺和外分泌腺，都具有分泌功能。内分泌腺是分布在人体各部的特殊腺体，主要由团索或网状排列的细胞群构成，腺体周围有丰富的毛细血管或淋巴管。分泌物称为激素，直接进入毛细血管或淋巴管，通过血液循环运送到全身。一种激素一般只作用于某种特定的组织或细胞，才能实现其调节功能。内分泌腺没有导管将分泌物收集到一定器官的腔道或体表，所以称为内分泌腺。

　　人体的内分泌腺主要有垂体、甲状腺、甲状旁腺、肾上腺、松果体、胸腺、胰岛和性腺等。

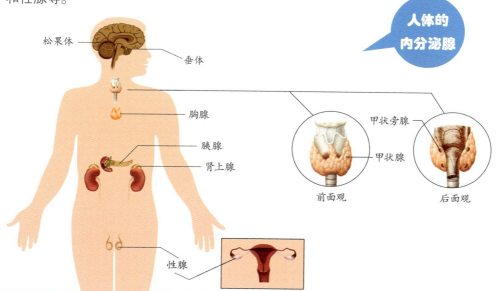

人体的内分泌腺

松果体
垂体
胸腺
胰腺
肾上腺
性腺

甲状旁腺
甲状腺
前面观
后面观

精妙人体

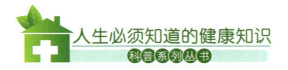
激素的种类和功能

内分泌细胞分泌的激素,按其化学性质分为含氮激素(包括氨基酸衍生物、胺类、肽类和蛋白质类激素)和类固醇激素两大类。分泌含氨激素细胞的超微结构特点是,胞质内含有与合成激素有关的粗面内质网和高尔基复合体以及有膜包被的分泌颗粒等。分泌类固醇激素细胞的超微结构特点是,胞质内含有与合成类固醇激素有关的丰富的滑面内质网,但不形成分泌颗粒;线粒体较多,其嵴多呈管状;胞质内还有较多的脂滴,其中的胆固醇等为合成激素的原料。

每种激素作用于一定器官或器官内的某类细胞,称为激素的靶器官或靶细胞。靶细胞具有与相应激素相结合的受体,受体与相应激素结合后产生效应。含氮激素受体位于靶细胞的质膜上,而类固醇激素受体一般位于靶细胞的胞质内。

激素是一种具有高效能的物质,分泌量少,作用大,担负调节人体的新陈代谢、生长发育以及生殖等重要作用。当激素的量过多或过少时,都会严重地影响人体的正常功能,甚而导致奇异的内分泌疾病。如调节生长发育的激素分泌异常,可以使人长得像个"巨人",也可以使人长成个"矮个子"。

甲状腺的结构和功能

甲状腺位于气管上端的两侧,呈蝴蝶形。分左右两叶,中间以峡部相连,峡部横跨第二、第三气管软骨的前方,正常人在吞咽时甲状腺随喉上下移动。甲状腺的前面仅有少数肌肉和筋膜覆盖,故稍肿大时可在体表摸到。

甲状腺由许多大小不等的滤泡组成。滤泡壁为单层立方上皮细胞,它们是腺体的分泌细胞。泡腔有胶状物,为腺体细胞分泌的储存物。滤泡之间有丰富的毛细血管和少量结缔组织。

甲状腺的生理功能主要体现在以下几个方面。

1. 对代谢的影响

（1）产热效应。甲状腺激素可提高大多数组织的耗氧率，增加产热效应。甲状腺功能亢进患者的基础代谢率可增高35%左右，而甲状腺功能低下患者的基础代谢率可降低15%左右。

（2）对三大营养物质代谢的作用。在正常情况下，甲状腺激素主要是促进蛋白质合成，特别是使骨、骨骼肌、肝等的蛋白质合成明显增加。然而甲状腺激素分泌过多，反而使蛋白质，特别是骨骼肌的蛋白质大量分解，因而消瘦无力。在糖代谢方面，甲状腺激素有促进糖的吸收、肝糖原分解的作用。同时它还能促进外周组织对糖的利用。总之，它加速了糖和脂肪代谢，特别是促进许多组织的糖、脂肪及蛋白质的分解氧化过程，从而增加机体的耗氧量和产热量。

2. 促进生长发育

甲状腺激素可以促进代谢过程，使人体正常生长和发育，特别对骨骼和神经系统的发育有明显的促进作用。所以，如儿童在生长时期甲状腺功能减退则发育不全，智力迟钝，身体矮小，临床上称为呆小症。

3. 提高神经系统的兴奋性

甲状腺素有提高神经系统兴奋性的作用，特别是对交感神经系统的兴奋作用最为明显。甲状腺激素可直接作用于心肌，使心肌收缩力增强，心率加快。所以甲状腺机能亢进的患者常表现为容易激动、失眠、心动过速和多汗。

甲状旁腺有4颗，位于甲状腺两侧的后缘内，左右各两个，总重量约100毫克。甲状旁腺分泌的甲状旁腺素起调节机体钙磷代谢的作用。它一方面抑制肾小管对磷的重吸收，促进肾小管对钙的重吸收，另一方面促进骨细胞放出磷和钙进入血液，这样提高血液中钙的含量。所以甲状旁腺的正常分泌使血液中的钙不致过低，血磷不致过高，因而使血液中钙与磷保持适宜的比例。

精妙人体

脑垂体的结构和功能

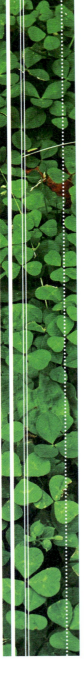

脑垂体是一个椭圆形的小体，重不足1克。位于颅底垂体窝内，借垂体柄与丘脑下部相连，分腺体部和神经部。它分泌多种激素，主要有：

（1）生长激素。与骨的生长有关，如幼年缺乏，则使长骨的生长中断，形成侏儒症；如过剩，则使全身长骨发育过盛，形成巨人症。

（2）催乳素。可以催进乳腺增殖和乳汁生成及分泌。

（3）促性腺激素。包括卵泡刺激素和黄体生成素，可促进雄、雌激素的分泌，卵泡和精子的成熟。

（4）促肾上腺皮质激素。主要作用于肾上腺皮质的束状带和网状带，促使肾上腺皮质激素的分泌。该激素缺乏，将出现与阿狄森氏病相同的症状，但无皮肤色素沉着现象。

（5）促甲状腺激素。腺的功能是全面促进甲状腺的机能，早期可促进甲状腺激素释放。该激素缺乏，将引起甲状腺功能低下等症状。后期促进T3、T4合成促进甲状腺球蛋白合成和酪氨酸碘化等环节。

（6）抗利尿激素。是下丘脑某些神经细胞产生，并运输储藏在垂体的一种激素。它作用于肾脏，促进水的重吸收，调节水的代谢。缺乏这种激素时，发生多尿，称为尿崩症。在分泌量过多时，能使血管收缩，血压升高，所以又称血管加压素。

（7）催产素。与抗利尿激素相似，也由下丘脑某些神经细胞产生。它能刺激子宫收缩，并促进乳汁排出。

（8）促黄体激素和促卵泡激素：主要是调节性腺功能，调节卵巢成长发育。

胰岛素的结构和功能

胰岛是散在胰腺腺泡之间的细胞团，仅占胰腺总体积的1%~2%。人胰岛细胞主要分为4种，其中A细胞约占胰岛细胞总数的25%，分泌胰高血糖素。B细胞约占胰岛细胞总数的60%，分泌胰岛素。D细胞数量较少，分泌生长抑素。PP细胞分泌胰多肽。

胰岛素的主要作用是调节糖、脂肪和蛋白质的代谢。它能促进全身各组织，尤其能加速肝细胞和肌细胞摄取葡萄糖，并且促进它们对葡萄糖的储存和利用。肝细胞和肌细胞大量吸收葡萄糖后，一方面将其转化为糖原储存起来，或在肝细胞内将葡萄糖转变成脂肪酸，转运到脂肪组织储存；另一方面促进葡萄糖氧化生成高能磷酸化合物作为能量来源。胰岛素的另一个作用是促进肝细胞合成脂肪酸，进入脂肪细胞的葡萄糖不仅用于合成脂肪酸，而且主要使其转化成α−磷酸甘油，并与脂肪酸形成甘油三酯储存于脂肪细胞内。此外，胰岛素还能抑制脂肪分解。胰岛素缺乏时糖不能被储存利用，不仅引起糖尿病，而且还可引起脂肪代谢紊乱，出现血脂升高、动脉硬化，引起心血管系统发生严重病变。

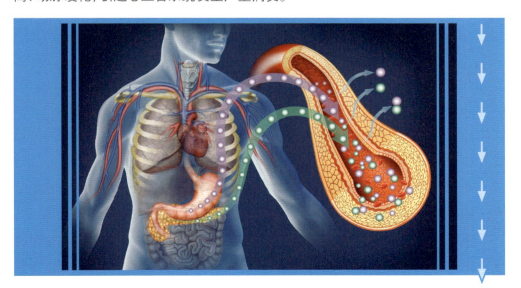

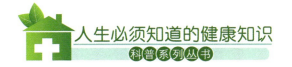
胰岛素对于蛋白质代谢也起着重要作用。它能促进氨基酸进入细胞，然后直接作用于核糖体，促进蛋白质的合成。它还能抑制蛋白质分解。对机体生长过程十分重要。血糖浓度是调节胰岛素分泌的最基本的因素。血糖浓度升高时可以直接刺激B细胞，使胰岛素的分泌增加，使血糖浓度恢复到正常水平；血糖浓度低于正常水平时，胰岛素的分泌减少，可促进胰高血糖素分泌增加，使血糖水平上升。另外，氨基酸、脂肪酸也有促进胰岛素分泌的作用。

许多胃肠道激素以及胰高血糖素都有刺激胰岛素分泌的作用。胰高血糖素作用与胰岛素相反，它促进肝脏糖原分解和葡萄糖异生，使血糖明显升高。它还能促进脂肪分解，使酮体增多。血糖浓度是调节胰高血糖素分泌的重要因素。当血糖浓度降低时，胰高血糖素的分泌增加；升高时，则分泌减少。氨基酸则升高时也促进胰高血糖素的分泌。

胰岛素可以使血糖浓度降低而促进胰高血糖素的分泌，但胰岛素可以直接作用于邻近的A细胞，抑制胰高血糖素的分泌。支配胰岛的迷走神经和交感神经对胰高血糖素分泌的作用和对胰岛素分泌的作用完全相反，即迷走神经兴奋抑制胰高血糖素的分泌，而交感经兴奋则促进其分泌。

肾上腺的结构和功能

肾上腺位于肾脏上方，左右各一。肾上腺根据来源不同分为两部分：来自体腔上皮的皮质和源于神经冠的髓质。皮质是腺垂体的一个靶腺，而髓质则受交感神经节前纤维直接支配。

肾上腺皮质的组织结构可以分为球状带、束状带和网状带三层。球状带腺细胞主要分泌盐皮质激素。束状带与网状带分泌糖皮质激素，网状带还分泌少量性激素。

肾上腺糖皮质激素对糖代谢作用：一方面促进蛋白质分解，使氨基酸在肝中转变为糖原；另一方面又有对抗胰岛素的作用，抑制外周组织对葡萄糖的利用，使血糖升高。糖皮质激素对四肢脂肪组织分解增加，使腹、面、两肩及背部脂肪合成增加。因此，肾上腺皮质功能亢进或服用过量的糖皮质激素可出现满月脸、水牛背等"向心性肥胖"等体形特征。过量的糖皮质激素促使蛋白质分解，使蛋白质的分解更新不能平衡，分解多于合成，造成肌肉无力。

糖皮质激素对水盐代谢也有一定作用，它主要对排除水有影响，缺乏时会出现排水困难。同时它还能增强骨髓对红细胞和血小板的造血功能，使红细胞及血小板数量增加，使中性粒细胞增加，促进网状内皮系统吞噬嗜酸性粒细胞，抑制淋巴组织增生，使血中嗜酸性粒细胞、淋巴细胞减少。在对血管反应方面既可以使肾上腺素和去甲肾上腺素降解减慢，又可以提高血管平滑肌对去甲肾上腺素的敏感性。另外，还有降低毛细血管的通透性的作用。当机体遇到创伤、感染、中毒等有害刺激时，糖皮质激素还具备增强机体的应激能力的作用。由于肾上腺糖皮质激素以上的种种作用和功能，已广泛用于抗感染、抗中毒、抗休克和抗过敏等治疗。

肾上腺盐皮质激素主要作用为调节水、盐代谢。在这类激素中以醛固酮作用最强，脱氧皮质酮次之。这些激素一方面作用于肾脏，促进肾小管对钠和水的重吸收并促进钾的排泄，另

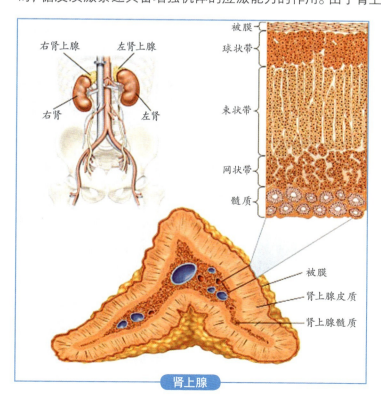

肾上腺

一方面影响组织细胞的通透性，促使细胞内的钠和水向细胞外转移，并促进细胞外液中的钾向细胞内移动。因此，在皮质机能不足的时候，血钠、血浆量和细胞外液都减少。而血钾、细胞内钾和细胞内液量都增加。由于血浆减少，因而血压下降，严重时可引起循环衰竭。

肾上腺皮质分泌的性激素以雄激素为主，可促进性成熟。少量的雄性激素对妇女的性行为甚为重要。雄性激素分泌过量时可使女性男性化。

肾上腺髓质位于肾上腺中心。它分泌两种激素：肾上腺素和去甲肾上腺素，它们的生物学作用与交感神经系统紧密联系，作用很广泛。当机体遭遇紧急情况时，如恐惧、惊吓、焦虑、创伤或失血等情况，交感神经活动加强，髓质分泌的肾上腺素和去甲肾上腺素急剧增加，使心跳加强、加快，心输出量增加，血压升高，血流加快；支气管舒张，以改善氧的供应；肝糖原分解，血糖升高，增加营养的供给。

胸腺的结构和功能

胸腺是一个淋巴器官兼有内分泌功能。在新生儿和幼儿时期胸腺发达，体积较大，性成熟以后，逐渐萎缩、退化。胸腺分为左、右两叶，不对称，成人胸腺为25~40

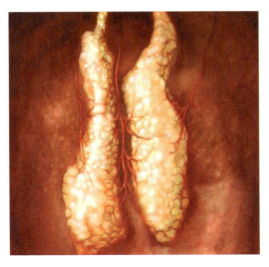

克，色灰红，质柔软，主要位于上纵隔的前部。胸腺在胚胎期是造血器官，在成年期可造淋巴细胞、浆细胞和髓细胞。胸腺的网状上皮细胞可分泌胸腺素，它可促进具有免疫功能的T细胞的产生和成熟，并能抑制运动神经末梢的乙酰胆碱的合成与释放。因此，当有胸腺瘤时，因胸腺素增多，可导致神经肌肉传导障碍而出现重症肌无力。

性腺的结构和功能

性腺主要指男性的睾丸、女性的卵巢。睾丸可分泌男性激素睾丸酮（睾酮），其主要功能是促进性腺及其附属结构的发育以及副性征的出现，还有促进蛋白质合成的作用。

卵巢可分泌雌激素、孕激素和少量的雄激素。其功能如下：

（1）雌激素是一种作用很广的激素，主要是促进生殖器官发育，使女性有第二性征。例如，它对子宫具有内膜增生、增加子宫兴奋性。

（2）孕激素有的作用与雌激素相反，但有时孕激素作用必须在雌激素作用的基础上，它才能起到作用。例如，孕激素对子宫作用较强，它使子宫肌肉松弛、兴奋性降低、减少子宫收缩。这与雌激素作用相反，可如必须在雌激素使乳腺腺管发育后，孕激素才能使腺泡发育，为泌乳做好准备。

内分泌失调的原因

（1）生理因素：人体的内分泌腺激素可以保持生理处于平衡，但这些生长调节剂一般会随年龄增长而失调，这也就是为什么年纪越小，内分泌越少成为困扰我们的话题，可随着年龄增长，就需要给它更多关注。有些人的内分泌失调来自于遗传。

（2）营养因素：人体维持正常的生理功能，就必须有足够的、适当的营养，否则，内分泌等问题就会一一出现。

（3）情绪因素：心理也是个重要原因。人们要承受来自各个方面的压力，哪一种压力都需要打起十二分的精神来应对，难以彻底放松下来。这种紧张状态和情绪改变反射到神经系统，会造成激素分泌的紊乱，即通常所说的内分泌失调。

（4）环境因素：严重的环境污染对女性内分泌失调罪责难逃。空气中的一些化学物质，在通过各种渠道进入人体后，经过一系列的化学反应，导致内分泌失调，使女性出现月经失调、子宫内膜增生等诸多问题。

精妙人体

内分泌失调的症状

内分泌失调的症状具体表现：

（1）面部色斑。

（2）易急躁、出汗。更年期女性经常会出现一些脾气变得急躁、情绪变化较大的情况，容易出汗、随意乱发脾气等，这也是内分泌功能下降导致的更年期症状之一。

（3）妇科疾病。妇科内分泌疾病比较常见，如子宫内膜异位症、月经量不规律、痛经、月经不调等。如女性原有的肌瘤就会萎缩，可见子宫肌瘤与卵巢分泌过多的雌性激素有关。

（4）肥胖。

（5）婚后多年不孕。

（6）乳房胀痛、乳腺增生。主要原因就是内分泌失调。在30岁以上女性人群中，乳房肿块的患病率高达38.8%~49.3%，乳房肿块有可能转化为乳腺癌。

（7）卵巢早衰。内分泌失调还能引起卵巢早衰。

常见的内分泌系统疾病及症状

（1）垂体功能减退症

这是一种垂体激素缺乏所致的复合症群，可以是单个激素减少，如生长激素，催乳素缺乏；或多种激素如促性腺激素、促甲状腺激素、促肾上腺皮质激素同时缺乏。

（2）甲状腺疾病

①单纯性甲状腺肿。因缺碘、先天性甲状腺激素合成障碍或致甲状腺肿等多种原因引起的非炎症性或非肿瘤性甲状腺肿大，不伴甲状腺功能减退或亢进表现。

②甲状腺功能亢进症（简称甲亢）。由多种病因导致甲状腺功能增强，从而分泌TH过多所致的临床综合征。其特征为甲状腺肿大、突眼、基础代谢增加和自主神经系统功能失常。

③甲状腺功能减退症（简称甲减）。由多种原因引起的TH合成、分泌生物效应不足所致的一组内分泌疾病。

（3）肾上腺皮质疾病

①库欣综合征。由多种原因引起肾上腺分泌过量的糖皮质激素（主要是皮质醇）所致。主要临床表现有满月脸、多血质、向心性肥胖、皮肤紫纹、痤疮、糖尿病倾向、高血压和骨质疏松等。

②原发性慢性肾上腺皮质功能减退症。此症分原发性和继发性两种。原发性者又称Addison病，是双侧肾上腺因自身免疫、结核、真菌等感染或肿瘤、白血病等原因导致绝大部分被破坏引起肾上腺皮质激素分泌不足所致。继发性者为下丘脑－垂体病变引起促肾上腺皮质激素（ACTH）不足所致。

（4）嗜铬细胞瘤

这种病症起源于肾上腺髓质、交感神经节或其他部位的嗜铬组织，这种瘤组织持续或间断地释放大量儿茶酚胺，引起持续性或阵发性高血压和多个器官功能及代谢紊乱。临床上常呈阵发性或持续性高血压、头痛、多汗、心悸和及代谢紊乱症群。

（5）糖尿病

这是一种常见的内分泌－代谢疾病，是由多种原因引起胰岛素分泌或作用的缺陷，或者两者同时存在而引起的以慢性高血糖为特征的代谢紊乱。可涉及心、脑、肾、肺、骨胳、血管、神经、皮肤、眼、耳、口腔、足等组织的慢性进行性病变，引起功能缺陷及衰竭。重症或应激时可发生酮症酸中毒、高渗性昏迷等急性代谢紊乱。

（6）肥胖症

这是指人体内脂肪堆积过多和（或）分布异常，体重增加。肥胖症是一种常见的慢性代谢异常疾病，常与2型糖尿病、高血压、

垂体功能减退症

甲状腺疾病

肾上腺皮质疾病

嗜铬细胞瘤

糖尿病

肥胖症

痛风

骨质疏松症

精妙人体

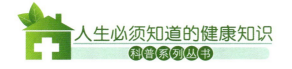
高脂血症和缺血性心脏病等集结出现。

(7) 痛风

这是一种长期嘌呤代谢紊乱、血尿酸增高的异质性疾病。其临床特点为：高尿酸血症、尿酸盐结晶、沉积及由此所致的特征性急性关节炎、痛风石，严重者关节畸形及功能障碍。常累及肾脏引起慢性间质性肾炎和尿酸性尿路结石。

(8) 骨质疏松症

这是一种以低骨量和骨组织微结构破坏，导致骨骼脆性增加及易发生骨折的全身性疾病。

神经系统

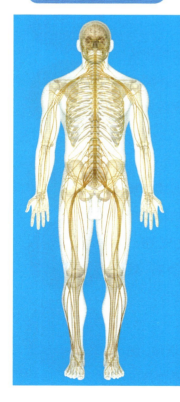

神经系统是人体内起主导作用的功能调节系统。人体的结构与功能均极为复杂，体内各器官、系统的功能和各种生理过程都不是各自孤立进行的，而是在神经系统的直接或间接调节控制下，互相联系、相互影响、密切配合，使人体成为一个完整统一的有机体，实现和维持正常的生命活动。同时，人体又是生活在经常变化的环境中，环境的变化必然随时影响着体内的各种功能，这也需要神经系统对体内各种功能不断进行迅速而及时的调整，使人体适应体内外环境的变化。可见，神经系统在人体生命活动中起着主导的调节作用，人类的神经系统高度发展，特别是大脑皮层不仅进化成为调节控制人体活动的最高中枢，而且进化成为能进行思维活动的器官。因此，人类不但能适应环境，还能认识和改造环境。

神经系统的结构

　　神经系统由中枢部分及其外周部分所组成。中枢部分包括脑和脊髓，分别位于颅腔和椎管内，两者在结构和功能上紧密联系，组成中枢神经系统。外周部分包括12对脑神经和31对脊神经，它们组成外周神经系统。外周神经分布于全身，把脑和脊髓与全身其他器官联系起来，使中枢神经系统既能感受内外环境的变化（通过传入神经传输感觉信息），又能调节体内各种功能（通过传出神经传达调节指令），以保证人体的完整统一及其对环境的适应。神经系统的基本结构和功能单位是神经元（神经细胞），而神经元的活动和信息在神经系统中的传输则表现为一定的生物电变化及其传播。例如，外周神经中的传入神经纤维把感觉信息传入中枢，传出神经纤维把中枢发出的指令信息传给效应器，都是以神经冲动的形式传送的，而神经冲动就是一种称为动作电位的生物电变化，是神经兴奋的标志。

精妙人体

运动神经由谁掌控

　　虽然运动神经被用于指代控制肌肉运动的神经，但准确地说，从肌肉传达来的信息是经过知觉神经（感觉神经）传递进大脑进行分析，再通过神经将运动指令传达到肌肉的。在这个过程中，位于中间的小脑起到十分重要的作用。

　　小脑主要的职能为维持平衡感，整理、调整从大脑发出的大量的运动指令，并传达到全身。这种调整机能的程序，能够具体到哪个肌肉做哪种程度伸缩的细节。另外，进行体育活动时，对于棒球或足球等各种球类的熟能生巧就是借助小脑的学习结果。

　　我们即使闭上眼睛，食指还是可以毫无困难地碰到鼻尖，这靠的就是小脑的运作。万一小脑有了障碍，就无法完成这个动作。相对于大脑而言，小脑显得很小，重量约130克，只是大脑的1/10。

　　小脑中的神经细胞的数量多达1000亿个以上，是大脑皮质神经细胞的4倍。而且小脑皮质只有薄薄的0.5毫米，是大脑皮质的1/6~1/5；表面积为800平方厘米，是大脑皮质表面积的1/3。小脑的表面也有褶皱，远比大脑皮质的细致。

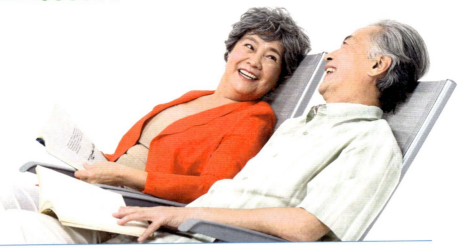

如何锻炼记忆能力

由于神经细胞的减少而出现"年纪大了记忆力就会衰退"的说法是片面的。一度记住的事情，被储存在连接数十亿神经细胞的称为突触的部位，而突触的数量随着脑的使用反而会越来越多。

虽然背诵或学习外语还是年轻人较为擅长，但是在理解之后记住的理论性记忆会随着年龄增长而得到发展的。只要努力使用头脑就能增强记忆力。相反，总不使用大脑就会衰退。

海马是记忆的"司令塔"。记忆分为短期记忆（如记电话号码，几分钟就会忘记）和能永远记住的长期记忆。位于脑下部的海马担负着从进入脑的信息中整理出应当转换为长期记忆的部分，并将其输送到大脑的"司令塔"的职责。长期记忆储存于大脑皮质的顶叶联合神经区与颞叶联合神经区之中。

疼痛是如何传达到脑的

由疼痛等刺激产生的信号，通过感觉神经传达到大脑皮质的感觉区域，在那里感知疼痛感。

脊髓是神经系统的重要组成部分，其活动受脑的控制。来自四肢和躯干的各种感觉冲动，通过脊髓的上行纤维束，包括传导浅感觉，即传导面部以外的痛觉、温度觉和粗触觉的脊髓丘脑束、传导本体感觉和精细触觉的薄束和楔束等，以及脊髓小脑束的小脑本体感觉径路。这些传导径路将各种感觉冲动传达到脑，进行高级综合分析。

精妙人体

知识链接：乙酰水杨酸和降压药对早老性痴呆症和中风的预防

美国科学家对5000名65岁以上的老人进行过问询性调查，询问他们服用些什么药物，并对他们的精神能力进行了测试。调查结果表明，止痛药和治疗风湿类的药品，特别是乙酰水杨酸能够把罹患早老性痴呆症的风险降低一半。但前提是必须在刚一出现痴呆的症状之前服药。

有研究表明，治疗高血压的药物也可帮助黑人防治痴呆和其他老年脑病，这项发现此前已用在白人身上。这项发现相当重要，由于遗传基因，高血压患者在黑人当中的比例高得出奇。有许多药能让人活得更长，但却没有什么药能保持人的记忆。现已证明，降压药可降低认知能力受损的危险，并减少中风、心肌梗死和晚期肾病的危险。

知识链接：降压药可用于延缓衰老减少出现认知损伤的危险

美国科学家指出，降压药可以延缓随着年龄增长而出现的身体衰老，因而有助于延长老年人身体健康的时间。血管紧张素转化酶（ACE）抑制剂通过抑制引起血管收缩的酶，达到预防高血压的效果。这种药物还有助于维持充血性心力衰竭患者的肌肉力量。科学家指出，这种药物可能对没有心脏问题的老年人也有帮助。此外，服用血管紧张素转化酶抑制剂，可以减少没有充血性心力衰竭的老年妇女的长期身体功能衰退。

对641名老年妇女进行研究之后，研究人员发现，与偶尔或根本不服用血管紧张转化酶抑制剂的老年妇女相比，经常服用肌肉萎缩慢，行走速度快。这批妇女的平均年龄是79岁。虽然这次研究仅限于妇女，但其他研究发现它对男性也有积极效果。

科学家调查了1900名65岁以上的黑人男女，这些人在研究开始时都没有表现出脑损伤的迹象，但2/3的人患有高血压。在2~5年后，研究人员再次对他们的认知能力损伤情况进行了检查。在最初的1900人当中，有288人5年后出现认知能力损伤。研究发现，那些在此期间服药控制血压的人，患脑病的可能性比其他人低38%。

人体存在兴奋神经吗

人在受到强烈的压力时，会产生愤怒、紧张、不安或不快的反应。这时由于体内控制脏器的神经（交感神经）受到了刺激，释放出了肾上腺素和去甲肾上腺素等神经介质造成的。人在兴奋时，会出现脉搏加快、心跳加速、血压升高、肌肉收缩、手和额头出汗等反应。

与意志无关地自动对体内脏器活动进行调节的神经就是自律神经。呼吸、脉搏、血压、体温、发汗、排尿、排便等都是经过自律神经调节的，人在睡眠时仍能维持生命活动就是自律神经的功劳。自律神经包括交感和副交感神经，与使身体紧张提高活动性的交感神经相对，副交感神经负责诱导肌体休息，两者作用相反，互相取得平衡作用于各器官。

何为显微外科

显微外科是一门操作技术，为了满足临床医疗、教学和科研发展需要大量的光学设备以及日新月异的显微器械。它在解剖学、组织学和生理学的基础上更深入地进行了研究，并与临床实践相合，相互促进、脱颖而出成为一个涉及多个学科的外科分支。

　　显微外科技术在颅脑外科的应用，极大地促进了外科学的发展。从游离的大网膜移植修复头皮、颅骨、硬脑膜的大面积缺损，颅内外的血管搭桥到颅内肿瘤的摘除和颅内血管畸形手术，都应用了精细、准确、无创伤的显微外科技术。显微外科手术大大降低了死亡率，减少了复发率，从而明显地提高了疗效，这是以往的传统的神经外科所不能比拟的。

泌尿系统

　　人体的排尿功能由肾脏、输尿管、膀胱和尿道执行。这些器官共同构成泌尿系统。其中，肾脏可泌尿，即形成尿液的器官，体内各种废物和多余的水分经过血流进入肾脏，在肾内经过复杂的滤过和加工处理过程形成尿液；输尿管是将肾脏形成的尿液送往膀胱的器官；膀胱是暂时储存尿液的器官；尿道主要是将储存于膀胱内的尿液排出体外的器官。肾脏每时每刻都在形成尿液，但在正常情况下，人并非时时都要排尿，而是呈间歇性的。这是因为，肾脏形成的尿液暂时储存于肾脏内的储尿单元，即肾盏和肾盂，当蓄积到一定的量时才经输尿管送往膀胱。而膀胱又是一个有一定容积的囊状器官，能容纳350~500毫升的尿液。当肾内的尿液间歇性地到达膀胱后，需要逐渐积累到膀胱的最大容量，才产生尿意，进而排尿。所以，在正常情况下，成人一昼夜只排尿3~5次。

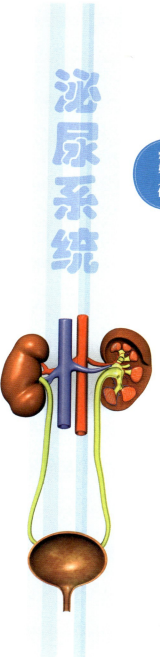

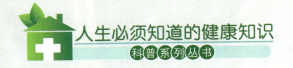

一天的尿量是多少

尿量随着年龄、食物、环境等因素变化，健康的成人一般1次排尿约300毫升，1日排尿5次左右。尿大部分为水分，还包括尿素、钠、氯、钾、氨等成分。

身体中一个一个的细胞，重复着吸收营养、氧和水分（摄取），之后将不需要的物质作为尿排出体外（排泄）的活动。不仅是营养不足的时候，若排泄机能不全也会对生命产生重大影响。

若不能排尿，身体中的废弃物就会堆积，有害物质增加，最终甚至能侵害脑神经导致意识不清，连呼吸等支撑生命的基本生理机能都会停止。顺畅地排尿，或者说维持正常排泄是很重要的。

泌尿器官是指将肌体不需要的废物排出体外的一系列器官。在肾脏，废弃物从血液中滤过，排出来成为尿，有用的物质还能再次被吸收进去。输尿管将尿输送至膀胱，膀胱则负责储存尿液，之后经尿道排出体外。尿液积存到150毫升左右时，膀胱内的压力上升，就会有尿意，但仍可忍住。如果超过300毫升，内压急速上升，可就到了不得不解决的地步。

肾脏有什么作用

肾脏除了能调整体液的成分，还能将肌体保持在弱碱性的状态中，是维持生命必不可少的器官。

肾动脉每分钟将800~1000毫升的血液输送至双侧肾脏。对这些血液进行过滤处理的是肾小球（肾小体）与肾小管组成的肾单位。左右两肾有近200万组肾单位，平日工作的有10万~20万组。肾动脉进入肾单位后形成了微细的毛细血管束（肾小球）。从血管壁滤出的血液再经过肾小球的滤过后，只有红细胞等血液成分与蛋白质留在血液中，而剩余的含有微量固体成分（如矿物质、葡萄糖、氨基酸等）的水

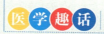

分,则进入肾小管。这部分的水分为原尿,是形成尿的基础。

原尿在通过肾小管的时候基本都被再吸收了,剩余的水分、废弃物等进入了集合管,在这里对液体浓度进行再调整之后形成尿,经肾盏、肾盂和输尿管进入膀胱。原尿只有1%左右成为尿,所以1天产生的160升原尿,也只能排泄出1.5升尿。

肾小管的再吸收机能包括:由接近肾小球的部分(近端小管)吸收水分、葡萄糖、氨基酸、氯等;由集合管附近的部分(远端小管)吸收水分、钠、氯,同时还能分泌钾和氢。经过肾小管的再吸收与分泌,能维持身体日常需要的水分和必需成分(矿物质等)的量与平衡度。

精妙人体

若一直憋尿会怎样

如果总是忍耐强烈的尿意不进行排泄,就会出现以下疾病,对膀胱、肾脏和血压都会产生不良影响。具体表现在以下几个方面:

(1)增加尿道外周括约肌的负担,肌肉对尿意的刺激反应会变迟钝,排尿后会存在不协调感和残尿感。

(2)若膀胱持续扩张,即使给予轻微的刺激或腹压就有可能出现尿失禁。

(3)由于副交感神经紧张而使血压升高,并且会伴随有心悸、冷汗和不快的感觉。

(4)若习惯于忍耐,就容易产生结石,也容易因尿中细菌的增殖诱发膀胱炎。

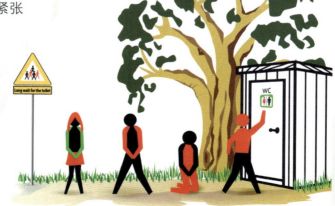

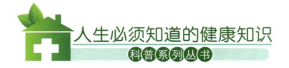

如何完成排尿过程

尿路是指肾盂—输尿管—膀胱—尿道的排尿路径。膀胱极具收缩力，最多能储存600毫升左右的尿液。

膀胱内的尿液若超过300毫升，这个信息就会传达到控制排尿的排尿中枢（腰髓和骶髓）。这时中枢就会对膀胱括约肌发出指令，准备将尿排出，但在这个阶段还没有开始排尿。实际上控制尿路开合进行排尿的是尿道括约肌，当大脑感知到尿意之后发出命令（判断是否需要进行排尿）给尿道括约肌后，它就会松弛并开始排尿。

盐分影响血压的原理是什么

若摄入盐分（氯化钠）过多使体内的钠增加，就会提高下丘脑神经核和交感神经的反应，从而使血压升高。并且，由于口渴而增加了饮水量，血液中的水分也增多，这会使动脉的压力（血压）上升。高血压的诱因，除此之外还有体质、年龄增加、动脉硬化、肥胖、压力和寒冷等。

肾脏具有调节血压的重要作用。肾脏不仅能分泌收缩扩张血管的物质，还有更为重要的功能，即能通过控制血液盐分的量来在一定范围内实现血压与血液成分（特别是电解质）的平衡。肾脏若出现疾病，血压的调节机能就会减低使血压升高（肾性高血压）。

若血压减低，输送到肾脏的血液减少，肾脏就会分泌叫作肾素的酶，它能分解血液中的蛋白质成为血管紧张素Ⅱ。其能加快心跳、收缩全身血管达到升高血压的作用。这个物质还能刺激肾上腺分泌促进钠再吸收的醛固酮激素，使血液的盐浓度升高。这样，由于渗透压原理，血液量会逐渐增加，由此来协助血压的上升。相反，若输送至肾脏的血液增加，激肽释放酶和前列腺素等物质就会发生作用，扩张血管，降低血压。

生殖系统

男性生殖系统组成

男性生殖系统由内生殖器和外生殖器两部分组成。

内生殖器包括：①生殖腺：即睾丸，能产生男性生殖细胞——精子及分泌男性激素，维持男性第二性征。②输送管道：将睾丸产生的精子先储存于附睾内，当射精时经输精管、射精管和尿道排出体外。③附属腺体：包括前列腺、精囊腺及尿道球腺，它们所分泌的液体参与组成精液，供给精子的营养并有利于精子的活动。

外生殖器包括：阴囊和阴茎，前者内含睾丸和附睾，后者是男性交接器官。青春期不仅表现在性成熟方面，同时又是决定人一生的性格、体质、心理和智力发育的关键时刻。此时，身体和心理虽接近成人，但与成人相比，还不够成熟，缺乏经验，常常是勇敢伴随着鲁莽，容易受环境中各种因素的影响，也容易发生意外，有许多心理学家称这个时期是"危险时期"。因此，家长、教师和整个社会都要特别关心青少年在这个阶段心理上的变化，并给予正确指导。

精妙人体

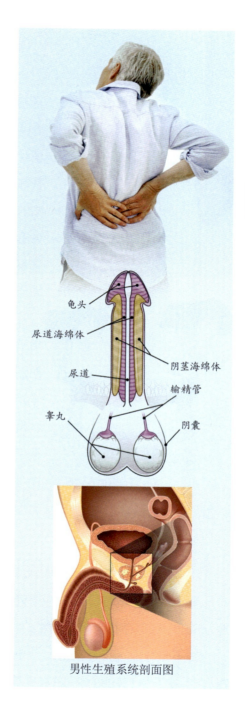

龟头
尿道海绵体
尿道
睾丸
阴茎海绵体
输精管
阴囊

男性生殖系统剖面图

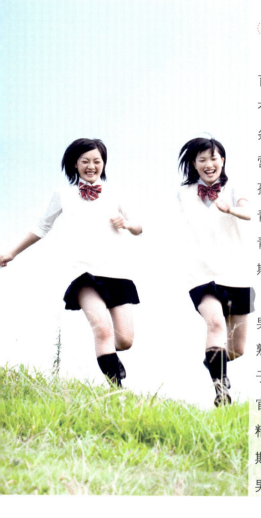

什么是青春期发育

青春期发育的起动年龄、发育速度、成熟及发育程度均有明显的个体差异。它与家族性和遗传性有关，并且健康和营养状况也是重要的条件。一般条件下，健康和良好的营养，能促进青春期发育，而营养不良、患有慢性疾病，往往使青春期推迟。但男孩若在9岁之前出现第二性征或在14岁前缺乏任何青春期象征，均为性发育异常，前者称早熟，后者为青春期延迟。但有些差异是生理允许范围，如青春期年龄提前或推迟2年均属正常。

男性性成熟后，每时每刻都在产生精子，成年男子每个月估计能产生几十亿个精子，而女性性成熟后，每隔28天左右，一般只能成熟并排出一个卵子。因此，精子的产生与成熟无周期性，一旦生殖器官发育成熟，就会持续不断地产生精子。男性产生精子的时间可持续到70~80岁；而女性排卵是有周期性的，卵巢排卵功能仅能维持到50岁左右，所以男性更年期较女性更年期晚10~20年。

精子是最小的细胞吗

精子从精巢（睾丸）产生，1毫升的精液中含有5000万~1亿个精子。1次射精量为1.5毫升，数值存在个体差异性。

精子分为头、颈、尾3部分。头部是细胞核，男人的遗传信息以DNA的形式储存在其中。在顶体（头部的前端）具有精子钻入卵细胞时溶解其表面的酶。

精子颈部的螺旋状的线粒体，能够吸收、分解精液中的糖分，并转化成为驱动鞭毛运动的能量。精子借由尾部的鞭毛的回转运动前进。精子在接触到卵子后，只有头部留在卵子里，与受精无关的颈与尾被切开分离。

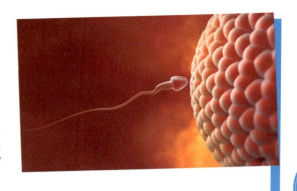

精巢位于阴囊之中，其中包含着200~300个被互相隔离的小房间（睾丸小叶）。在小叶中曲折收纳着100根以上的细小管道（曲细精管）。精子在这些精曲小管中产生，随后被运送至附睾。

女性生殖系统组成

女性生殖器包括两部分。一是位于盆腔的内生殖器，二是位于体外的外生殖器（又称女外阴）。

内生殖器由生殖腺、输送管道及附属腺体组成。女性生殖腺（即卵巢）位于盆腔入口的侧边，是成对的器官，它能产生女性生殖细胞——卵子和分泌女性激素。卵子若能与精子结合，就能产生一个新个体，女性激素能调节女性生殖活动，并维持女性的第二性征，输送管道是运送生殖细胞的器官，包括输卵管、子宫和阴道。输卵管也是成对的，它一端开口于腹膜腔，另一端开口于子宫，是精子和卵子相遇受精的部位。子宫是单一器官，位于盆腔中央。子宫由内膜、平滑肌和外膜构成。内膜呈周期性变化，每月脱落而出血一次，称月经。如卵子受精，则内膜不脱落，受精卵种植在子宫内膜内，发育成胎儿直至娩出。阴道是女性交接器官，也是排出月经及胎儿娩出的通道。阴道富于伸展性，下端的开口称阴道口，开口于阴道前庭。附属腺体，主要是前庭大腺，豌豆大小，位于阴道口两侧，分泌物有润滑阴道的作用。

外生殖器：包括阴阜，大、小阴唇，阴蒂及阴道前庭等。

精妙人体

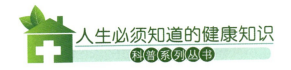

卵子是哪里产生的

卵子是由女性性腺卵巢产生的。卵巢的主要功能除分泌女性必需的性激素外，就是产生卵子。

女性的卵巢内有约20万个卵泡，其中一部分会定期成熟释放出卵子。卵子是最大的细胞，直径有0.1~0.2毫米，中央有被透明的膜包裹着的卵黄与核，呈颗粒状的细胞围绕在周围。

卵巢像从子宫跃出一般，是位于两侧的袋状器官，大小如同大拇指一般。它在产生并释放卵子的同时，还能分泌促进卵泡成熟与卵子形成的卵泡激素（雌激素）与黄体激素（黄体酮）。由成熟卵泡排出的卵子，被输卵管前端名为输卵管伞的张开

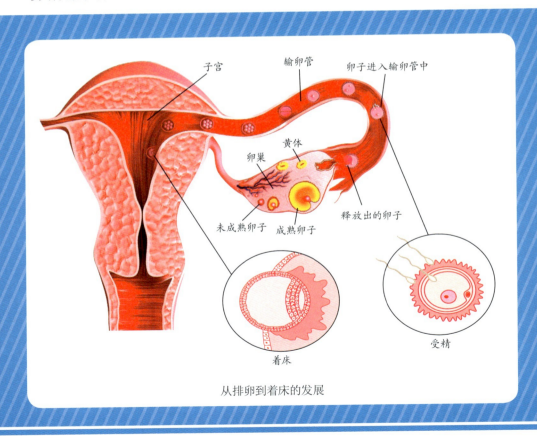

从排卵到着床的发展

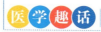

如喇叭形状的触手"捡拾"起来，送到输卵管壶腹，在性交后与进入的精子相结合。

一个卵子排出后约可存活48小时，在这48小时内等待着与精子相遇、结合。若卵子排出后由于多种原因不能与精子相遇形成受精卵，便在48~72小时后自然死亡。

从胎儿时期开始，卵巢就拥有数百万个即将发育为卵子的原始生殖细胞，经过原始卵泡，卵原细胞和卵母细胞的成熟过程数量也不断减少。当进入青春期后，卵母细胞在卵泡内分裂出次级卵母细胞，次级卵母细胞经过减数分裂后产生拥有23对染色体的卵子。

受精是如何发生的

在生存竞争中获得胜利的唯一的精子与卵子在输卵管相会并结合的一瞬间（受精），新的生命就诞生了。

一次射精释放的精子约有3亿个。它们从子宫口向输卵管以每分钟2~3毫米的速度运动着，但因为阴道与宫颈的黏液及子宫内的白细胞会导致大部分精子的死亡，能到达输卵管内卵子附近的只有不到100个。另外，一生中被成熟卵泡排出的幸运的卵子只有400~500个，平均4星期才排出1个。

被排出的卵子在输卵管壶腹部等待着精子。接触到卵子的精子群能够协力用顶体的酶溶解卵子的外壁，但当唯一幸运的精子进入卵子后，细胞壁的保护膜就会硬化，将其他的精子驱除在外。当卵子与精子的细胞核相互融合后，受精过程就结束了。

受精卵形成后会立刻分裂（卵裂），逆着精子到达输卵管的路线行进，在受精后1周左右落到子宫内膜上（着床）。着床成功需要作为温床的子宫内膜肥厚、营养环境良好。为其做好准备的是排卵后卵巢分泌出的黄体激素（黄体酮）。

这样妊娠就成功了，新的生命被孕育出来。

精妙人体

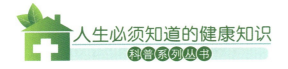
脐带为什么很重要

　　将母亲的胎盘与胎儿连接到一起的是脐带，并且含有母体营养和氧的血液通过脐带输送至胎儿，同时将胎儿排泄的二氧化碳与废弃物运输回母体。

　　随着在子宫内膜着床的受精卵逐渐发育，表面会被富含血管的微细的毛（绒毛膜）覆盖住。绒毛能够伸展至子宫内膜的内部摄取营养，促进受精卵分裂成熟，在着床后8周时绒毛膜成为贴着子宫壁的胎盘。

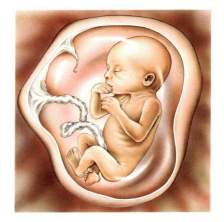

胎盘是具有呼吸、摄取营养、排泄器官职能的维持胎儿生命的装置，在妊娠末期重量能达到500克，直径有15~20厘米。

　　受精卵经过不断分裂成熟，在受精后8周前为胚胎，9周以后就被称为胎儿了。在妊娠40周左右出生。

　　知识链接：人工授精与试管婴儿

　　人工授精、体外授精和无性生殖是当代3种基本的生殖技术。人工授精可以解决丈夫不育症所引起的难题。现在世界上有不少国家有了精子库。体外授精是用人工方法在人体外将精子和卵子放在含有特定营养液中受精，发育到前胚阶段移植到母体子宫内，让其继续发育直至分娩。早在100多年前，人们就在哺乳动物试验中对此做过探索性的研究。1978年7月25日，英国生理学家爱德华和外科医生斯蒂普托联手用人卵母细胞体外授精，成功地创造了世界首例"试管婴儿"——路易丝·布朗。"试管婴儿"一诞生就引起了世界科学界的轰动，甚至被称为人类生殖技术的一大创举，也为治疗不孕不育症开辟了新的途径。罗伯特·爱德华兹因此获得2010年诺贝尔生理学或医学奖。到20世纪90年代初期，全世界已有1万多名试管婴儿来到了人间。现在的试管婴儿还是在母亲的子宫中发育成长起来的。据不少科学家预测，胎儿整个发育时期都在试管中进行的真正的试管婴儿或许在不久的将来就能实现。

精妙人体

运动系统

人体由许多的骨骼所组成，体重的20%是骨头的重量。骨骼除支撑身体之外，还负责保护脏器，并储存钙质及磷。一般人会将骨头比喻为钢筋，不过这样的比喻是不恰当的。因为人类的骨头在有生之年都能不断地进行新陈代谢。

新生儿有约350块骨头，会随着成长逐渐减少。数量之所以会减少，是由于一部分骨头愈合的缘故。如骨盆的髋骨，原本是肠骨、趾骨、坐骨3块独立的骨头，后来愈合而成髋骨。男性18岁、女性16岁时有的骨头就会完全融合，最终形成206块骨头。

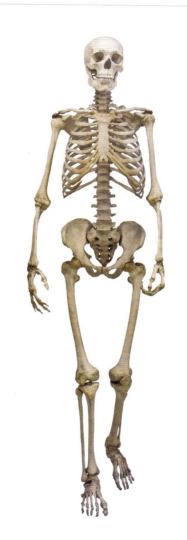

骨的作用和分类

骨头不仅是形成人形态的支架，还能保护脑、内脏等容易受伤的组织，它是由肌肉和关节的联动而产生运动的。

在全身206块骨头中，头盖骨有29块，脊柱26块，肋骨、胸骨25块，肩、腕、手64块，骨盆、耻骨、腿、脚62块。

另外，按骨的形状，能分成长骨（胳膊、腿等较长的骨头）、短骨（手脚指头等较短的骨头）、扁平骨（头盖骨等板状骨头）、含气骨（上颌骨等有空洞的骨头）、混合骨（顶骨等扁平又有空洞的骨头）等5种。

人体共有多少关节呢

关节是骨与骨相互连接的构件，具有润滑身体运动的作用。它分成能自由活动的可动关节、只能部分运动的半关节（脊椎和骨盆）、完全不能动的不动关节（头盖骨）这3种。关节还能根据形态分成球窝关节、椭圆关节、鞍形关节、杵臼关节、车轴关节和平面关节。

在头部的颅骨中只有下颌骨与颞骨之间有关节存在，参与咀嚼运动，在两侧中耳内的3个听小骨之间也形成关节。躯干的关节最多，位于椎骨、骶骨、尾骨、胸骨和肋骨之间。通过这些骨的连结形成了胸廓和脊柱。胸廓除有保护胸腔脏器的功能外，还通过肋骨的上提和下降，改变胸腔容积，在呼吸上起重要作用。脊柱作为一个整体，如同一条骨链，可进行多种运动，并构成人体的中轴。四肢的关节也很多，在上肢，大部分集中在手上；在下肢，大部分集中在脚上。上、下肢的关节，从对应部位来看，颇有相似之处，因为上肢本来就是人类在长期进化过程中解放出来的，故其关节比较精巧灵活，而下肢却稳固粗壮。在内脏器官上存在关节的只有喉一家。喉的关节位于软骨之间，十分小巧玲珑，运动时能调节呼吸和发音。

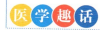

综上所述，人体全身关节共有223个，人体的各种运动，都是通过这些关节的角度变化或位置移动实现的。

骨头是怎样长粗的呢

孩子从出生到长大成人，骨骼不断发育，身材逐渐增高。那么，骨头是如何长粗的？这要从骨化过程谈起。以四肢的长骨（如大腿的股骨）为例，出生前为软骨，出生时，先后出现3个骨化中心，一个位于骨的中部，两个位于上、下端，随着生长发育，骨化区从骨化中心向四周扩展，以致骨化中心之间的软骨区逐渐缩小。最后，只在骨干和骨骺（骨的两端）交接处留下一板状软骨区，称为骺板，骺板软骨继续保持增殖能力，形成的软骨不断骨化，使骨的长度不断增加。至青春期前后，骺板软骨失去增殖能力，骨干与骨骺完全结合，只留下一条骺板的遗迹，称为骺线。此时骨的长度就再不能增加了。

长骨在生长过程中，也在渐渐增粗。这是由于骨干周围的软骨膜细胞分化为成骨细胞，产生骨质，不断骨化所致，故使骨的直径不断增加。生长发育完成后，骨外膜仍保持造骨的潜力，故在骨折后必须保持骨膜的完整性，以利再生和修复。

骨组织在形成过程中，同时也在不断受到破坏，要不然骨就变成一个又粗又重的柱子了，不仅妨碍美观，而且活动不便。由于成骨和破骨过程同时进行，使长骨成为中空的管状（其中的内腔就是骨髓腔）。这样，既满足了骨的保护、支持和运动功能的需要，又符合经济实惠的原则。

血液是从骨头中产生的吗

新生儿时期，全身的骨髓都可以造血，成年后就只有胸骨、肋骨、骨盆和脊椎等处的骨骼可以造血了。每天约产生2000亿个红细胞、白细胞与血小板，以红细胞为

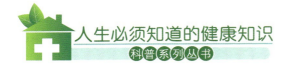
主。具有免疫功能的淋巴细胞是白细胞的一种。

骨骼的成分主要是钙与磷等无机物质,但有约1/3是有机物质。因此,氧及营养的补给是必需的。骨内部是空洞,这种构造既轻巧柔软又难以折断。空洞中充满了骨髓(造血的基地)。

骨骼除造血机能之外,还有储存钙与磷的功能,特别是钙质有99%都存在于骨骼中,当血液中钙质不足的时候,就能够从骨骼处进行补给。骨髓分为可以造血的红色的骨髓,以及随着年龄增长,失去造血机能后摄入了脂肪的黄色骨髓。红骨髓首先制造作为造血干细胞的芽细胞,之后再分化成为红细胞、白细胞与血小板,生成血液通过毛细血管输送至全身。

骨头真的能够更新吗

骨骼每天都在进行着新骨换旧骨的活动,与血液和皮肤一样,存在着新陈代谢(骨代谢)。经过10年左右,身体的骨骼就能全部替换一次。这种世代交替的系统,无论是幼儿还是老年人都是一样的。

骨骼中有制造骨的成骨细胞,与溶解破坏骨的破骨细胞。根据这两种细胞的机能有损伤的旧骨会被全部破坏,之后产生新的骨骼。由这种代谢的循环,将骨骼量维持在一定水平上。

骨有两种成长方式:第一种,位于骨两端的干骺端软骨可以增殖,向着纵向成长。第二种,骨膜生成的成骨细胞增殖成为骨,横向变粗成长。根据成长激素的指令,男性骨的发育在18~21岁,女性在16~18岁就会停止。

软骨是什么骨

软骨是在啫喱状的基质中包含的细胞富有弹性的骨骼,表面覆盖的膜是普通的膜。一般存在于关节、肋骨和胸骨的连接处,主要功能是缓冲传递到骨的冲击。与骨不同的是，它没有血管、淋巴管和神经，营养由渗透过来的间液（滑液）提供。

软骨分为透明软骨、弹性软骨和纤维软骨3种。并且，软骨存在于身体各处，如关节、肋骨端、气管、耳郭和半月板（膝关节内部半月形状的软骨组织）等，而胎儿的骨和近乎所有的骨骼的来源都是软骨。

人类为什么能用双脚行走

虽然人类能够直立行走取决于很多因素，但主要原因还是骨盆的形状。猴子的骨盆向长轴方向（上下）延伸生长，人类的骨盆则主要向横轴（左右）发育，形成碗或者桶的形状。因此，在站立的时候，骨盆能够承受上半身的重量；并且骨盆下股骨上黏附的臀大肌能维持左右的平衡，协助站立，这就使直立行走成为可能。

骨盆由位于腰部的骨骼构成，包括腰椎、骶骨与左右的髋骨（髂骨、耻骨和坐骨联合体）。如前所述，整体形状像一个碗，保护着内侧的肠、泌尿器官和生殖器等脏器。骨盆是男女差异最大的骨骼，由于女性的骨盆要孕育胎儿，所以形状上比较适应生产。

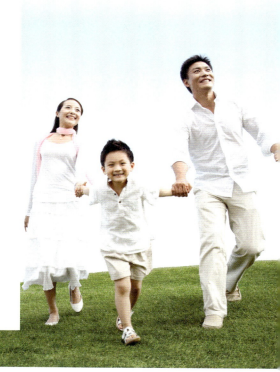

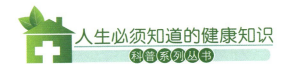
驱动身体的肌肉有哪些种类

　　肌肉由称为肌纤维的细胞构成。它分成3种，即驱动身体的骨骼肌、构成内脏器官壁的平滑肌与使心脏运动的心肌。骨骼肌能够借着收缩和松弛运动使身体活动起来。骨骼肌是附在骨头上的与骨头一起运动的肌肉；而心肌是让心脏跳动的肌肉，平滑肌则是内脏及血管的内壁肌肉。一般而言，肌肉是指骨骼肌。

　　人体中有名称的肌肉就有639块。最大的肌肉是臀大肌，最强韧的肌肉是咬碎食物时使用的咀嚼肌，最灵活的是眼球的肌肉。并且，仅仅是走路的动作就要动用到100种以上的肌肉。

　　若作为肌肉能源的葡萄糖缺乏，肝脏就会将其储存的糖原转化成葡萄糖提供出来，但同时也会产生乳酸。

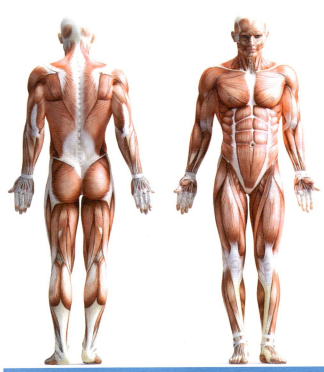

　　人体内各种肌肉负责各种不同的功能。肌肉中最长的是缝匠肌。缝匠肌是由腰部往膝盖延伸的肌肉，坐在椅子上跷二郎腿等情况会用到这块肌肉。缝匠肌长30~50厘米。最小的肌肉在耳朵里面。耳朵中有3种称为听小骨的小骨头，而其中镫骨是最小的骨头，这块骨头是由镫骨肌驱动的。镫骨肌是最小的肌肉，长为3~4毫米。

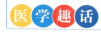

有人不能控制的肌肉吗

肌肉能分成根据我们意志活动的随意肌和不能根据我们意志活动的不随意肌。连接着骨骼、驱动身体的骨骼肌是随意肌。构成血管、内脏壁的平滑肌和活动心脏的心肌是不随意肌。平滑肌被自律神经及激素、心肌被自律神经自主控制着。骨骼肌与心肌的肌纤维上有条纹，所以被称为横纹肌。

人体共有大大小小400多种名称的骨骼肌，占体重的40%～50%。骨骼肌让身体产生行走、弯曲、伸展和提举等动作。骨骼肌附着在骨头的两侧，将关节夹住。一边的肌肉收缩，另一边的肌肉就会伸展，如此关节便可弯曲。人类的骨骼肌力量很强，每平方厘米产生0.05牛顿左右的力量；上下牙齿咬合的咬合肌，可产生的最大力量为98牛顿。将所有骨骼肌的力量相加，数字就大得不容小视了。

精妙人体

为什么有擅长和不擅长长距离行走的区别

骨骼肌有两种肌纤维。发挥持久力的是慢肌，发挥瞬间爆发力的是快肌。由于运输氧到慢肌的蛋白质很多，所以呈现出红色，又叫红肌；快肌没有这种特性，颜色发白，又叫白肌。两种肌肉互相混合，比例则依部位与人的不同而有所差异。比如股四头肌，短距离运动员快肌较多，而马拉松运动员则慢肌较多。

骨骼肌基本都是成对的。比如上臂的肌肉，位于骨外侧的肱二头肌与内侧的肱三头肌就是一对，一方放松（松弛），另一方就会缩短（收缩），这就产生了运动。

肌腱位于肌肉的两端，是将肌肉的收缩运动传递到骨及软骨的中介。它是富含胶原蛋白的具有弹性的组织，1厘米的肌腱能承受500千克的张力。身体中最大的肌腱，是胫骨后面的肌肉（腓肠肌）与脚跟（跟骨）之间的跟腱（阿基里斯腱）。

韧带在骨与关节之间，能控制关节运动，并具有包裹手脚中诸多肌腱、血管和神经的作用。

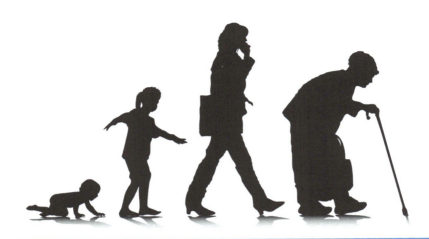

老年人容易骨质疏松吗

　　骨质疏松是指钙质等骨的主要成分减少,导致骨密度下降,容易引起骨折的疾病。随着年龄增加,性激素的分泌、维生素D的作用及钙的吸收都会衰退,构建新骨的能力就会减低。

　　导致骨质疏松的原因很多,钙的缺乏是被大家公认的因素。降钙素以及维生素D的不足也是很重要的原因。

　　骨质疏松症是老年人中的常见病、多发病。有资料统计,45岁以上的妇女,近1/3患有轻重不同的骨质疏松;而75岁以上的妇女,骨质疏松症的患病率高达90%以上。女性较容易患骨质疏松症是由于女性在闭经之后,性激素中的雌激素急速减少,所以比男性更容易患骨质疏松症。

椎间盘突出是什么样的疾病

　　贯穿背后中心部位的脊椎,并不是一整条骨头,而是由椎骨以复杂的形状堆叠而成的。构成脊椎的椎骨,由上而下为7块颈椎、12块胸椎、5块腰椎,上面与头骨相连,下面则是骶骨。脊椎支撑了大部分的体重,尤其是腰椎的部分负担最重。

椎间盘是椎骨与椎骨之间的软骨，起到缓冲垫一样的作用，能够吸收施加到脊椎上的力量。但是，若搬运过重的物品，或突然做弯腰动作，椎间盘就会裂开，其中啫喱状的髓核就会被挤压，这就会压迫到脊髓神经的神经根。因此会产生强烈的疼痛，甚至不能行动。一般多发于腰椎，但也常出现在颈椎。

一般来讲，体重为70千克的人仅仅向前屈体，施加到第3腰椎椎间盘的力量就能够达到150千克。若以这个姿势再搬运物资，压力能够超过200千克。从20岁左右椎间盘就开始老化。如果让老化的部位承受过重的负担，就会造成椎间盘坏死，并压迫神经，造成疼痛与麻痹，这就是椎间盘突出。

为什么会出现肩周炎

与肩部的肌肉强直、血流不顺畅导致的僵硬肩相对，肩周炎是由肩关节周围组织炎症造成的，全称为肩关节周围炎。出现肩周炎时肩关节的活动会不灵活，若勉强活动就会产生疼痛感。本病的发病年龄在50岁左右，女性发病率略高于男性，多见于体力劳动者。如得不到有效的治疗，就有可能严重影响肩关节的功能活动，妨碍日常生活。

驱动肩关节的回旋肌群的四组肌肉，附着在肱骨上称为回旋腱板的上面。若腱板出现裂缝或有钙质沉着，就会引发周围组织出现炎症。这样，肩部在运动时就会出现疼痛，并渐渐变得不能灵活转动。

一般来说，只要对症下药或使用温热疗法和运动疗法，即使不做手术也能痊愈。肩周炎的主要症状为以下3点：

（1）女性患者多于男性，左侧多于右侧，亦可两侧先后发病，且多为中老年人患病。

（2）逐渐出现肩部某一处疼痛，与动作、姿势有明显关系。

（3）体检时会有三角肌轻度萎缩、斜方肌痉挛的症状，岗上肌腱、肱二头肌长、短头肌腱及三角肌前、后缘均会有明显压痛。

精妙人体

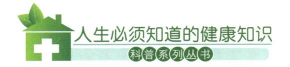
面部是如何做出表情的

表情肌有30种以上，它们复杂地互相缠绕在一起，能够组成各种表情。比如，在笑的时候就使用了十几种肌肉，愤怒的时候还需要用到更多的肌肉。并且，虽然表情肌属于能按照自身意志活动的随意肌，但是要被面神经控制着。面神经从左右脑干发出，经过内耳道、中耳道到达面部各处的肌肉。

寒冷的时候为什么会起"鸡皮疙瘩"

我们从头到脚，全部都被皮肤包覆着，皮肤可以说是人体最大的器官。将全身的皮肤展开来，成人平均为1.6平方米，其重量约占体重的10%。

皮肤有调节体温的作用。炎热的时候，汗腺分泌汗液，通过汗的蒸发来达到降温的目的。寒冷的时候，立毛肌收缩，将毛孔和汗腺堵住，这是为了防止热量从身体中散出。这时，皮肤表面的大量毛孔就会形成突起，这就是"鸡皮疙瘩"。

皮肤由外而内分为表皮、真皮及皮下组织3层结构。皮肤各层的厚度因身体部位不同而有所不同，而且也会因人而异，但基本的厚度为1~4毫米，容易受到刺激的手掌及脚掌，表皮层较厚。表皮层通常为0.1~0.3毫米。

皮肤是覆盖在身体表面的膜，富有弹性及防水性。在上面有各种感受器，在保护体内组织不受外界刺激的同时，还能调节体温并维持在一定水平上。

为什么剪指甲不疼

都说十指连心，但为什么我们在剪指甲的时候感觉不到疼痛呢？因为指甲里面没有神经。下面让我们再看看指甲的构造和临床意义吧。

指甲是皮肤细胞聚集起来角化之后形成的。它是由蛋白质之一的角蛋白构成的。它既能保护指尖，还能协助抓住物体与行走。另外，与触觉也有一定关系，若指甲缺失，指头的感觉性能就会受到大幅削减。指甲在肉眼看到的部分称为指甲，隐藏在皮肤里面的称为甲根，指甲的内侧称为甲床。根部的地方会制造出甲细胞，称为甲母。指甲会随着甲母细胞的分裂增生，向指尖推进。如果甲母受到严重的损伤，那就不会再长出指甲。指甲最主要作用是保护手指末端，其次参与形成触觉和调节外周体温。

指甲的颜色与形状可以作为衡量健康状态的指标。指甲下面行走着毛细血管，所以健康的指甲应该呈现出粉红色，但当缺氧或贫血时，指甲会变成紫色。另外，勺状甲可提示贫血和雷诺病，杵状甲出现则怀疑是否有心脏或肝脏的疾病。这就是说，有时候指甲可以透露一个人很多关于健康的秘密。

精妙人体

毛发有什么作用

人体全身的皮肤除了手掌、脚掌和嘴唇，都覆盖着毛发，其中最醒目的就是头发。毛发是表皮角质化的死去组织，因此修剪也不会感到疼痛。真正活着的组织只有毛发根部的地方，称之为毛囊的袋状膨胀物，里面的毛母细胞会分裂制造毛发。

刚出生的婴儿生长又细又短的产毛，但在发育的过程中会脱落，转换成为粗硬的硬毛。特别是头发、眉毛、睫毛、胡子、鼻毛和阴毛等都是密集的硬毛，能保护肌体不受外界刺激。

头发一般每平方厘米有120~240根，整个头平均为10万根。头发的直径约为0.08毫米。毛发一般1天生长0.3~0.5毫米，生长期为2~5年，衰退期为2~3周，静止期为3~4个月。平均1天会掉50~100根头发。

（本章编者：陈金宏、秦静、穆学涛、郭静、卜甜甜）

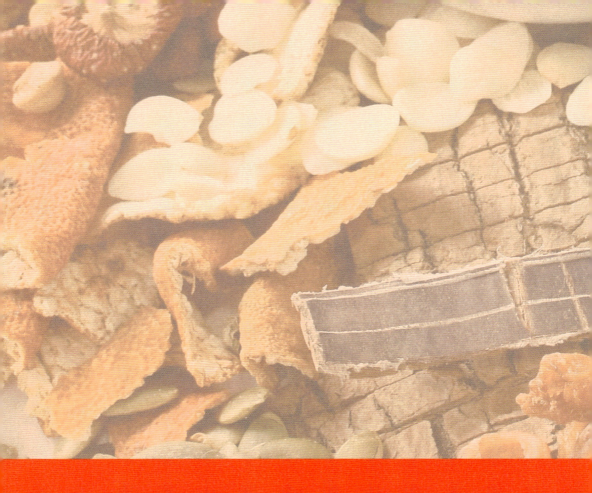

ZUGUO YIXUE

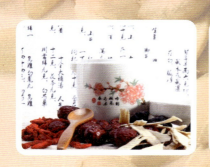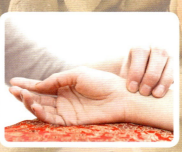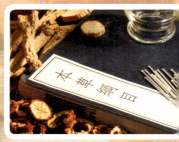

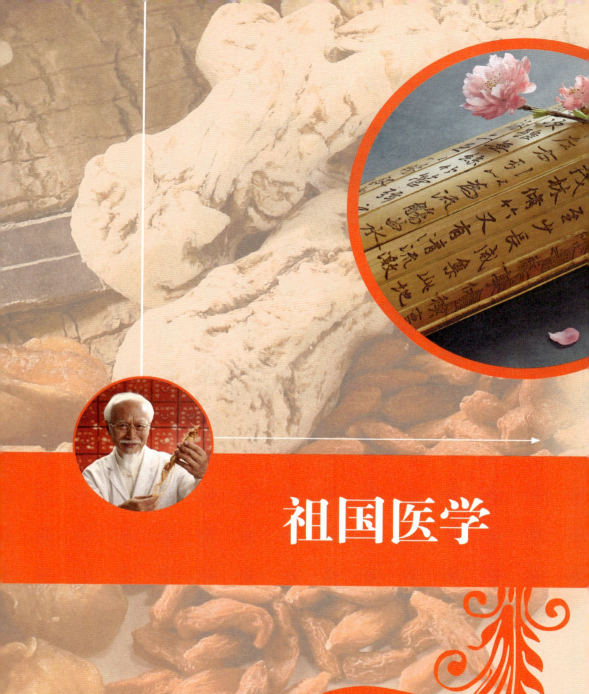

祖国医学

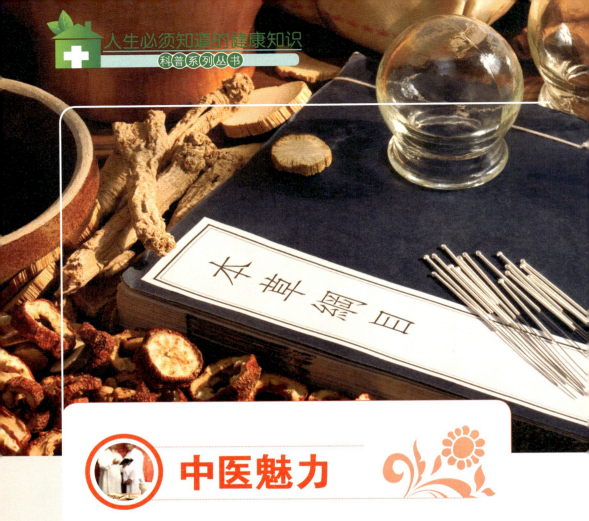

中医魅力

"中医"是个专用名词,这里的"中"字是为了区别"西医"的"西"字。因此,"中医"一般可指传统中国医学或中国医师。"中医魅力"将带您了解中医的起源、历史和一些基本观点。

什么是中医学

中医学发源于远古时期,它是以中国传统的社会历史文化为背景的医药体系,有别于近代从西方传入的西医学体系,故又称中国传统医学。中国传统医学是中医学和中药学的合称,其中,中医学是以传统医学理论与实践经验为主体,研究人类生命活动中健康与疾病转化规律及其预防、诊断、治疗、康复和保健的一门综合性科学。两者的基础理论是统一的，所以自古至今中医药学都是统一的医药体系。中医学起源和发展于中国地域，因此它具有如下特征：以中国古代哲学思想——气、阴阳、五行学说为认识论和方法论，以整体观为主导思想，以脏腑经络的生理和病理为基础，以辨证论治为临床医学的核心。

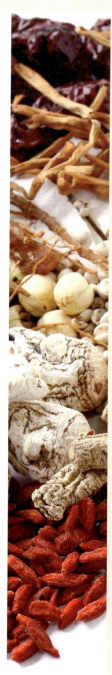

西汉开始有"中医"的说法。《易经》的阴阳学说，对后世的哲学、社会、堪舆、天文、地理、医学……都具有重要和直接的影响。因此，中国古代的医学理论认为，人体的阴阳保持中和才会取得平衡不会生病。若阴阳失衡，则疾病必来。中医大夫有"持中守一而医百病"的说法，意即身体若无阳燥，又不阴虚，一直保持中和之气，会百病全无。所以"尚中"和"中和"是中医之"中"的真正含义。

祖国医学

中医的起源

"医学史"是一门研究医学发展历史及其规律的科学。它以医学的发展演进为研究对象，不仅探究医学自身发展的特点和变化，更将医学置于政治、经济、文化的社会大环境中进行考察，探讨医学发展与不同社会文化背景的相互关系和影响。医学史是医学与史学的交叉学科，兼具自然科学和社会科学的双重属性。

几千年来，中医学在中国传统文化肥沃的土壤中茁壮成长。中国古代优秀的传统文化对中医学构建自己独特的思维方法和基础理论做出了重要的贡献。殷商以后，中国传统文化总体上属于人文文化的范畴，在中国传统文化的熏陶下孕育出的中医学也

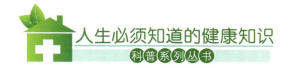

突出地表现出其强烈的人文性。在中国五千年的有文字可考的医学史中，东方文化的特色形成了中国独特的医学理论框架。

早在远古时代，我们的祖先在与大自然作斗争中就创造了原始医学。人们在寻找食物的过程中，发现某些食物能减轻或消除某些病症，这就是发现和应用中药的起源；在烘火取暖的基础上，发现用兽皮、树皮包上烧热的石块或沙土作局部取暖可消除某些病痛，通过反复实践和改进，逐渐产生了热熨法和灸法；在使用石器作为生产工具的过程中，发现人体某一部位受到刺伤后反能解除另一部位的病痛，从而创造了运用砭石、骨针治疗的方法，并在此基础上，逐渐发展为针刺疗法，进而形成了经络学说。

中医的理论来源和基础是什么

中医是以传统文化为底蕴。首先，中医主张天、地、人三位一体的整体观，天文、地理、人事是一个有机整体，天人合一，形神一体。人类生活在自然界和人类社会之中，人既有自然属性，又有社会属性。中医从人与自然、社会的关系中去认识生命、健康和疾病问题，重视自然、社会和心理因素的作用，形成了人（生物、心理）-自然-社会的整体医学模式。其次，人命至重、以人为本的医德观是强调人的主体地位，一切为了现实的、具体的人。基于这种人文精神，中医认为，"天覆地载，万物悉备，莫贵于人"；"人命至重，有贵千金"。把人的生命价值视为医学的出发点和归宿。再次，中医有阴阳协调、动静互涵的恒动观。人体是一个不断发生着升降出入的形气转化运动的机体。阴平阳秘，精神乃治，动静有常，互涵平衡，意味着健康。运动贯穿于生命过程的始终。中医非常重视用运动变化的观点来认识健康与疾病，指导防病治病、延年益寿。最后，未病先防、既病防变的防治观：中医主张"不治已病治未病"，与其治疗于有病之后，不如摄养于未病之先。这种预防为主的医学思想，是中国传统文化中防微杜渐的忧患意识的具体体现。

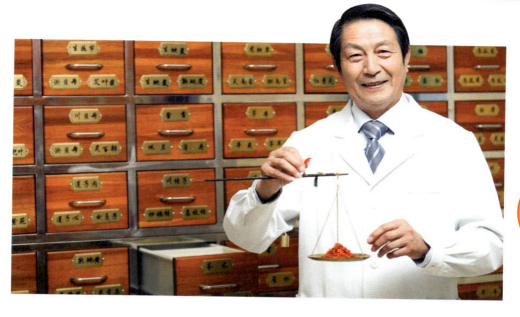

祖国医学

中医理论主要来源于对实践的总结，并在实践中不断得到充实和发展。早在两千多年前，中国现存最早的中医理论专著《黄帝内经》问世。该书系统总结了在此之前的治疗经验和医学理论，结合当时的自然科学成就，运用朴素的唯物论和辩证法思想，对人体的解剖、生理、病理以及疾病的诊断、治疗与预防，做了比较全面的阐述，初步奠定了中医学的理论基础。《难经》是一部与《黄帝内经》相媲美的古典医籍，成书于汉之前，相传系秦越人所著。其内容亦包括生理、病理、诊断、治疗等各方面，补充了《黄帝内经》之不足。

中医学有哪些特色与优势

中医学的特色和优势主要集中在以下几方面：整体观念——强调人体内部及人与自然的平衡和谐；以人为本——着眼于有病的人，而不局限于病；辨证论治——重视个体化诊疗及人体功能状态的判断与调整；形神统一——强调心理与生理、功能与结构、精神与形体的一致；早期干预——重视养生保健，未病先防；毒副作用小——强调地道药材及正确配伍与使用。

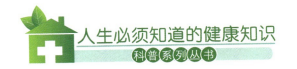
中医学值得重视的还有中医药临床经验及技术。比如针灸，是一种成本低而疗效显著的中医治疗技术。又如中医骨伤科手法治疗伤筋能把对患者的医源性损伤降低到最小。农村医生自采自种自制自用中草药治病的经验。这些真正"简、便、廉、验"，具有特殊优势的中医药临床经验与技术，起到了积极的作用。

中医的特色与优势是多方面的，比如方证相应，东汉张仲景的《伤寒论》，最鲜明的特点就是方证相应。又如病证结合，从两晋隋唐的中医文献看来，中医十分重视病的研究，既重证又重病。因此，今人必须深入进行中医医学史与中医古典文献的研究，对中医的关键科学问题进行系统的梳理，从方法学的层面真正继承中医学的科学内涵。

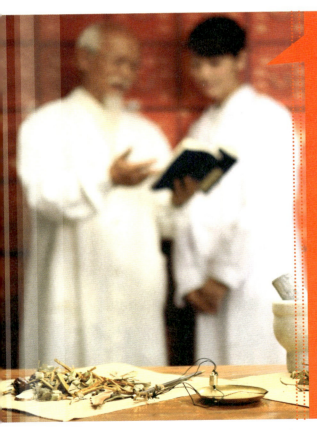

中医医德思想的源泉

以"仁"为核心的儒家伦理道德观念、以"兼爱"为核心的墨家道德原则，以及佛教"大慈大悲"、"普救众生"的教义，在中医药领域受到了高度的重视。

历史上医出于儒，医儒相通，"医乃仁术"。这与"仁者爱人"如出一辙，并说明医家与儒家有着共同的伦理道德观念和人文精神传统。《论语·颜渊》："樊迟问仁，子曰：爱人。"《素问·宝命全形论》："天复地载，万物悉备，莫贵于人。"《孝经》："天地之性人为贵。"孙思邈《千金要方·大医精诚》：

"人命至重，贵于千金。"这些充分表达出对人的生命、价值、权利的尊重和肯定。元代医学家朱丹溪云："士苟精一艺，以推及物之仁，虽不仕于时，犹仕也。"古代儒生与医生都有"惠民济世"的思想，都认为，以仁爱之心治理朝政，可平天下，以仁爱之心救助患者，则可将爱心传播到天下的百姓中，使家庭和睦，人伦有序，从而达到国家的长治久安。这种对人的生存、处境和幸福的关怀以及对人类理想社会的追求，在古代医家的观念中占据着重要的地位，治病、救人、济世三位一体，不可分割。如《灵枢·师传》："上以治民，下以治身，使百姓无病，上下和亲，德泽下流，子孙无忧，传于后世，无所终时。"《备急千金要方·诊候》："上医医国，中医医人，下医医病。"《本草纲目·序》："夫医之为道，君子用之以卫生，而推之以济世，故称仁术。"因此，虽然在相当长的历史时期，医生的社会地位并不高，但是强烈的社会责任感和自觉的敬业精神仍然促使大批优秀的知识分子投身医学事业，为黎民百姓的医疗、保健做出了卓越的贡献。

作为仁术，传统中医药特别强调医生个人的道德修养，甚至将医生的道德作为行医的首要条件。在《备急千金要方》中的《大医习业》和《大医精诚》中，孙思邈从业务技术和医德修养两方面对医生的职业道德进行了规范和要求，指出作为一名"大医"，必须"博极医源，精勤不倦"，要坚持不懈地刻苦钻研。同时，还应当身怀"救济之志"，其中说道："凡大医治病，必当安神定志，无欲无求，先发大慈恻隐之心，誓愿普救含灵之苦；若有疾厄来求者，不得问其贵贱贫富，长幼妍媸，怨亲善友，华夷愚智，普同一等，皆如至亲之想；亦不得瞻前顾后，自虑吉凶，护惜身命；见彼苦恼，若己有之，深心凄怆；勿避险峻，昼夜寒暑，饥渴疲劳，一心赴救。无作功夫形迹之心，如此可为苍生大医。"这集中体现了中国传统的伦理道德观念，不仅被后世的医家奉为圭臬，而且得到了社会各界的广泛认可，因而成为传统中医药伦理学思想的重要基础，直到今天仍然具有重要的现实意义。

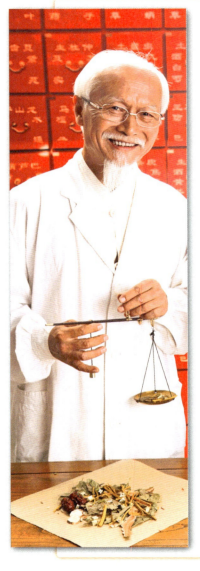

中医的研究方法是什么

人们在探索未知的自然规律时，总是要运用一定的研究方法。中医学强调整体恒动的观点，对偶统一格局式的多层次研究，这也是中医学独特的研究方法。任何一个医家都有着独特的学术思想和风格，并且都反映在其对偶统一的格局之中。如张仲景，为什么用药仅87味，制方不过113方，却形成了六经辨证的格局。清代名医叶天士在《临证指南医案》中使用次数最多的药物不过60味。60味药总用达13598次之多，病案中自制方达3002个，中成药171方。这些方剂与用药是采用药物性能、归经和气味来作为组合耦连而形成格局的，反映了他的学术风格。

中医传统研究方法包括比较和分类、归纳和演绎、分析和综合等常用方法，而尤其重视推理方法的运用。此外，诸如试错法（即通过偶然性认识而掌握必然性方法）、直观法（即直接观察、直接感知）、自我感知法（内视法、内景返观法）、时间序列分析法（包括时空观）、构成论方法等，都为促进中医发展起了一定作用。值得一提的是，中医的诊断和治疗强调整体观念，把人、病、症结合起来考虑，就是运用系统方法的范例。诸如藏象、气血、经络、阴阳五行等学说，既有丰富的辩证思想，也是系统方法的体现。

中医是怎样诊病的

中医诊病主要有望、闻、问、切4种方法，简称为"四诊"。人体的局部病变可以影响全身，内脏的病变可以从五官四肢体表反映出来。通过望、闻、问、切的方法可以诊察疾病在各个方面的症状,可以了解疾病的病因、性质和它的内在联系,从而为进一步的辨证论治提供依据。

望诊是医生用眼睛观察患者全身和局部神色、形态的变化。

通过大量的医疗实践,中医认识到人体的外部,特别是面部、舌质、舌苔与内在脏腑有密切关系。如果五脏六腑发生病变,就必然反映到体表。因此,通过望诊可以了解机体内部的病变。面部的不同色泽可以反映不同脏腑的病变。青、红、黄、白、黑五色,相应地配合肝、心、脾、肺、肾五脏。如出现脸色发青,可能是肝脏的病变;脸色发黄,可能是脾胃的病变。从人的形态也可以看出病情变化。肥胖的人容易出现阳气不足和"痰湿"停留的症状;消瘦的人容易出现阴血不足和阳盛火旺的症状。

闻诊是医生用耳朵来听患者的语言声息,用鼻子来嗅患者身上或者排泄物、分泌物的气味。这些对辨别病情的状态也很有价值。

问诊在中医临床上是很重要的。有关疾病发生的时间、原因、经过,过去得过什么病,患者病痛的部位,以及生活习惯、饮食嗜好等与疾病有关的情况,都要通过询问患者或家属才能了解。古代医生为了强调"问诊"的重要和概括"问诊"的主要内容,还编了一首"十问歌":

> 一问寒热二问汗,三问头身四问便,五问饮食六问胸,七聋八渴俱当辨,九问旧病十问因,再兼服药参机变。妇女尤必问经期,迟速闭崩皆可见。再添片语告儿科,天花麻疹全占验。

切诊的"切"是用手触摸患者身体的意思。医生用手指在患者身上的一定部位进行触摸或者按压以了解病情的变化,它包括切脉和按诊两个部分。按诊就是医生

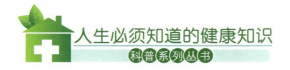
手按患者的胸腹和触摸患者其他部位的诊法。切脉，平常又叫"摸脉"。全身的脉络在人体内是一个密闭的管道系统，它四通八达，像网一样密布全身。在心气的推动下，血液在脉管里循环周身。所以，只要人体任何一个地方发生病变，就会影响气血的变化而从脉搏上显示出来。

中医切脉的方法有两种，一种叫遍诊法，就是触摸全身各处特定部位的动脉；另一种也是中医经常采用的，即寸口脉法。"寸口"在手腕后的桡动脉表浅部位，如果手指轻轻地摸着皮肤，就感到脉搏在跳动，好像木块漂在水面上一样，这叫浮脉。见到这种脉，一般是比较轻浅的外感病。如果重按才感到脉搏在跳动，这叫沉脉，一般是内在脏腑的病变。正常成年人的脉搏一般在每分钟70次左右，略微慢一点和快一点都不能算病态。如果成年人每分钟脉搏在90次以上，这是"数脉"，就得考虑是"热证"；脉搏每分钟不足60次，这是"迟脉"，就要考虑是"寒证"。"浮沉"的脉象可以辨别疾病的部位，迟数的脉象可以辨别疾病的性质。要辨别疾病的虚实，可以从脉搏是否有力来区分，比如实证的脉就有力，虚证的脉就无力。因为疾病经常是一个复杂的过程，所以脉象也是多样的。一般常见的脉象有28种之多，此外还有病情危险时才能看到的怪脉等。

望、闻、问、切四诊在观察疾病进行诊断的过程中，都有它们各自独特的作用，不能相互取代。但四种诊法又是一个统一的整体，在临床中必须把它们结合起来，这就是"四诊合参"。此外，由于疾病的表现非常复杂，很多时候疾病的本质和表现出来的现象是不相同的，这需要医生依靠经验判断，分清真假，认识到疾病的本质。

望闻
问
切

对古代医学的认识

　　原始社会中的图腾崇拜及氏族社会后期的祖先崇拜，发展到殷朝（公元前18世纪—公元前12世纪）奴隶制时，便成为具有一种神教本质的巫教。巫教崇拜"天帝"和祖先，并以祈祷和占卜的形式出现，因而殷代的医学基本上保留了巫医的形式。如传说中的第一部《汤液经》的作者伊尹，他便是当时很有权势的教主。尽管这时的医学带着很浓厚的宗教色彩，但对疾病的认识方面是有很大成就的。

　　殷朝的文字主要是用刀刻在铜器（青铜）、龟甲和兽骨上面的。据目前已经获得的甲骨文字材料，其中有头病、眼病、鼻病、耳病、口病、牙病、舌病、喉病、心病、胃病、手病、臂病、关节病、足病、趾病、骨病、瘤病、跌伤病、产妇病、小儿病和流行病等21种疾病的记载。从这些记载证明殷朝时候对疾病的认识，已经不是笼统的概念，而是按照生理的部位来定名了。

　　到了周朝（公元前1122年—公元前770年）对疾病的认识分析得更加细致，其中最主要的是把一年四个季节中多发性的流行病提出来了。如古书《周礼》记载的，一年四季都有流行性的疾病发生，春季里流行着感冒头痛病，夏季里流行着疥癣一类的皮肤病，秋季里流行着疟疾，冬季里流行着咳嗽气喘的病。这表明周代医者对疾病发生的规律有了初步的认识。

　　由于殷周时期具有对疾病的丰富知识，治疗方法亦有较大的进步。这还反映在《吕氏春秋》记载的伊尹疗疾病的原则。作者写到，如果能使人体不断地吸收新鲜的东西，排泄陈腐的东西，肌肤血脉就通畅无阻了，精神正气自然会逐渐增加，把病邪完全驱除掉，这样就可以使患者获得高龄。

　　据目前可以查考的文献记载，周朝使用的药物最少有100多种，如现在最常用的车前草、贝母、益母草、青蒿、黄芩、白芍、茅根、花椒、葛根、甘草和艾等。这些有疗效的药物由医师专门负责管理起来。

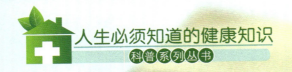
古代医事制度与分科起源

古代医事制度指的是中国古代医学行政管理、医学教育、分科及考核升迁等方面的组织机构与政令。其起源于周代，其后历代不断演进，唐宋时期逐渐完备，但至清代基本上相互因袭无重要变迁，其设置主要为宫廷及上层统治阶级服务，民间医药却无长久的管理制度。

周朝开始把医学主要分为4科：食医、疾医、疡医和兽医。食医是专管饮食卫生的，研究一年四季中不同的饮食口味的烹调；疾医相当于现在的内科医生，所有内科范围内的疾病都归他治疗；疡医治疗肿疡、溃疡和跌打损伤等，包括现在的外科和骨伤科；兽医专门治疗兽畜类的疾病。

周朝的医药卫生人员编制也是较完善的。医师的职位最高，由他领导四科的医生；医师下面设两个"上士"，就是一等一级医生；4个"下士"，就是一等三级医生；还有两个保管人员，当时称为"府"；两个办理文书的，当时称为"史"；还有"徒"20名，也就是办事员，这些都是卫生行政人员。四科的编制是：二级食医2名，二级内科医生8名，三级外科医生8名，三级兽医4名。

他们对医药卫生人员的要求也相当高，每个人员工资的多寡，基本是按照工作效率来评定。大概每年的年底进行一次成绩考核以增减薪俸，效率在100%的，拿上等薪，90%的评为第2等，80%的评为第3等，70%的评为第4等，60%的只能给以基本的待遇。

当时，人死了不仅要登记，还要由主治医生把治疗经过写出来报给医师备查。不仅对内外科医生要求严格，就是兽医的治疗效果也要上报，并作为年终考核的主要材料。

可见，周朝医学已有了相当大的发展，对繁荣民族文化科学起了很大的作用。

怎样认识医史文献在中医学中的作用

历经2000多年的中医学，在研究各科疾病、各种技术和各类方药上都有着十分丰富的积累，这些积累都深藏在大量的医药学文献之中。因此，要继承和发展中医学，真正有效的办法是从医史文献方面下功夫。

比如，对于疟疾，即便是在疟原虫没有被发现的情况下，中西医的诊断基本上是一致的，但治疗的方法有很多的不同。在治疗疟疾方面，现在医药界公认有效的一个新药就是青蒿素。这是通过发掘中医医史文献而得出来的，甚至它的许多技术环节都是通过文献研究来解决的。用青蒿治疗疟疾在中医古代文献中有着大量的记载，通过古代疟疾治疗史的研究，科研人员锁定青蒿作为抗疟新药研究对象。首先是进行本草发展史考证。从文献中发现，青蒿实际上有两个品种，一种是黄花蒿，另一种是青蒿，这两种植物是同一个科属的植物，外形很相像，但具有治疟疾效果的是黄花蒿。品种的确定是通过文献梳理得出来的。之后的研究又发现了新问题，即用黄花蒿自然生药治疗疟疾有效，而用一般的水提等方法提取出来的东西却反而没有治疗疟疾的效果。于是，又返回到文献研究中去，发现古代文献中关于青蒿的用法是用鲜药"绞汁服"，而不是入煎煮沸。科研人员从中得到启发，青蒿素被成功提取。所以青蒿素提取成功，实际上包含了疟疾治疗历史研究及本草文献梳理的工作在内。如果不进行疟疾治疗史的研究，目标集中不到青蒿上；如果不进行本草文献的梳理，确定药物成分与技术问题也难以解决。

中医学者必须在历史文献梳理方面下功夫，使医史文献能够充分地发挥作用。

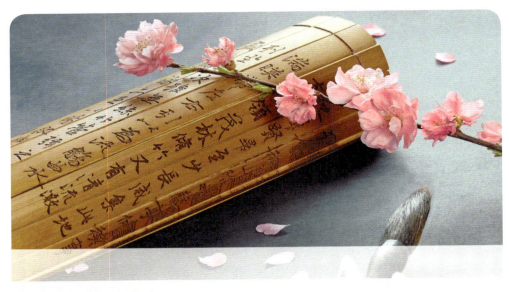

十大中医之祖

　　针灸之祖——黄帝。黄帝是传说中中原各族的共同领袖。现存《黄帝内经》即系托名黄帝与岐伯、雷公等讨论医学的著作。书中的治疗方法多用针刺，故对针刺的记载和论述亦特别详细，对腧穴和刺阖、刺禁等记录较详。

　　脉学介导者——扁鹊。扁鹊姓秦，名缓，字越人，战国时期郑（今河北任丘）人。传说，太子尸厥已死，而治之使太子复生；齐桓公未病，而知其后五日不起，名闻天下。他还被推崇为脉学的介导者。

　　外科之祖——华佗。华佗又名旉，字元化，后汉末沛国谯县（今安徽亳州）人。精于内科、外科、妇科、儿科和针灸科，对外科尤为擅长。对"肠胃积聚"等病，饮麻沸散，须臾便如醉，再行肠洗涤，缝腹摩膏，施行腹部手术。

　　医圣——张仲景。张仲景名机，东汉南阳涅阳县（今河南省邓州市穰东镇张寨村）人。相传曾任长沙太守，由于家乡伤寒流行，病死者很多，他便辞官不做，回到家乡救人。他的著作《伤寒杂病论》总结了汉代300多年的临床实践经验。由于对祖国医学的发展有重大贡献，后世尊他为"医圣"。

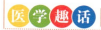

预防医学的介导者——葛洪。葛洪字稚川，自号抱朴子，晋朝丹阳郡句容（今江苏句容县）人。著有《肘后备急方》，书中最早记载一些传染病（如天花和恙虫病）症候及诊治。"天行发斑疮"是全世界最早有关天花的记载。

药王——孙思邈。孙思邈是唐朝京兆华原（今陕西省铜川市耀州区）人，他医德高尚，医术精湛。因治愈唐太宗、唐太后头痛病，宫廷要留他做御医，他扯谎采"长生不老药"献皇上，偷跑了。监视人谎报其采药时摔死，太宗封孙思邈为药王。

儿科之祖——钱乙。钱乙字仲阳，北宋东平郓州（今山东郓城县）人。著《小儿药证直诀》（3卷）。以脏腑病理学说立论，根据其虚实寒热而立法处方，比较系统地作出了儿科辨证论治的范例。

法医之祖——宋慈。宋慈是福建人。1247年，他总结宋代前法医方面的经验及他本人四任法官的心得，写成《洗冤集录》，是世界上最早的法医文献。

药圣——李时珍。李时珍字东璧，号濒湖山人，明朝蕲州（今湖北蕲春）人。他长期坚持上山采药，深入民间，参考历代医书900余种，经27年的艰苦研究，著成《本草纲目》，所载药物共1892种，被译为日、法、德、俄等国文字。

《医宗金鉴》总修官——吴谦。吴谦字六吉，清朝安徽歙县人。乾隆时为太医院院判。《医宗金鉴》是清代御制钦定的一部综合性医书，全书90卷；它是中国综合性中医医书最完善又最简要的一种。

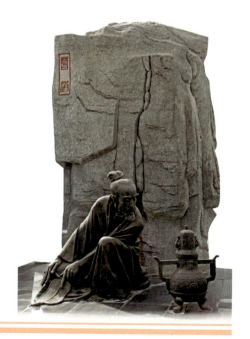

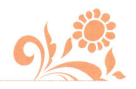

人生必须知道的健康知识
科普系列丛书

典故成语

在中医学悠久的发展过程中，曾流传下了许多有趣的成语与典故。这些带有时代印记和传奇色彩的成语，千百年来一直在民间广为传诵，至今仍是人们茶余饭后的美谈。

何为悬壶济世

据《后汉书》记载：古市中有一老翁卖药，悬一壶于市头。人们用他的药来治病，往往药到病除，十分有效。经过人们悄悄的观察，人们发现这个神奇的老人一到落市关门后，就自己跳到装药的葫芦中去。由此，人们就把"悬壶"作为行医的代称。其实，葫芦本身也是一味中药，其性味甘、淡、平，有利于水的通淋之功，可用于治疗水肿、黄疸、小便不利和腹满等症。因此，一些开业的医生就以葫芦为牌，表示开业的意思。人们根据其济世救人的特点，将开业行医者统称为"悬壶济世"之人。

岐黄之术是怎么来的

黄帝是中原各民族的共同祖先，姓姬，号轩辕氏。岐伯是传说中古代著名的医家，是黄帝的臣子。中国现存的最早的医书《黄帝内经》，汇集了古代医生的临床经验与理论知识，奠定了中医学的理论基础。这本书是成于战国时代的著名医学著作，托名黄帝与岐伯讨论医学，并以问答的形式写成。后人有感于这一有着巨大影响的医学名著，便将中医学称为"岐黄之道"、"岐黄之术"。

再世华佗是怎么回事

华佗是后汉时期的著名医者，他精通各科医术，尤其擅长的是外科，施针用药也十分有效。他一生行医各地，声名颇著。有一次他在出诊的途中，碰见有人家出殡，他看见棺材缝里流出来的血，还像活人血，凭着医家的本能，他判断棺材中人还未死亡，决定立即开棺救人。经过一番抢救，终于救活了棺材里的尚未死亡的休克产妇，被人们誉为"神医"。古典小说《三国演义》里还有华佗为曹操开头颅治疗其头风病的故事。后来华佗这一名字便成为了医术高超的代名词。人们在称赞某位医术高明的医生时，就会说："您真是再世华佗啊"！

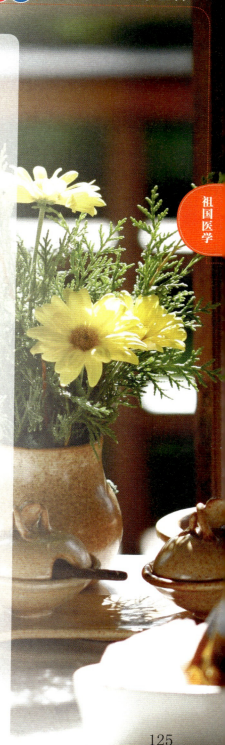

祖国医学

中药店为何称为"堂"

许多历史悠久的中药店都称作"堂"，比如北京的同仁堂、宁波的寿仁堂、长沙的九芝堂、沈阳的天益堂、贵阳的同济堂、济南的宏济堂，等等。这个典故是出自名医张仲景。张仲景医术高超，深受百姓好评。汉献帝建安年间，他被调任长沙太守，当时的长沙瘟疫横行，见到当地死人很多，他很痛心。工作之余，就在他的"办公室"接诊患者，自称"坐堂医生"，以表示自己为民治病的决心。后人为了学习这位名医的高尚品德，就沿用了这个名称，一些行医者也把自己的中药店称为"某某堂"，表示要像张仲景学习，不计名利，救死扶伤。

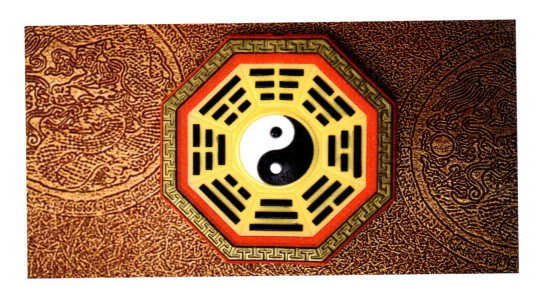

古代中医药的志徽——阴阳鱼是怎么来的

在古代，东西方的医药界都有不同的志徽。中医药用"阴阳鱼"，而欧洲一些国家则使用"蟠曲灵蛇"的神杖为帜。

阴阳鱼学名太极图，图案是黑白回互，中间以"S"曲线分割，两侧宛如两条颠倒的小鱼。在中国文化史上，太极图有5层太极图和阴阳鱼太极图两个系列。它是古人概括阴阳易理和认识世界的宇宙模型。太极图最外层圆圈为太极或无极，示意宇宙万物乃由元气化生并不断运动循环；圆内白鱼在左头向上为阳，黑鱼在右头在下为阴，阴阳鱼中又有小圈为鱼眼，展示阳中有阴，阴中有阳，左升右降；阴阳二鱼又以"S"形曲线为隔，寓示在负阴抱阳中，阴阳的平衡不是一刀切成的两半圆式的对称，也非天平式的平衡，而是变化的、此消彼长的阴阳均衡。此图在南宋时期就已定型。古代道家、丹家、医家乃至儒家都以太极图为志徽，因而雕刻在道观、丹房、经学图书和宋代以后孔庙的殿梁上。著名的丹麦物理学家玻尔于1937年访问中国时，太极图中对峙的两极的图像使他深深的震撼，他认识到他的互补性原理的渊源与中国哲学思想间的平行关系。从此，他对中国传统文化一直保持着浓厚的兴趣。当他

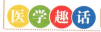

获得诺贝尔物理学奖后被封为爵士需要设置族徽时，他就选中了中国的太极图来表示对立互补关系，在图形上还亲笔签写了铭文。

中医药学以阴阳五行学说为理论基础，自然也就用了太极图为志徽，但在医药行业中多称为阴阳鱼。在医药书籍上常印有太极图，而在中药铺门两侧的招幌上，则是在一串膏药、丸药或磬下面挂条鱼，即以鱼谐音愈（治愈），又左右两鱼合二为一太极。但鱼是不闭眼睛的，这又寓意医生和药商，要像鱼一样，昼夜不闭眼睛，随时行医投药以服务于患者。把阴阳鱼和医德观念联系起来作为医药的志徽，就更有象征性了。

祖国医学

中医中的抓药是怎么来的

有了药方，就要到药店里去抓药。在药店里，人们可以看到司药人员把处方放在柜台上，到身后的药柜上一个格子一个格子的小抽屉里去抓药。

抓药有一段动听的传说：唐代药王孙思邈经常外出行医采药，无论走到哪里，只要有好的药材，他就不畏艰难和危险去采摘，或进入深山老林，或攀登悬崖绝壁，或穿越河川峡谷。因为采摘的药材很多，它们的性味功能又不相同，所以往往不能混杂在一起。为方便分类放置和使用，他就特意做了一个围身，在围身上缝制了许多小口袋，凡采到一种药材，就装到一个小口袋里，使用极其方便。

有一次，孙思邈行医路过一个小村庄，忽闻一阵狗叫，只见一妇女躺在地上，被狗咬伤。他就急忙从一个口袋里拿出一种药来，给这位妇女敷上，很快其伤口便不再流血了，疼痛也减轻了许多。其家人赶来，见此忙拜谢药王的救治之恩。药王走到哪里就行医治病到哪里，由于治病配伍用药的需要，他总是把药草从小口袋里一小撮一小撮的抓出来，所以就被人们称为"抓药"。

后来人们开药店，为了使众多药物不混杂，也便于分类取药，各店主也纷纷效仿药王的办法，将药店内的药柜制作成一个格子一个格子的小抽屉，小抽屉里再隔成三、四个方格，来储藏放置各种药材。在小抽屉的外边写上中药名称，以便记取。直至今日，患者到药店买药时，有的地方仍在叫"抓药"。

药锅为何称为"急销"

现在人们从药店抓回药后，就用药锅煎药。而在上古时代是没有药锅的。人们服用草药直接放在口中咬嚼吞咽。这种方法极不科学，又不卫生，口感不好，副作用也大。后来有了陶瓷器皿，人们才逐渐改用草药加水煎煮的方法，熬成汤后服用。据《史记》记载：汤液的创始者，是3000多年前商汤的宰相伊尹根据烹调方法，他由此及彼，"撰用神农本草以为汤液"，用当时的陶制盛具煎熬草药，第一次创制了汤液。

北方人习称药锅，南方人习称药罐，而在中国台湾、粤东和闽南地区，人们则把药罐称为"急销"。这与一个传说有关。

在宋仁宗景祐年间，闽南和台湾一带瘟疫流行，疫区人亡田荒，一片悲凉惨景。这时有位名叫吴本的名医，带领徒弟采药治病，救活了许多人，被海峡两岸

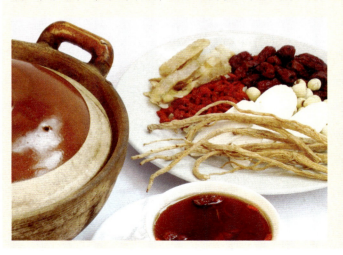

同胞尊称为救苦救难的"医灵真人"。当时患病的人太多，所用药具又太杂，质量低劣，规格不一，以致影响疗效，有的竟产生了副作用。为了改变这一状况，吴本急忙赶往粤东地区，选择厂家，研制模型，统一规格和质量标准，烧制了一批质量高、价格低的药罐投入市场，供老百姓使用。但当时老百姓闻药色变，忌讳"药罐"二字，临时又没有一个恰当的名字来代替。商人讲利润，急着要推销，眼下此物百姓正急着用，就急中生智，叫它"急销"，双方都图个吉利。就这样，"急销"就作为药罐的代名词，在中国台湾、粤东、闽南民间叫开了。

祖国医学

"面无人色"的出处

"面无人色"出自《史记·李将军列传》："会日暮，吏士皆无人色，而广意气自如。"

中国人面色微黄、红润而有光泽，如患病时色泽异常，即称为"病色"。过度疲劳、剧烈精神刺激、急性大出血、休克等可使面色苍白或呈青灰色。面色有白斑或白点，可见于肠道寄生虫病。

面呈黄色是由于胆红素在血浆内增多而使皮肤及黏膜变黄。如黄色鲜明为阳黄，多见于急性黄疸型肝炎、胆囊炎、胆石症等。黄色暗晦为阴黄，多见于慢性黄疸型肝炎，肝硬变、肝癌等。淡黄见于血虚，可见于脾胃虚寒和消化不良、肠道寄生虫病等。

面色青紫多由缺氧或血液循环障碍引起。常见于先天性心脏疾患，如二尖瓣狭窄、肺原性心脏病、先天性心脏病及各种原因引起的充血性心力衰竭；呼吸系统疾患，如支气管哮喘、肺气肿、肺梗死等。

面色棕黑多因色素异常沉着而使皮肤成棕黑色，可见于慢性肾上腺皮质功能不全、糖尿病、慢性肝炎、慢性砷中毒及黑色棘皮病等。在日常生活中，自己如发现面色异常，应及时到医院诊治。

由此可见，虽然"面无血色"有些夸张，但说明某人的病态还是恰当的。

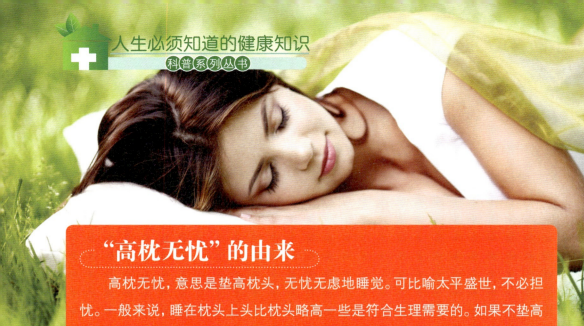

"高枕无忧"的由来

　　高枕无忧，意思是垫高枕头，无忧无虑地睡觉。可比喻太平盛世，不必担忧。一般来说，睡在枕头上头比枕头略高一些是符合生理需要的。如果不垫高枕头或者枕头过低，头就会过分后仰，颈前部皮肤和肌肉牵拉痉挛，容易造成"落枕"。同时，颈部肌肉被动性紧张，使大脑得不到很好的休息，影响睡眠效果。如果睡眠时枕头垫得过高，就会改变人体的生理曲线，尤其是颈椎。时间长了，引起颈椎损伤，骨质增生，压迫血管神经。清晨起床时，人就会感觉到颈部僵硬，头痛，头晕，肩臂和手指麻木，还容易引起咽干、咽痛等症状。如果是患有动脉硬化的老人，枕头垫得太高，颈部过于屈曲，会影响脑部血液循环，容易形成脑血栓。只有心脏功能不佳和哮喘的患者，高枕而卧，才能无忧。因为这样可以减少肺部郁血，减轻气急症状。

　　古人在《茶余客话》中早就指出："枕不可过高，高令肝缩；过下又令肺缩。"那么枕头以多高为好呢？一般以卧床时，头与躯体保持水平为宜。通常可用自己握拳的高度作为选择枕头的高度的标准，或者以自己一侧肩宽为标准。从生理角度来讲，以8~15厘米为好。这样，不仅睡起来舒坦自然，而且头部也可处在高于心脏的位置，胸部也随之抬高，下半身的血液回流心脏的速度减慢，大脑供血量相应减少，肺的呼吸也就顺畅了。再者，头部稍向前弯曲，颈部肌肉也可感到松弛舒适。此外，枕头的硬度也要适中。过硬，往往使头与枕头接触面小，会影响局部血液循环；过软，则难以达到一定的高度，睡起来不舒适。

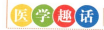
心正药自珍

书法家常言"心正则笔正"，中医的临证处方也有类似的说法。唐代诗人苏拯在《医心》诗中写道："古人医在心，心正药自珍；今人医在手，手滥药不神。"每一位医生所开的药方，都是他的学识、经验、品格及开处方时的心境的综合体现。处方有效与否，首先在于辨证，而辨证是否悉合病情，又取决于理论素养、学术水平。在医者的精心辨证后，立法、选方和议药，药物作用于人体，这才能对人产生较好的疗效、较少的副作用。医生在学识素养、实践经验都一定的情况下，开处方时的心境也是十分重要的。医生心境安详，则思考缜密，甚至可能发出"医者意也"的灵气，使之有特殊的疗效。

一张处方可以反映患者的病情，同时也能展示医者的性格。自信心不强的医生，多采用广博用药，总想多开上几味；处事小心翼翼的医生，处方多顾此顾彼，不偏不倚，攻补皆用，处方虽略有法度不显大错，但也难有捷效。医生的处方是要对患者负责的，既要如孙思邈所说"胆愈大心愈小，智欲圆行欲方"，又要敢用奇招重药，"借药物一性之偏以调吾身之盛衰"，主攻病所，以峻药收功。处方中除了选药合宜还要表现在药物的剂量上。同一药方，因剂量的差异疗效也不同。如果医生开处方时心境奇佳，则在临证思维中焕发创新，突破常规，出奇制胜，是所谓"思之思之，鬼神助之"。可谓医家心定，如有神助，患家福至。愿医生们都以最佳心境为患者诊病开方。

"不为良相，愿为良医"是谁说的

许多中医人常常提到："不为良相，愿为良医。"他把"医"与"相"并提，更使人觉得学医责任重大。据宋代吴曾的《能改斋漫录》卷十三《文正公愿为良医》记载：宋代名儒范仲淹，有一次到祠堂求签，问以后能否当宰相，签字表明不可以。他

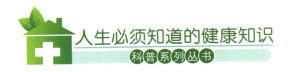

又求了一签，祈祷说："如果不能当宰相，愿为良医。"结果还是不行。于是他长叹道："不能为百姓谋利造福，不是大丈夫一生该做的事。"

后来有人问他："大丈夫立志当宰相，是理所当然的事，您为什么又祈祷当良医呢？这是不是有点太卑微了。"范仲淹回答说："怎么会呢？古人说，'常善用人，故无弃人，常善用物，故无弃物'。有才学的大丈夫，固然能希望辅佐明君治理国家，造福天下。要普济万民，只有宰相可以做得到。现在如果我做不了宰相，要实现利泽万民的心愿，莫过于当一名名医了。如果真能成为一位医技高超的好医生，上可以疗君亲之疾，下可以救贫贱之厄，中能保全自身。身在民间依旧能利泽苍生，没有比这更合适的了。"

这就是后世相传的"不为良相，愿为良医"的由来。那些心怀大志的儒者，把从医作为仅次于当官的人生选择，正是因为医药的社会功能与儒家的治国平天下的思想比较接近。

"串铃"是什么东西

串铃也叫"虎撑"或"虎衔"，过去的行医卖药者都视其为护身符。相传"药王"孙思邈有次进山为人治病时被一只猛虎挡住了去路。但他要逃跑已经来不及了，拿起担草药的扁担准备搏斗。这时，他发现老虎伏在地上并不追扑他，只是张开大口猛喘粗气，孙思邈发现，老虎的眼中露出哀求的神色。出于职业敏感，他带着惊奇走

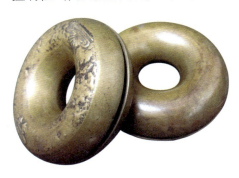

近老虎，看到老虎的喉咙被一根很大的兽骨卡住。他想为老虎掏出兽骨，又怕虎兽性发作咬断自己的手臂。正在犹豫时，忽然想起药担子上有只铜圈，就取来放进虎口撑住老虎的上下颚，从猛虎口中顺利取出兽骨。被治愈的老虎摇动尾巴点头致谢，随后转身而

去。此事传开，江湖行医的人们纷纷效仿，铜圈便成了外出时必备之物，后人逐渐将铜圈改成手摇的响器。一来可以作为行医标志，二来是因为孙思邈用铜圈救了老虎而没被吃掉，郎中们便把它作为保护自己行医的护身符了。

"戥子"为何物

戥子是一种小型的杆秤，学名戥秤，是旧时专门用来称量金、银、贵重药品和香料的精密衡器。因其用料考究，制作精细，技艺独特，也被当成一种品位非常高的收藏品。

中国是世界上最早实行法制计量的文明古国，无论从古代计量精度上看，还是从计量单位和计量管理体制上看，都是举世无双的。公元前221年，秦始皇统一了度量衡，经济的发展、社会的进步，对衡器的要求越来越高。东汉初年，木杆秤应运而生，成为后人创造戥秤的前提和基础。到了唐朝和宋朝，中国的衡器发展日臻成熟，计量单位由"两、铢、累、黍"非十进位制，改为"两、钱、分、厘、毫"十进位制。当时，宋朝主管皇家贡品库藏的官员刘承硅，鉴于当时一般的木杆秤计量精度只能精确到"钱"，远远不能满足贵重物品的称量，经过潜心研制，在1004—1007年之间，首先创造发明了中国第一枚戥秤。经过测量，其戥杆重一钱（3.125克），长一尺二寸（400毫米），戥铊重六分（1.875克）。第一纽（初毫），起量五分（1.5625克），末量（最大称量）一钱半（4.69克）；第二纽（中毫），末量一钱（3.125克）；第三纽（末毫），末量五分（1.5625克）。这样的称量精度，在世界衡器发展史上是罕见的。这种戥秤设计精美，结构合理，分度值（测量精度）为一厘，相当于今天的31.25毫克。

祖国医学

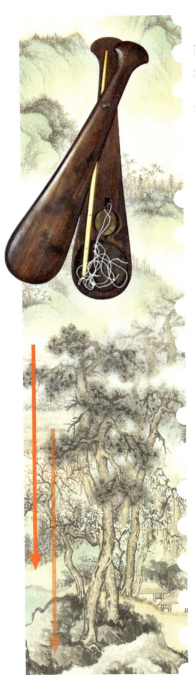

　　戥子杆是戥子的关键部件，其选材有质重性韧的象牙，有质坚如铁的纯黑色乌木，有精工铸造的青铜，有洁白如玉的动物硬骨。戥子盘是放置称量物品的器皿，一般是由青铜铸造而成，也有的是由紫铜板冲压而成。戥子锤又叫秤铊，也是由青铜铸造。戥子锤的形制品种繁多，有高度适中的圆柱体，有厚薄得体的椭圆形，有如同硬币的圆形，有镶嵌金银饰品的组合形。有的为了扩大称量范围，一个戥子备有两个大小不等的戥子锤。

　　到了明、清时代，随着工农业及商业的发展和生产力的提高，戥子的制造、使用、管理已达到了一个非常完备的水平，但是仍然沿用了1斤等于16两的非十进位制单位。直至1959年，国务院才发布了计量单位一律改为10两为1斤的命令。所以，戥子都是按1斤等于16两设计的，这给我们的收藏和研究工作带来了许多不便。

　　据传，一位中国学者到欧洲某医学院做访问学者，曾带去一杆戥子，作为礼物赠给学院的院长，还附了一张说明，介绍这种戥子称量药物的精确程度，以及许多中国医院仍在使用这种戥子的情况。第二天，院长与几位学院的同事要这位中国学者介绍戥子的用法。在桌子上还有一架天平。院长在表达感谢之情后，就请中国学者演示一番戥子的操作。在用戥子称重量后，再用天平复核，果然十分精确，观者带来了一片掌声。不久在学院收藏室陈列了这杆戥子，并说明：在中国使用这样的衡器来称量药物已有上千年的历史了。

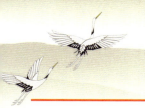

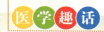
民间之医药俗语

小小单方治大病；好汉只怕病来磨；久病成良医；

三分病七分养；三分吃药，七分调理；

土方治大病；有病乱投医；是药三分毒；好药不在多；

百人生百病，百药治百病；一晚少一觉，十晚补不到；

吃少养病，吃多害病；瞒粮受饥，瞒病亡身；

病从口入，祸从口出；小病不治成大病，大病不治送了命；

要得小儿安，常带三分饥和寒；交了九月九，省了大夫手；

吃饭先喝汤，强似开药方；家家吃萝卜，病从何处有；

笑一笑十年少，愁一愁白了头；吃药不忌口，瞎费大夫手；

坐卧不迎风，走路要挺胸；养好的疖子，睡好的眼；

寒从脚上起，病从口中入；臭鱼烂虾，送命冤家；

如要不生病，锅碗瓢盆洗干净；病来如山倒，病去如抽丝；

要想身体好，天天得起早；吃成八成饱，到老胃肠好；

贪吃贪睡，添病减岁；

大蒜是个宝，常吃身体好；老年过闲，疾病来缠；

热不马上脱衣，寒不立即穿棉；

冻冻晒晒身体强，捂捂盖盖脸发黄；

不气不愁，活到白头；有病不瞒医，瞒医害自己；

有病早求医，迷信是自欺；食多伤胃，愁多伤身；

忌住烟和酒，活到九十九；牙越剔越稀，耳越挖越聋；

气是下山猛虎，酒是穿肠毒药，色是刮肉钢刀。

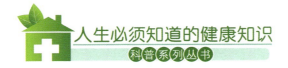
生地黄止血传说

宋代方书《信效方》中,记载了一则关于生地黄的生动故事。该书作者在汝州(今河南临汝县)时,一次外出验尸,当地保正赵温却没到验尸现场。他就问当地人:"为何赵保正不来?"回答说:"赵保正衄血数斗,昏沉沉的,眼看有生命危险了。"后来他见到赵保正,只见赵的鼻血就像屋檐水似的不断滴着。他马上按平日所记的几个止衄血的方子,配药给赵治疗,但血势很猛,吹入鼻中的药末都被血冲出来了。他想:治血病没有药能超过生地黄的了,于是当机立断,即刻派人四处去寻找生地黄,得到十余斤。来不及取汁,就让赵生吃,渐渐吃到三四斤,又用生地黄渣塞鼻,过了一会儿,血便止住了。

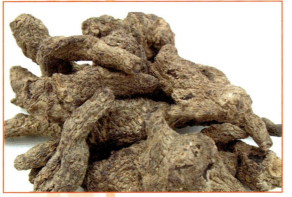

关于生地黄止血的故事还有记载,如癸未年(1163年),该书作者的姐姐吐血,有医生教她姐姐取生地黄捣烂绞取汁煎服,每天服用数升,3天就痊愈了。

地黄为玄参科植物地黄或怀庆地黄的根茎,作为药用已有悠久的历史。将地黄晒干入药称为生地,它性凉、味甘,入心、肝、肾经,既能凉血止血,又能滋阴清热、止渴生津。可治血热所致的衄血、吐血、崩漏、产后血晕以及小儿热病、烦渴头痛、壮热不止等病症。现代药理研究表明,生地黄具有抗辐射、保肝、降低血糖、强心、止血、利尿、抗真菌等作用,可应用于多种病症。

生地黄

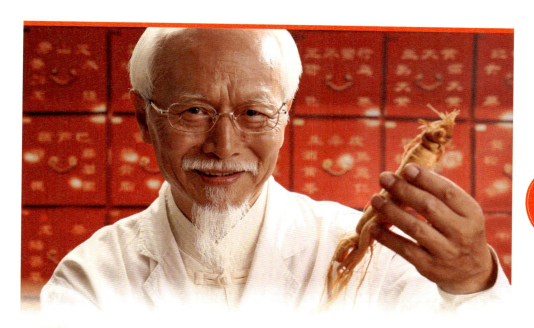

人参的传说

人们常说东北有"三宝"：人参、貂皮、乌拉草。人参是"三宝"之首，能补气血、生津液，是一种名贵的中药材。东北的长白山区，就是人参的家乡。千百年来，流传着许多有关人参的故事。

很久以前，在长白山里住着一位人参姑娘和她的一群弟弟。她爬山的能力过人，一天能跑9个山头。

春天到来，冰雪消融，一伙挖参人来到这里，搭起窝棚住下，准备寻找人参。一连几天，连一片人参叶子都没见到，大伙儿都泄气了。领头的老汉外号"山里通"，他对大家说，这里山清水秀，草木放光，一定有大人参。这时，人参姑娘带着弟弟们正东躲西藏。一天夜里，人参姑娘和弟弟们商量时，挖参人中有个名叫进宝的青年人出来解溲。他听到山坡上有说话的，就悄悄走过去，一看是个大姑娘和几个小男孩在商量事情。他一不留神，脚踩的枯树枝发出"哗啦"一声响，姑娘和小男孩们就都不见了。

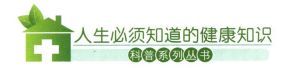
　　进宝回到窝棚，把刚才看到的情景对"山里通"说了。"山里通"心里明白这是遇到人参姑娘了。第二天一早就让进宝带着大伙儿直奔那里而去。在寻找时，突然听到"山里通"大叫一声"棒槌"（长白山里人对人参的一种叫法），大伙儿到跟前一看，什么都没有。"山里通"告诉大伙，刚才找到一棵人参，顶着两个红亮红亮的参籽，一喊就不见了。

　　"山里通"带着大家一连追了8个山头，每个山头都有人见到了人参姑娘，但哪个山头都是一喊就不见了。进宝带着大伙儿再追下一个山头。

　　人参姑娘一口气跑了9个山头，累得直喘，她躲到树木底下。只听得一阵响声，人参姑娘还没回过神来，就被进宝挖出来了。

　　人参姑娘被挖走了，人参娃娃找到进宝，求进宝把人参姑娘放回来。人参娃娃交给进宝一根骨钎子，让进宝追上"山里通"，用骨钎子在那棵人参头上扎两个小眼，人参姑娘就能跑回长白山。人参娃娃请他们放心，人参姑娘一定会等到卖给有钱的财主以后再回山，从而让进宝、"山里通"等穷苦人有饭吃。

　　进宝追上"山里通"就在人参头上扎了两个小眼。"山里通"到了城里，找到一户财主家。财主一见这棵人参就眼睛放光，就知道这是人参姑娘，百年难得一遇。于是，他出大价钱把人参买下了。

　　财主把家里人叫到一起，拿出那棵宝参来，用金钎子一敲银盘子，叫人参姑娘倒两碗茶。这时，就见这棵人参在银盘子里一转，没有了，但地下却突然站着个十四五岁的姑娘，拿着两碗茶水放在桌上。财主又一敲银盘子，要人参姑娘再找十棵人参来。只见人参姑娘涨红了脸，在地上直转，转着转着升起一股白烟，姑娘刹那间就没踪影了，再一看银盘子里，人参也不见了。

　　当天晚上，进宝在长白山里又见到了人参姑娘。

中医的代称都是怎么来的呢

中医的第一个代称是"岐黄"。这个名字来源于《黄帝内经》。因《黄帝内经》是黄帝与岐伯讨论医学的专著，便称《黄帝内经》为"岐黄之术"。自然，"岐黄"也就成了中医的别名。

中医的第二个代称是"青囊"。现在知此名和用此名者甚少。它来源于三国时的名医华佗。据说，华佗被杀前，为报一狱吏酒肉侍奉之恩，曾将所用医书装满一青囊送与他。华佗死后，狱吏亦行医，使华佗的部分医术流传下来。据此，后人称中医为"青囊"。

中医的第三个代称是"杏林"。此名也起始于三国。据说，吴国有位名医叫董奉，他一度在江西庐山隐居。附近百姓闻其名，来求医，董奉医病从不收费，只求轻症被治愈者种1棵杏树，大病重病被治愈者种5棵杏树。数年后，董奉门前杏树成林，一望无际。从此，人们便唤中医为"杏林"。

中医的第四个代称是"悬壶"。传说，河南汝南的费长房在街上看到一卖药老者的杆子上挂一葫芦，奇怪的是，天黑散街后，老者就跳入那葫芦中。为弄清底细，费长房以酒款待，老者后来约他同入葫芦中，只见玉室堂皇，甘肴美酒。费长房即拜老者为师，学修仙之道。数载后，他术精业成，辞师出山，又得壶翁传赠的治病鞭鬼之竹杖，从此"悬壶"行医。从那时起，医生腰间挂的和诊所前悬的葫芦，便成了中医的标志。

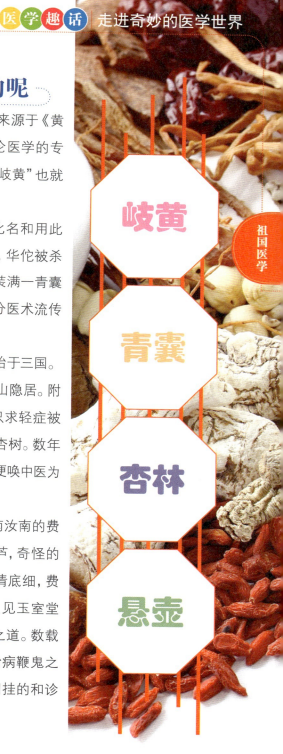

岐黄

祖国医学

青囊

杏林

悬壶

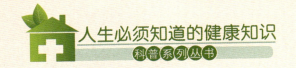

杯弓蛇影

秦朝年间，陈留县（今河南开封东南陈留城）有个叫何解元的人。有一次，他到朋友赵修武家里赴宴，喝了数杯酒后，忽然发现杯底有条小蛇，他把酒喝下后并没有什么异常感觉。但回家后，他总是觉得自己吞了小蛇，天长日久就觉得心中隐痛，总感到小蛇在腹中长大，还不断啃咬他的五脏。他的病也日见沉重。

转年又到赵修武家赴宴，这次他非常小心地拿起酒杯，又见酒杯里有小蛇，于是放下酒杯仔细观看，原来是赵家的房梁上悬挂着一张弓，这张弓的影子映射到酒杯底，如同小蛇一般。从此他就解除了心中的疑团，心痛病也就好了。他的病是由于心疑引起的情志疾患。

医不自医

俗语"医不自医"的本义是医生能给别人治病，但不能医治自己的病。也有写作"医不自治"、"卢医不自治"的。

金元时期，著名医家和"寒凉派"代表人物刘完素曾患病，他按照自己的方法治疗，疗效不显。与刘完素持有不同见解的"补土派"人物张元素闻讯前去探望，交谈之中，二人讨论治法和用药。刘完素虚心听取了张元素的意见，改变了治疗方案，使疾病很快治愈。

1921年3月，患了黄疸初愈后的章太炎，又病于宿食，他自己用平胃散，但食后每日下午发热不止。他自知这是阳明少阳病的表现，就将小柴胡汤去黄芩易芍药拿来服用，可连服四、五剂都不见效，又加芒硝下之亦无效。他便求治于钱塘名医仲右长来治。仲大夫把脉问疾，又看了章太炎用的方后指出："此病挟热，诊脉得阳微结，何乃去黄芩加芍药，此小误也！"于是，将原方去芍药还黄芩，稍减生姜分量让其服用，只两剂药下，即汗出神清。章太炎大为折服，叹曰："增损一味，神效如此！"

"贵人难医"之说

　　东汉年间，宫廷御医郭玉的医术高超，经常受到皇帝的嘉奖。郭玉虽身为御医，但见贫苦百姓前来求治，他从不拒绝，而且疗效极好。但令人不解的是，当他为宫中的达官贵人治病时效果反而欠佳。皇帝感到奇怪，便想出一招：令宫中的贵人穿着破旧的衣服，请郭玉来治病，竟然一治而愈。

　　皇帝很不高兴，召郭玉入宫，问其原因。郭玉答道："行医之道必须精神集中，意念专一，治疗疾病方能得心应手。而给达官贵人治病先有四难：一是不尊重医生的意见，总自以为是。二是生活不规律、不检点。三是体质弱，难于用药。四是好逸恶劳。本来有此四难，就已经难于医治，又加上这些权贵之人对待医生的态度常常是盛气凌人，令人见面便生恐怖之心，所以更是难上加难。就针刺之法而言，本在于心神专注，针刺之深浅仅在于毫微之间。而为贵人治病，常令人心中惶恐不安，手法失度，所以贵人之病难医也。"皇帝听后，不断点头称是，后又责令宫中贵人一一改进看病陋习。从此，"贵人难医"一说便流传开来。

祖国医学

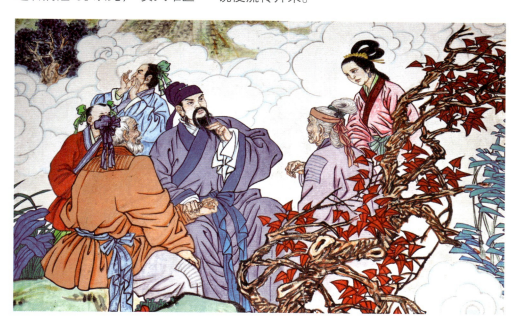

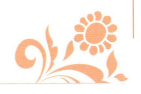

中医拾趣

中医药是怎样来的

　　古时候，人肚子饿了，就生吃植物的果实、根、茎和兽类的肉；天气冷了，就把树叶、兽皮、羽毛这一类的东西披在身上，当衣服穿；人们住在山洞里或大树上……。这样的生活条件，那时的人类经常闹肠胃病，如《韩非子》中说：上古之人吃果实蚌蛤，腥臊恶臭有害肠胃。传说，燧人氏时期，人有了钻木取火的技能，才由生食变成熟食，拉肚子的毛病就减少了。

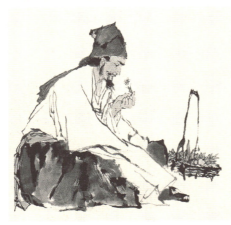

　　当人类被野兽咬伤或因其他缘故受伤时，用树叶、苔藓、唾液等来敷裹伤口，减轻创痛，慢慢地他们便发现了什么植物敷伤最好。由于石器的应用和创伤出血现象的启示，古人慢慢摸索用"砭石"放血来治病。接触的植物愈多，对植物的性能也愈熟悉，便可能发现更多的药用植物，所以民间流传着"神农尝百草，医药始兴"的话。

　　在医学萌芽的时代，人们对自然的畏惧和崇拜，逐渐产生了神的观念。凡不可理解、无法解决的事，都归之于神，遇到了疾病灾难时，便乞求神的护佑，以后逐渐产生以祷祝为职业的巫人。巫人能掌握民间的经验药方，还能和鬼神相通，使原始素朴的医药知识因而蒙上一层神秘的色彩。世界各民族在相当长的一段时期内是巫医并存，或巫盛于医。

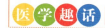

古代的"医"字有防矢的意思，在巫祝盛行时"医"字下面又加了一个"巫"，即"毉"字。后来，人们在储存粮食时发现了酒，并把酒用到医药上，"医"字才变作了"醫"字。

中药名拾趣

中药与四季：春砂仁、夏枯草、秋海棠、冬葵子，冬虫夏草。

中药与气象：风茄子、云茯苓、雨伞草、雪里青、雷公藤、霜桑叶。

中药与空间：东白芍、西红花、南沙参、北苦味、人中白。

中药与地理：怀山药、川芎、望江南、河白草、海金沙、洋金花。

中药与五彩：青黛、黄芪、赤芍、白术、黑铅。

中药与六畜：猪牙皂、牛膝、羊蹄躅、马宝、鸡血藤、狗肝菜。

中药与数字：一见喜、两面针、三桠苦、四叶参、五加皮、六月雪、七月莲、八月扎、九香虫、十大功劳叶、百部根、千年健、万年青。

祖国医学

药名入酒令的妙趣

古人常以药名入文、入诗、入词、入曲和入联，还可入谜。以中药名入酒令者亦不鲜见。相传，有一个开中药店的老翁，膝下有3个女儿。在老翁60大寿时，女儿和女婿们都回来拜寿。席间，老翁提出在饮酒时要行酒令。老翁要求酒令要先引出一物名称，且倒过来读也成文，然后再串联两中药名，组成完整的意思。

大女婿是个商人，早年也读过几年书，又在3个女婿中居长，因此先说到：

龙灯，灯笼，糊上白纸，即可防风。

"白纸"与中药名"白芷"谐音，"防风"也是中药名，大女婿顺利过关。

二女婿是个伙夫，虽不通文墨，但人还机灵，他开口道：

锅盖，盖锅，锅底通草，饭成熟的。

"通草"是中药名，但令中"通"字作动词用，意思是往锅底下送柴煮饭。"熟的"与"熟地"谐音，一语双关。

三女婿是个差人，虽然在衙门里只是个打板子的，但身份毕竟是"公人"，吃的是皇粮。轮到三女婿了，但他却迟迟不肯开口。大女婿、二女婿以为他不行，洋洋得意地准备看三女婿的笑话。老翁端起酒杯对三女婿说："既然你行不上酒令，就把这杯酒喝了吧。"

三女婿并不接杯，反而笑着说："不是我行不上令，而是怕冒犯您老。"

老翁笑道："什么话？没有酒令才是冒犯我呢！"

"如此说来，可不要怪小婿无理了。"三女婿说完走到门口，拿起一根门闩，回到席前，对着老翁的屁股就是狠狠的一门闩。

老翁疼的捂着屁股大声骂了起来："你这狗才，如此忤逆不孝，令不行也就罢了，竟敢打你岳父！"

三女婿笑道："我这是行令啊。"

"强词夺理，你快说，行的什么令？否则，我饶不了你。"老翁疼得直揉屁股。

三女婿清清嗓子说到：

门闩，闩门，多年陈皮，却挨不得半下。

"陈皮"中药名，这里指老翁的皮肤，"半下"与中药"半夏"谐音，意指"半夏"这味药而又一语双关。

三女婿的酒令无可挑剔，最后岳父大人只好自认倒霉。

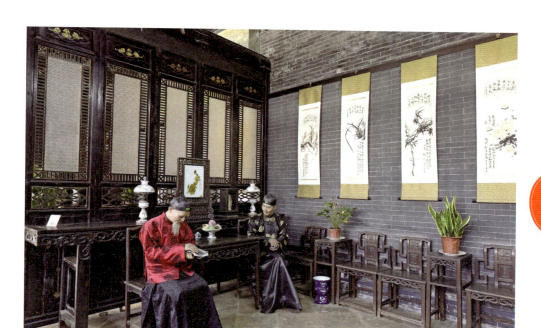

古人的卫生情况如何

古人很注重环境卫生，并积累了丰富的经验，成为中国古代文化的重要内容。早在周代便已有专讲卫生知识的书，许多卫生知识散在一些文献中，非常丰富。现举几例。

（1）水的清洁。中国先民很早就知道凿井，凡凿井的地方必须要清洁。在《易经》中，作者写到，有泥的井水不能吃，这是由于地势太低注；破旧井里的水，不仅人不能吃，就是雀鸟也不肯去吃的。为了保持井水清洁，除选择优良水源，要用砖来垒井，当时称为"井甃"。井修好了，还要经常淘洗，保持清洁。

相传，虞舜曾经亲自淘过井。春秋时代，每年在冬末春初的时期，或在暮春三月，都要把井彻底清洗一次。汉朝规定，每年的夏至节气淘井换水，当时叫"改水"或"易水"。他们认为，井淘得好，水里没有毒气，吃了不会害瘟病。

（2）修建下水道。暗沟里的污水排除得好就没有臭气，房屋干净就不会流行瘟疫。在河北易县，考古人员发现了战国时代（公元前403年—前222年）的陶制下水道管。此外，古人还用石砌、铜铸或砖结的下水道，古书《三辅黄图》记载，汉代的萧何修未央宫，宫里修一座石渠阁，这阁下面就用石头修成了较大的下水道，又叫"御沟"。《啸亭杂录》里记载明代皇宫里的下水道，作者指出："其中管粗数尺，皆生铜所铸。"在15世纪中国就有了金属铸造的沟管，这是世界上少有的。

砖砌下水道在中国城市中很普遍。在《通雅》中记载，用砖砌成的地下沟叫"阴沟"，地上的叫"阳沟"。20世纪50年代初，苏联专家调查北京的下水道，发现都是用砖砌成的，是明代的建筑物。明代到现在已500~600年了。这说明，在古时候，京城下水道的建筑是极坚固的。

古人对下水道养护得也很好。早在春秋时代，每逢雨季之前，人们就要清除下水道，使它的水流畅通无阻。在宋代，每逢新春，大街小巷的下水道都要检修，把所有污泥清扫出来，用船只运到乡村。这些处理方法都是得当的。

（3）清除粪便。粪便是传染疾病的根源之一。古人很重视公共厕所的建设，在周代叫"井堰"，在汉代叫"都厕"，而且有人管理。在宋朝的都市里已有清除粪便的行业，据《梦梁录》记载：杭州城里的街巷小户人家，多半没有坑厕，只用马桶，每天自有出粪的人来收去，这行人一般叫作"倾脚头"，各有主顾，不能争夺。

（4）灰尘的防止和垃圾的扫除。许多传染病多从尘埃中传播，如结核病和沙眼等。所以如何防御灰尘和清除垃圾，古人早已留心到了。汉代的毕岚，曾铸造多具"天禄蛤蟆"，也就是人工喷泉，以减少地面的灰尘。后来他又制造了两种较大的洒水工具，一种叫"翻车"，一种叫"渴乌"。翻车就是利用水车引水，使水喷到较远的地方去。"渴乌"是用曲形的筒子打气，能够把水冲激到较远的地方。这些洒水工具，经常设置在"南北郊路"，路上的灰尘便减轻了许多。

南宋（1127—1279年）临安（杭州），每天都有扫街上垃圾的人，以维持街道清洁，并且定期向各家各户收费。至于3~5天洗一次澡，早晚漱口刷牙，以及饮食起居等注意个人卫生，在各个时代的文献中都有丰富的资料。

古人的卫生防疫工作

古人注重卫生，这是"思患而预防之"的预防医学思想的反映。在《淮南子》（[汉]刘安）中就有类似的记载，要想不生病，就要做好预防工作。宋朝邵雍还写了一首宣传预防疾病的诗歌，他说道：爽口物多终作疾，快心事过反为殃；与其病后能加药，孰若事先便自防！

（1）用药物预防。据《山海经》记载，防虫（相当于现在的血吸虫病）药有8种，防疫药4种，防五官病的8种，防皮肤外科等病的有8种，防体内脏器病的4种，防兽病的1种。这些药都是在周秦间存留下来的。

唐代名医孙思邈著的《千金要方》里载有"避温杀鬼丸"和"雄黄丸"等药，这种丸药既可以燃烧避秽，又可以佩带在身边，还可以内服。其中的主要药料为雄黄、雌黄、丹砂、白芷、鬼箭等，都是杀虫灭菌的消毒药。古医书里所称的"鬼邪"，多半都是指肉眼看不见而足以使人害病的病原体。

（2）利用节令进行防疫工作。《荆楚岁时记》中载：正月初一，老少依次拜贺以后，每人都得吃点屠苏酒。屠苏酒是由大黄、白术、桂心、桔梗、蜀椒、菝葜、乌头等味药用白酒浸泡而成的，吃了可以辟疫，不致传染温病和伤寒。

《月令广义》又载：五月初五，用朱砂酒避邪解毒；还可以涂在额、胸、手足心各处，能避免蛇咬；洒在墙壁门窗上，能避免毒虫。元旦（即现在的春节）和端午的节

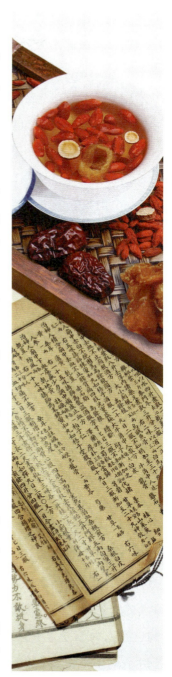

祖国医学

日是民众最不会忘记的，要进行防疫，不但在古代能起很大的作用，即在今日仍要利用。

（3）消灭传染疾病的动物和昆虫。古人在扑灭传染疾病的有毒动物上，也是尽了最大努力的。在周代，政府便设有专门扑灭害虫的人员，属于"秋官"部门。负责驱除屋子里墙穴鼠洞中的害虫。驱除的方法有的用热炭火，有的用毒酒。

《诗经》中亦有用抹墙、堵洞和烟熏等方法来消灭老鼠的记载。公元前564年春秋时，还进行过大规模的捕杀疯狗工作，就是贵族家里的疯狗，亦必须捕杀。汉代武氏祠（在山东嘉祥县，是汉桓帝建和元年，即147年建）里，刊有"驱虫图"的石刻，是古人消灭有害动物的生动记录。

在生活中，由于人类切身体会到疾病的痛苦和对生产的影响，因而产生"防患于未然"的预防医学思想，并积极行动起来，这都是很自然的事。古老的《内经》中说：在疾病没有发作前，就制止住了，才算是上等医生。这里可以看到古人对于预防工作的重视。

古人是如何治疗传染病的

祖国医学对于传染病和热性病的治疗另有一套特别的办法，一般称长于治疗这种病的为温病学派。近些年用中医中药来治疗流行性乙型脑炎，基本上就是采用温病学派的方法。其他如肺炎、肠伤寒、猩红热、脑脊髓膜炎、丹毒、霍乱、痢疾、晕疾、中暑、耳下腺炎、黄疸和肋膜炎等病，采用温病学派的方法来治疗，效果也是很好的。因此，温病学派的治疗方法是祖国医学丰富多彩的内容之一。

说到温病学派，从金元四大家的刘完素起，明朝和清朝以来，如马宗素、刘洪、吴又可、叶天士、薛宗素、薛生白、王孟英、吴鞠通、戴北山等，都是最有名气的温热病学专家，其中尤以叶天士、吴鞠通两人的名气更大。这里主要介绍吴鞠通的成就。

叶天士以后治疗温热病享盛名的要算吴鞠通了。他是江苏省清河县人。19岁时，吴鞠通的父亲害病，因得不到治疗而死去。他心里很难过，便立志学医，买了许多医书来读。学到第四年，他的侄儿害温热病，喉头肿痛得很厉害。一个外科医生用药粉吹在他喉里，喉咙越发肿大了。内科医生又给他一些发表药吃，结果孩子发黄疸死了。吴鞠通心里更有说不出的痛苦，只是怨恨自己学医的时间太短，不能挽回侄儿的生命。从此他对医学的钻研，愈是发奋了。

过了3年，吴鞠通发现，在乡、县里既看不到好的医书，又没有好的医师可以请教，就离开家乡，到北京居住。在北京，他有机会看《四库全书》里所有的医书。明朝吴又可的《瘟疫论》使他非常着迷，曾反复地研读。后来他学习有心得了，又指出吴又可书里存在的缺点。

吴鞠通把叶天士的医案也拿来作研究，吸取了叶天士的丰富经验。乾隆五十八年（1793年），北京瘟病流行，死亡率很高，一般医生治疗的效率极低，吴鞠通发挥才能，救活了不少人。他在群众中的威望便从此提高了。

吴鞠通认为，叶天士的医学很高明，可惜忙于诊病，没有把他丰富的经验和学识全部流传下来，启发后人，是一件很大的憾事。因此，他虽然在诊病的百忙中，亦抽出工夫把前辈流传的知识，结合自己的临床经验，在嘉庆三年（1798年）著成《温病条辨》一书。这是祖国医学治疗温热病最完整的一部书。这部书的临床价值很高，所以成了中医治疗温热病的必读书。

祖国医学

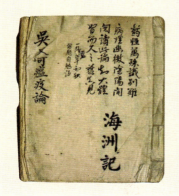
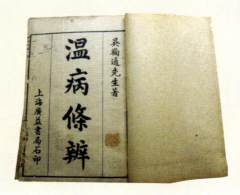

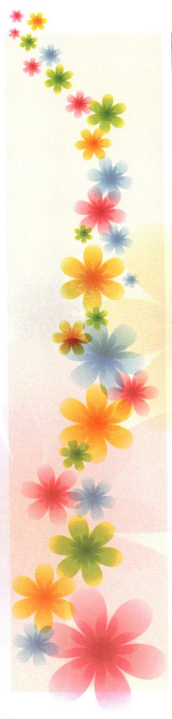

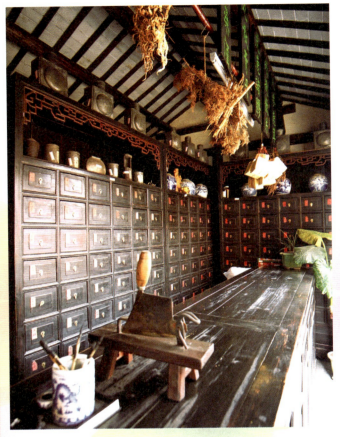

药店从何而来

中医史上第一家官办的药店，诞生于宋神宗熙宁九年（1076年），是大名鼎鼎的改革家王安石批准建造的。当时王安石基于变法派内部分裂，爱子王雨芳英年早逝，尤其是自己久病缠身，决定辞职而归隐山林。临别政坛，他命人在首都开封创设一家"太医局熟药所"，也叫"卖药所"，可以说它是中国现代中药店的前身。

最初，中医用药都是现采的新鲜草药。后来，为满

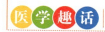

足城里人的需要，渐渐出现了专门采药到城里出售的卖药人。为方便储存和保管，买卖双方都希望将药材加工成干燥的药材。时至宋代，这种药材的采集、加工、出售和购买一直以个体贸易为主。

在王安石变法期间，全国多发生自然灾害，他虽表示"天灾不可怕"，但也对那么多患者的痛苦深感不安。尤其知道当地得病者缺医少药，而又有人乘机制作假药时，更是百感交集。此时，有人提议应该成立专门机构，统一制作各种剂型成药，如丸、散、膏、丹，由国家出售，不许私人制作；另外，在水旱疾病之灾时，发放药剂。王安石采纳了此意见，并组织专人落实。

"太医局熟药所"成立后，大大方便了患者，也为政府赢得了丰厚的利润，所以，王安石变法虽然失败了，但"熟药所"的"生意"却一直保持良好的势头。到宋徽宗崇宁二年（1103年），药所增开到了7家。此后，类似的药局犹如雨后春笋，迅速出现在全国各地。再后来，由于社会分工的细化，制药和卖药渐渐分离，从而出现了现代意义上的药店，专以卖药为业。

现代医院的最初模型是什么

中国类似医院的组织最迟在汉朝元始二年（公元2年）就已经有了。那年黄河一带发生旱灾，瘟疫流行，皇帝刘衍选了适中的地方，建较大的屋子，设置许多医生和储存许多药物，免费给老百姓治病。这可能是中国历史上第一个公立的临时时疫医院。

又到了延熹五年（162年），皇甫规率领大队人马，在甘肃陇坻一带作战。适逢军队里疫病流行，死亡率高达30%~40%。皇甫规便租赁大批民房，储存许多医药，把病员都集中起来治疗。他还每天去看望士兵，得到士兵的热爱。当时军队中的这种医疗组织称为"庵庐"，也就好比现在的野战医院。

南齐永明九年（491年），吴兴一带大水，疫病流行，竟陵王在自己住宅中，设医

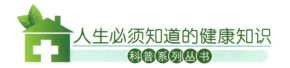
置药，收养贫病。这可能是中国私立慈善医院的最早形式。

北魏太和二十一年（497年），孝文帝（元宏）曾在洛阳设立"别坊"，派遣了4个医生，购置许多药物。凡是穷人害病无力医疗的，都可以到这里来就医。在永平三年（510年），南安王（拓跋余）命令他的太常官选择适中地方，宽敞房屋，遣派医生，备办药品，凡是有疾病的都住在里面治疗，这可能是公立慈善医院的最初形式。

唐朝的医院都称为"病坊"，大约在开元二十年（733年）就开始有"病坊"的名称了。这时的"病坊"大多都是设在庙宇里的。不仅是长安、洛阳这样的大城市有，就是其他各州也有。

因为"病坊"设在庙宇之中，主持人多属僧尼，在会昌五年（845年），唐武宗（李炎）曾一度毁坏庙宇，颇影响了"病坊"的工作。后来由李德裕倡议，选举乡里中有声望的人来做病坊的主持人，"病坊"的制度终于得以保持下来。到了五代时，个别"病坊"曾有改名为"养病院"的。可见唐朝后不仅医院事业有很大的发展，名称亦很接近现代了。

宋朝医院的规模逐渐扩大。在1063年，宋仁宗赵祯曾以宝胜、寿圣两座庙宇为基础，各添修50栋房屋，成立两个医院。每个医院患者名额各规定为300人。

元祐四年（1089年），苏东坡在杭州做官，他捐献50两，和公家的经费合起来办了一所"病坊"，名叫"安乐坊"。3年医好了患者过千。这是中国历史上第一个公私合办医院。以后各州县都各设有医院，称为"安济坊"。

宋朝医院由官方派人领导，设置更为完备，员工方面有乳母和女使，衣被器具一律由医院供给。政府要求院里医生要收十全的效果，可见当时院里的医生都是有相当的本领的。

宋朝医院不仅规模空前庞大，数量很多，设备完善，并且还开始成立了门诊部，初叫"卖药所"，后来改名"和剂局"。有医有药，便利一般群众治病，甚至外州县的患者也可以通函治疗。现在流传着一部方书，名叫《太平惠民和剂局方》，也就是这类"和剂局"出版的"处方手册"。这样的"和剂局"形式的治疗机构，在元朝和明朝

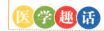

也得到发展，尤其是明朝几乎各县都成立有一所，名为惠民药局，都是官办的。

　　欧洲最早的医院组织，能相当于中国汉朝元始二年的那种组织，为基督教妇人在4世纪建立于罗马的疗养所，而与中国相比较，时间就晚得多了。

"大夫"、"郎中"的最早来源

　　"大夫"和"郎中"都是古代的官称。古代的国君之下有卿、大夫、士3级，后来成为一般任官职者的官称。秦汉以后，中央要职有御史大夫、谏议大夫、中大夫、光禄大夫等。隋唐以后以大夫为高级官阶的称号，自宋代徽宗政和年间改定官阶时，医官始别置大夫以下官阶。翰林院医官院医官就分为7级，官职有22种之多，如和安大夫、成和大夫、成安大夫、成全大夫、保安大夫等。因此，从那时起人们就把医生称为"大夫"，至今北方人仍然称医生为"大夫"。

　　"郎中"亦为古代官名，始于战国。汉代沿置，属光禄勋，管理车、骑、门户，并内充侍卫，外从作战，分为车郎、户郎、骑郎3类，长官有车、户、骑3将，其后类别逐渐泯除。自隋唐至清，各部皆沿置郎中，分掌各司事物，为尚书、侍郎、丞以下之高级部员。称医生为郎中，乃南方人方言，始于宋代，从此一直沿用至今。

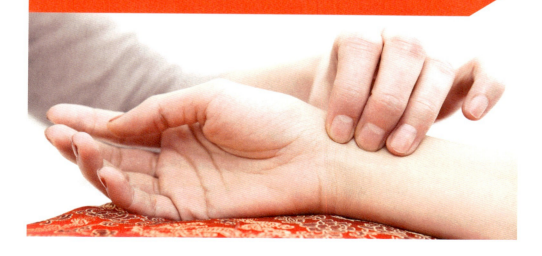

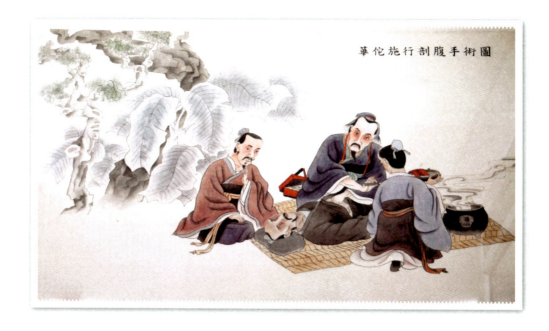

華佗施行剖腹手術圖

古时就有人体解剖了吗

《史记·扁鹊仓公列传》记载：古时候有个著名的医生，名叫俞跗，他很有本领，能够在人体上开刀，做大手术。他先把皮肤割破、再解开肌肉，修理血管、结扎筋脉、洗涤肠胃、探视脏器，甚至脑髓亦可以截开来看。

古代是否真有俞跗这样一个医生虽不可考，但《史记》的作者司马迁是西汉时人，他能写出这样的事，可见秦汉以前便有了懂得解剖的医生。据说，中国还有一部最早的医书——《医经》，其中有许多关于人体生理解剖知识的记载，这本书在汉朝还存在，后来就失传了。

中国现存的另一部对人体组织有详细记载的古老医书称为《黄帝内经》。《内经》里的《灵枢经》记载：人活着的时候，从皮肤外面可按摩到体内各个脏器的位置；死后可以解剖来进行观察。举凡某些脏器生长得坚实，某些脏器组织较脆弱；某些脏器大或小；某些血管长或短；哪种血液清洁，哪种血液不清洁；胃囊能装多少东西,肠管能容多少东西。这些大概数字,都是可以知道的。

古人解剖的数据是怎样的呢?可以肯定地说是相当精确的。《灵枢经》中就明确地记载着:从唇到齿长九分,嘴宽两寸半;从齿到会厌三寸半,可容五合;舌头重十两,长七寸,宽两寸半;咽头重十两,宽两寸半;从咽到胃长一尺六寸,胃是纡曲形,伸长来量,有二尺六寸,大一尺五寸,直径五寸,可容三斗五升食物;小肠的后方附着背脊,偏左呈环状,是纡回叠起的,它接近回肠的部分,外面附着脐部,向上纡回共有16个小弯,大两寸半,直径八分弱,长三丈二尺;回肠适当脐部,向左纡回叠似地通向下面,大四寸,直径一寸弱,长一丈一尺;大肠在后方,与回肠是衔接的,大八寸,直径两寸强,长二尺八寸。整个肠的回曲,约有32个小弯。

如果把以上的度量按照王莽时代的尺寸计算:胃长二尺六寸,约为60厘米;小肠长三丈二尺,约为737厘米;大肠长一丈一尺,约为353厘米。现在我们知道胃大弯长约40厘米左右;小肠700厘米左右;大肠200厘米左右;从咽门到胃一尺六寸,约为37厘米,与现代数据亦相差无几。可以肯定地说,古人解剖技术是相当精确的。

最值得称道的是,《内经》里的《素问》记载:血管是储藏血液的,血液在血管中不断地流动着,它流经的路径,由于血管在体内是环形地生长着,因此血液亦呈环形流动,没有片刻休止。血液为什么能流行不停止呢?是由于心脏在不断地冲激。人们在左乳下可以看到有跳动情况;甚至有的把衣服都激动了,这就是血液的发源地。

不仅如此,《灵枢经》还明白无误地指出,体内有两种不同的血液:阴气多的血液,滑利而喷射力强;阳气多的血液,色暗而浊,喷射力小。这相当于动脉血和静脉血,较大的动脉,因为血压高,所以喷射力较强;静脉血压低,喷射力便弱。动脉富含氧,色泽鲜洁;静脉富含二氧化碳,色泽便暗浊。那么,含阴气滑而射的是动脉血,含阳气而暗浊的,是静脉血了。

祖国医学

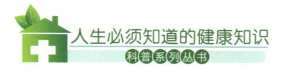
中国人痘术的发明和外传

在英国人詹纳没有发明牛痘接种以前，中国人已发明人痘接种法了。

传说在宋仁宗（1023–1063年）的时候，王旦丞相的小孩子都害了天花，并且害得很厉害。后来又生了一个小孩子，叫王素，非常聪明，王丞相甚是喜爱，但也担忧着这个孩子出天花。适逢有个四川人去见他，告诉他峨眉山上有"神医"会种痘，种了痘便不会害天花了。王丞相听了非常高兴，专门派人到峨眉山把这位神医请来，种痘后7天这娃娃曾发烧，但痘子出得很好，12天痘子便结疤了。王丞相非常感谢这位神医，酬谢他很多礼物。

清朝初年，有位医生叫胡美中，他学习峨眉神医的种痘方法，一直到清雍正初年还有人见到胡美中医生在南京行医种痘。

人痘的接种方法最初分4种：

①痘浆法。用棉花蘸染痘疮的浆，塞进鼻孔；

②旱苗法。把痘痂研细，用银质的小管吹入鼻孔；

③痘衣法。把害痘疮小孩的内衣，交给另一小孩穿，这个小儿便会发生痘疮；

④水苗法。把痘痂调湿，再蘸棉花，塞进鼻孔。

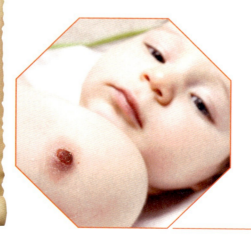

后经不断改进，由"时苗"改为"熟苗"，这便安全得多了。所谓时苗，就是天花出得很好，没有杂症的痘痂，这种痘痂还是不太安全的。熟苗是采用出得好的痘痂，连种7次以上，如都出得很好，再选择其中最好的痘痂来普遍接种。这种痘苗，由于接种的次数多，毒性小。

牛痘发明人詹纳用牛痘接种在人身上，除了苗源和接种的方法不同外，它的原理与熟苗是完全相同的。

由于人痘接种法的不断改进，不仅受到中国人的欢迎，同时也引起了欧亚各国的重视。先后流传到俄罗斯、朝鲜、日本，以及远达欧洲和非洲国家。

从康熙二十六年（1687年）中俄两国签订了尼布楚条约以后，俄政府就派学生来北京学习汉满文字，一些八旗子弟亦学习俄文。当时天花流行，俄国又派学生来中国专学种痘、检痘的方法，准备归国后进行防治天花的工作。

俄国人学会人痘接种法后，不仅带回国去，还积累了更多的经验，在道光年间（1821—1850年），还有胜过中国种痘名医的俄罗斯医生来中国执行业务。

日本的人痘接种法是在乾隆九年（1744年），由杭州人李仁山传到长崎去的。日本人首先向李仁山学习的是折隆元、掘江元道两位医家。到了乾隆十七年（1752年），《医宗金鉴》这部书传到了日本，中国的种痘法便在日本全国盛行了。

种痘法传到朝鲜略迟些，大概在乾隆二十八年（1763年）以后，也是通过《医宗金鉴》的流传而传去的。

至于人痘接种法传到欧洲去，是经过俄罗斯人的转手，传入土耳其，再由土耳其传至整个欧洲，时间大约在康熙五十六年（1717年）。那时英国驻土耳其大使的夫人经过俄罗斯医生种痘后，学得种痘，后来回国便把这人痘接种的方法传遍了欧洲。

他们的接种方法已经不是用鼻苗了，而是先把接种人的虎口刺破，再涂上痘浆，包扎完整，有时也种在臂上。在中国的种痘书上，也有刺破儿臂，去掉污血再接种的方法。因此，中国种痘法传到外国去，对詹纳发明牛痘的启发是很大的。

祖国医学

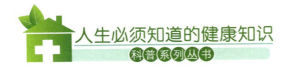
心理疗法趣闻
——相反疗法和羞耻疗法

　　明朝有一农家子弟叫李大谏，自幼刻苦，勤奋好学。长大后，第一次赴考就考上了秀才，接着又中了举人，紧接着又进士及第。喜讯频传，把个务农的父亲高兴得手舞足蹈。他逢人便夸，每夸必笑，每笑则大笑不止，久而久之不能自主，患了狂笑症，请了许多医生都无法医治。李大谏得知，便请了一位皇宫御医为其治疗，御医思考良久说："你父病可治，不过有失斯文之处尚请原谅。"李大谏听后即说："谨遵医命，不敢有违。"

　　于是，御医派人到李大谏家里报丧，对他父亲讲："你儿子因急病去世了。"其父闻此噩耗顿时哭得死去活来，狂笑症就此止住。而后，御医又派人告诉他："你儿死后，幸遇太医妙手，经抢救又活过来了。"李父听后又止住了悲痛。就这样，历时10年之久的狂笑症竟然痊愈。从心理学上讲，这叫"相反疗法"。

　　据传清代有一民间女子，因打哈欠，两手上伸后竟无法再放下来了，吃药治疗均无效果，后来请了一位名医来诊治。在诊断中名医利用人的害羞心理，称要为这位女子做针灸治疗，于是假装伸手去解开她的腰带，女子顿时又羞又恼，禁不住急忙用双手遮掩下身，两手顺势自然下垂复位，不药而愈。这是中医采用"围魏救赵"的方法予以心理治疗，收到了立竿见影的效果，故称"羞耻疗法"。

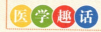

趣谈中医的"药引"

"药引"用玉佩或奇玉为引，弥足珍贵。然玉石也确有一定的药用价值。《神农本草经》和《本草纲目》等古代医药名著中都有记载：玉石咸寒，有"除中热，解烦懑，润心肺，助声喉，滋毛发，养五脏，安魂魄，疏血脉，明耳目"等疗效。据说，马皇后积滞必生内热，用之为引，正合病机。

"药引"在方剂汤剂中起着重要的作用。中医学认为，经络是人体气血运行的通路。气血通过全身经络，通达表里和脏腑，营养四肢百骸和筋骨皮毛。经络使人体内外表里形成了一个统一的有机整体。"药引"犹如向导，它将诸药引向某经络脏腑及身体部位进行针对性治疗。也就是说，"药引"的特殊作用，是引导药力直达病所，有向导之妙用。

"药引"的种类繁多，但以单味药为多。例如，桔梗开宣肺气，"引药"上行，上焦病变多用；牛膝补肾强筋，"引药"下行，下焦病症可投；治太阳经病用羌活和防风；阳明经病用升麻和葛根；少阳经病用柴胡；喉咽病用桔梗；上肢病用桑枝；下肢病用牛膝，等等，临证验之，多有裨益。

再如，生姜有发汗解表、温中、温肺止咳之效，治疗风寒感冒和胃寒呕吐时，常用生姜2~3片为引。葱白能散寒通阳和解毒散结，治疗感冒风寒和小便闭塞不通时，常用葱白5~7根为引。而在辛温解表药中，同时加入生姜和葱白，则更增强发汗解表作用。大枣能益气补中、养血安神和调和药性，使用甘遂、芫花和大戟等峻烈药时，常取大枣缓和药性，以防中毒。治疗肾阴亏虚的六味地黄丸和杞菊地黄丸，宜用温淡盐开水送服，取其咸能入肾之功。食醋能散瘀止痛和收敛固涩，治疗妇女带下、血热崩漏和蛔虫腹痛病症时，常取食醋一汤匙作药引。红糖能补血和祛瘀，治疗产妇恶露不畅和小腹冷痛等症时，常取红糖为引。

医生在处方用药时，若能正确应用药引，往往有事半功倍和药到病除之效。

祖国医学

傅山的一个特殊药引

相传，著名医家、《傅青主女科》的作者傅山，曾用过一个特殊的药引子——煮不软的石头治愈患者。

青年李小牛入赘到粉莲家后，小俩口日子过得不错。一天，李小牛因入赘受人奚落，回家跟媳妇发泄了几句。粉莲越想越伤心，抽泣了一夜后，就病倒在床上，有气无力，食饮不进了。请来医生看了病，开方抓药，煎好送上，患者就干呕，汤药也难下了。

听人指点，李小牛向傅山先生求治。傅山问清病情后笑道："这个病，不见患者也能治。只是眼下药不齐，不过你可先把引子准备好。你回家的路上，有条石沟，你走到石沟中间，然后往右手走七步，那里有一块鸡蛋大的黑石头，你把石蛋拣回去，擦洗干净后，先旺火，后文火煎熬，水随时添加，不能停火，注意不要熬干了。直到石头煮软了，就来我这里取药。千万注意，不要让水干了，要人不离火。"

李小牛听后，满怀希望。按傅山的嘱咐，果然找到了鸡蛋大的深色石头。回到家里，把石头洗擦干净，放在锅里加水煮起来。这一煮下去，李小牛熬了个通夜，直到鸡叫天明，水也不知添了多少次，石头还不见软。

媳妇醒来，看见丈夫通夜不眠，尽心尽力尽责地守在灶边耐心地煎着，怜爱之心油然而生，主动要求帮丈夫看着火，让李小牛去询问傅山是不是方法不对。

傅山大笑着说道："不软就不必煎了，看来药也不必服了，你媳妇的病已经好了。"李小牛迷惑不解："药还没吃，病怎么就好了？"傅山解释说："你媳妇的病在一个'气'字上，气又是从你身上起的。这种病，光吃药是难得好的。要治，首先得消气，还得从你身上消起。黑石头怎么煮得软呢！不外是让她见你为她的病尽心尽力，心里的气就消了。她主动跟你谈话，又自愿替你煮石头，这就说明她的病已经好了。"

李小牛如梦方醒，赶回家一看，媳妇早把饭准备好在等着他呢！

华佗妙方"医"贪官

三国时候，有一位掌管军营粮饷的军需官叫杨宏，官儿虽不大，可油水却捞了不少。但好景不长，杨宏得了一种怪病，既不发烧也不头痛，只是胸口胀满，像石头压着，坐也不是，站也不是，躺在床上更难受。医生请了不少，可连是什么病症都诊断不出。杨宏只好派人去请神医华佗，并声称只要华佗能把他的病治好，不管花多少银两他都愿意。

华佗医术高明，为人正直。百姓有病请他，他随叫随到，若遇贫困者还解囊相助。华佗对杨宏的为官之道早有耳闻，因此，杨宏多次派人请他都借故不去。无奈，杨宏只好命儿子亲自跪请华佗，并痛哭流涕。华佗见其情恳，这才随同前往。经过望闻问切，华佗开了两张处方，嘱其依次服用。

华佗走后，杨宏将第一个处方拿来观看，看着看着，他大惊失色，额头上冷汗直冒。原来处方上写着："二乌、过路黄、香附子、连翘、王不留行、法夏、毕拔、朱砂。"杨宏把这八味药上下连贯一看，大吃一惊，这不明明是"二过相（香）连，王法必（毕）诛"吗？

原来，杨宏自从当上军需官，平时经常克扣军饷。最近，其叔父杨修因得罪曹操以"泄露军密"为由问罪处死。后台一倒，杨宏自知自己将好景不长，于是打算趁最近一次押运军饷大捞一把，然后告老还乡。他的这个如意算盘不想被华佗点透，既害怕又担心，出了一身冷汗，但似乎觉得胸中好受了一些。接着他又看第二个处方，一看顿时"哎呀"大叫一声，口吐鲜血。原来处方上写的是："常山、乳香、官桂、木香、益母草、附块。"这六味药的谐音是"赏（常）汝（乳）棺（官）木一（益）付（附）"。

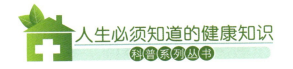
如此"药方"，杨宕见了，不由气火攻心，肝胆俱裂。家人见状吓慌了，都大哭起来。

杨宕听见哭号声，苏醒过来。他睁开眼睛，倒觉得心轻身爽。此时华佗不请自来，他对杨宕说："你之所以胸部闷胀，是因为肚内瘀积，乃贪婪气郁凝聚。现在气随汗出，吐尽瘀血，积消瘀化，恶病已除。只是身子虚弱，我再给你开一剂补方，你服后定会痊愈。"杨宕服后果然身体逐渐康复。从此，杨宕再也不敢干克扣军需粮饷之事。

王叔和与《伤寒论》

经过连年的战争，许多书简都遗失或残缺不全，即使只是几十年前才完成的《伤寒杂病论》也是同样的命运。作为太医令的王叔和深知《伤寒杂病论》的价值，便下定决心使这部旷世的奇书流传下来。于是他到各地寻找该书的原本，终于得到了《伤寒杂病论》，并加以整理和修复，将其保留下来，这就是今天见到的《伤寒论》。但书中并没有"杂病"的部分。直到唐朝，人们才发现了这本已经被虫蛀了的小册子，里面的一部分内容正与《伤寒论》相同；另外还有一些内容，是论述"杂病"的，当时尚未见诸于世。从形式上来看，这本小册子是一种摘抄本，并非完整的内容。虽然不能得到原本，但终究是一大收获，于是将"杂病"部分整理出版，取名《金匮要略》。这仍为后世医家提供了极大的帮助，而王叔和对《伤寒论》的整理使得张仲景的名著能够

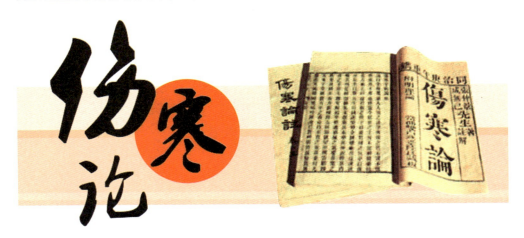

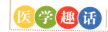

流传至今，功莫大焉。王叔和在整理中医古文献时所做的贡献是巨大的，若没有王叔和的整理，我们今天也许就很难知道张仲景在医学上的成就。

祖国医学

药名戏昏官

清朝年间，山东有位姓刘的中医，不仅医术高明，而且文才超群。一日上午，他在为乡邻的看病途中，恰巧与本县的县太爷相逢。

话说这位县太爷平时鱼肉乡里，为所欲为，百姓对他恨之入骨。刘中医早就想奚落戏弄他。于是，刘中医故意昂首阔步且大摇大摆地走过去。县太爷满腹狐疑便大声喝道："站住！你胆敢对本老爷这般无礼，本老爷今日要出一联考你，若对不出来，休想活命。"

说罢，便望着衙役手中的伞大声说道："一把天蓝伞；"

刘中医答道："六味地黄丸。"

县太爷又出一句："身边卫士，两条杀威棒。"

刘中医随口对道："道旁艾叶，三把透骨草。"

县太爷顿时不悦，大声骂道："放屁，气臭钻地缝。"刘中医报以冷笑道："防风，乳香搅天麻。"县官听罢更是气不打一处来，喝令衙丁把刘中医押解回县衙。

途经一古戏楼时，县官自以为得意，又出上联："楼上佳人，穿红挂绿，未必三从四德。"

刘中医则慢条斯理答曰："台下男子，面黄肌瘦，定有五痨七伤。"

县官气急败坏。到了县衙，县官见到堂鼓又出一上联："左堂鼓，右堂鼓，左五右六一字都排开。"刘中医摇头晃脑道："紧伤寒，慢伤寒，紧七慢八酒（九）泡（炮）穿心莲（联）。"

刘中医说完后就走人，县太爷猛拍惊堂木，恼羞成怒道："该死，莫走！"

刘中医不屑一顾道："独活，当归！"

县太爷无可奈何，只好眼睁睁看着刘中医拂袖扬长而去。

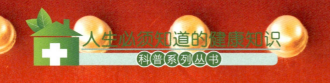
养生御膳

乾隆时代的清宫御膳，基本上是由以下3种不同菜系组成，即满族风味、明宫风味和江南风味。三者相互渗透，相互影响，开创了新的清宫御膳。乾隆皇帝是清王朝定都北京后的第四代皇帝，当了60年皇帝和3年太上皇，他享年89岁，是中国历代帝王中寿命最长的一个。究其高龄之由，与其重视养生、讲究食疗有关。清朝建国初期，满族遗风尚存，仍保留原来的饮食习惯。到乾隆时代，由于受到汉文化的影响，清宫御膳的配制和烹调技术逐步考究。随着乾隆皇帝的多次巡游大江南北，品尝、寻求天下美食，使御膳的品种和制作方法有了进一步提高。《清稗类钞》记载，乾隆皇帝下江南时，游了常州天宁寺和苏州寒山寺，并与僧侣共进斋素。他久食珍馐百味，偶吃新鲜素膳感到别有滋味，十分高兴地说："蔬食殊可口，胜鹿脯、熊掌万万矣。"《驾幸热河哨鹿节次照常膳底档》亦记载，乾隆皇帝在避暑山庄时，即席点了两道菜，一是茄泥，一是拌豆腐，以之清口开胃，颐养精神。

从《驾幸热河哨鹿节次照常膳底档》中可以看出，乾隆御膳有两个特点：一是注重食疗和食补，以求抗老防衰，延年益寿；其次是严格按照御膳食单配制，不许改动，不得串味。在每天的御膳中，必须搭配一两种具有强身健体作用的药膳。如有壮肾阳、益精血作用的烘鹿肉，滋阴养胃、补肺益肾、健脾止泻的山药鸭羹，清热解毒、化痰止咳的口蘑萝卜青菜汤，健脾消食、止咳平喘的萝卜豆腐汤等。到了春夏季节，还选用时鲜蔬菜和野菜佳果等入馔，常用有韭菜炒肉、小虾米炒菠菜、炒茄子、拌黄瓜、菠菜炖豆腐、松子炒白菜、茵陈泡酒、榆钱蒸饽饽等。据说，乾隆皇帝很喜欢吃豆腐，且每日必备，倘若膳桌上没有豆腐菜，必亲自点要，有时候还亲自制豆腐菜单，让御膳房照方配制。

乾隆四十四年六月，年近古稀的乾隆皇帝，身体有些虚弱，常患腹泻，他考虑是脾、肾两虚所致，命太监胡世杰传旨御膳房制作具有健脾扶阳作用的八珍糕，并详细说了原料、剂量和制作方法。自此，每日膳毕送茶时，随进八珍糕四五块，从不间断。由此可见，乾隆皇帝称得上是一位深谙养生之道，善于食疗的美食家。

清宫内中药代茶饮

中药代茶饮历史悠久，茶饮可以治疗疾病，保健养生，还具有简单、方便和有效的特点，在中国医药学中独辟蹊径，发挥着重要的作用。中药代茶饮即药茶，又称茶剂，指用中草药与茶叶配用，或以中草药（单味或复方）根据需要加工成粗末或细末，采用沸水冲泡或者加水煎煮取汁，不拘时间随意饮用。组成药茶的成分主要是一些芳香性植物药，以及一些经冲泡或煎煮有效成分易于溶出的轻灵药物，如一些花、叶、质轻的根茎、果实的鲜品及干品均为药茶的重要组成部分。中药代茶饮与中药普通煎剂的区别在于：普通煎剂需煎煮，且多为1天服药2次或3次，而中药代茶饮可直接冲泡，不拘时间随意饮用，方便快捷。

中药代茶饮以其独特的防病治病作用，不仅被广大百姓喜爱，而且也得到了宫廷皇族的青睐。如清朝恭亲王府内，夏季采摘鲜嫩的灯心草叶和竹叶，像茶叶一样沸水冲泡。灯心草性寒味淡，降心火、清肺热；竹叶有祛烦热、利肛肠的功效。据清宫医疗档案记载，慈禧太后曾因胃火炽盛、肺经风热，导致上腭咽喉疼痛，御医姚宝生采用"清热代茶饮"（鲜青果、鲜芦根）清泄肺胃之热、生津利咽。代茶频频饮啜，使药液湿润于咽喉部，再缓慢咽下，有助于在咽部产生药效，多次反复，可使药物在咽喉部的作用持久。

暑邪的致病特点为：易扰心神、伤津耗气、多见暑湿夹杂。酷夏时节，清代皇帝及后妃们常把祛暑类的代茶饮作为日常的防病制剂之一。如道光二十七年六月初一，琳贵妃脉案中记载采用生津代茶饮治疗其疾病，此方中的沙参、麦冬益气生津；竹茹清热除烦；益元散，即六一散加辰砂，清热利湿、镇心安神。诸药合用共奏益气祛暑、养阴生津之效。

光绪三十一年六月十六日，御医姚宝生为慈禧诊脉。他认为：慈禧肝胃有火，湿

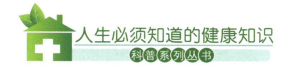

热未清。拟方"金银花三钱，白扁豆四钱，竹叶卷心二钱，莲子心一钱，鲜藕五片，水煎代茶"。方中白扁豆健脾益气、利湿；金银花清热解毒、辛凉散热；竹叶、莲子心清热除烦；鲜藕生津止渴。诸药配伍以取益气祛暑、清热利湿之效。慈禧太后食膏粱厚味，饮食不节，终日忧虑国事，易伤及脾胃中土，因此宫中御医以消食化积药物为主，佐以健脾和胃之品，组成代茶饮方。方用加味焦三仙饮：焦山楂、焦麦芽、焦神曲各六钱，橘红二片。方中焦三仙消积导滞；橘红苦辛温，能燥湿化痰、消食宽中，尚可止咳。《主子等位用药底簿》记载，敦宜皇贵妃采用清热化湿代茶饮防治疾患。方中炙香附行气解郁，治疗肝郁气滞、胸胁胀痛，甘菊清肝明目，二者共奏清肝胆湿热之效；桑叶、竹茹味皆甘寒、清肺热，陈皮和半夏味皆辛温，燥湿化痰，二者共奏清肺化痰之效。前者泄肺平喘，用于肺热喘咳；后者善清肺、胃、胆三经之热而化痰，常用于治肺热咳嗽。光绪十八年，十月初五庄守和医案记载：皇后脉息和平，唯肺胃稍有欠和，采用和胃代茶饮调理，水煎随意饮服。综上所述，中药代茶饮为清宫皇室防治疾病的重要剂型之一。

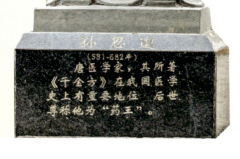

孙思邈
(581-682年)
唐医学家，其所著《千金方》在我国医学史上有重要地位，后世尊称他为"药王"。

药王孙思邈的师傅是谁

当年，药王孙思邈曾拜过两位山姑为师。这是怎么回事呢？

话说，有一次，唐太宗患病，太医们束手无策。于是，太宗传旨召孙思邈进宫。孙思邈为唐太宗诊过脉，开了药方。一剂下去，不见起色，又服一剂，仍不见效。唐太宗没有责怪他，让他先回家去。孙思邈心里很不痛快，行走了半天，他来到一座山下，向山民讨口水喝。这户山民只有姐妹俩，以卖药材为生。她们对这位远来的客人很热情，姐姐用黄色花为他冲了一碗金花茶，妹妹用白色花为他冲了一碗银花茶。孙思邈每样茶喝一口，觉得味甘清淡，止渴清热，就说："这两种花都可以入药。"姐妹二人听罢，笑了起来。姐姐解释说："这两种药是同一种药，刚开时白色，盛开时变黄，它叫金银花。莫说你，就是孙思邈也不认识真假药呢，这次他在万岁爷面前丢尽了面子。我们进城卖药，那些太监把我们的药全都拿走，只给一点点钱。我们气不过，就用假药骗他们，为此连孙思邈也治不好万岁爷的病。"孙思邈听罢，恍然大悟，当下"亮明"了自己身份，拜两位山姑为师，跟她们学习采药、制药，了解各种药性。然后，他采了些新鲜药回宫，一剂就把唐太宗的病治好了。唐太宗接受了他的忠告，要太监上市买卖公平，并封孙思邈为"药王"。

后来，"药王"以金银花为"君"，甘草、生地、桔梗为"臣"，配制成"甘桔汤"方剂。至今，凡中医师开"甘桔汤"，都会自然而然想起虚心好学的"药王"孙思邈。

诗圣智斗邪药方

诗圣杜甫晚年贫困潦倒，辞官后回成都种中草药，后在沙头镇的大街上开了一个"百草堂"中药铺。

杜甫经营的百草堂药物货真价实，童叟无欺，买药的人络绎不绝。但杜甫的百草堂，使几家财主开的药店冷落萧条下来，直至无人光顾。几家药店的财主便凑到一起，决定先用银两收买了节度使卫伯玉衙门的一个书吏，打算借助官府的权势把百草堂除掉。

书吏在官老爷面前挑拨说："杜甫开了个中药店，自夸天下诸药最全，还自以为是才学最深，会写诗，连你老人家都瞧不起呢！"官老爷一听火冒三丈，开了一付

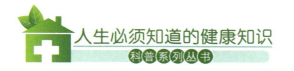
"行运早，行运迟，正行运，不行运"的邪药方，递给书吏说："快去，送到百草堂，立即把药抓齐，否则对他不客气。"

杜甫看了看那个邪药方，手捋胡须，轻轻冷笑说："好，我给他抓。"不一会，抓出四味药，放在柜台上说："老爷要的四味药我给他全抓齐了，拿回去吧。"书吏一看，竟是一片萝卜干、一块生姜牙、一颗红皮鲜李子、一颗干桃僵。

杜甫指着萝卜干对书吏娓娓道来，萝卜干是"甘罗"之意，当年甘罗12岁当了宰相，这叫"行运早"。生姜牙是姜子牙之意，姜子牙80遇文王，这叫"行运迟"。李子虽然酸溜溜的，却正是目前市场上卖的俏货，这当然叫"正行运"。干桃僵是隔年的桃子，经过雪冻霜打算不得鲜果，只能入药，便叫"不行运"。

书吏听过后无言以对，只好抓起四味药溜走了。从此，那些财主对杜甫的百草堂药店更没法了，百草堂药店越办越红火。

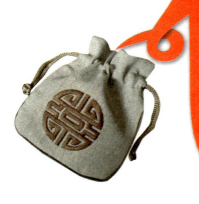

锦囊中的妙方

唐慎微也是北宋时的一位著名医学家。传说，唐慎微治病百无一失。当时有一位名叫宇文虚中的人，他的父亲曾患风毒之病，经唐慎微治疗后很快就痊愈了。但是，唐慎微知道，这种病不易去病根。唐慎微就亲笔写了一封信交给他，就像诸葛亮的"锦囊"。唐慎微在信封上注明了年月日，到这个日子才可以开封。到了这一天，宇文虚中父亲的风毒之病果然再次发作。患者打开了封存已久的信封，在信纸上面写着3个方子：第1个方为治疗风毒而作，第2个方治疗风毒引起的疮疡，第3个方治风毒引起的咳嗽。患者按方治疗，半个月即获痊愈。可见唐慎微治病如神，但他平素从不炫耀自己的事迹。

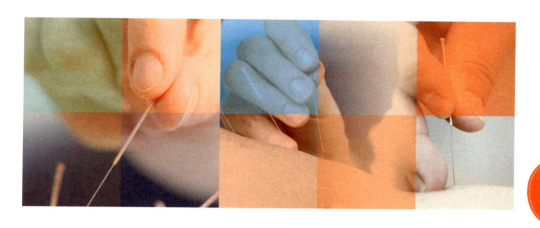

祖国医学

叶天士学针灸

　　山东有位刘姓名医擅长针术,叶天士想去学但没人介绍。一天,那位名医的外甥赵某因为舅舅治不好他的病,就来找叶天士。叶天士专心诊治,几付药下去他就痊愈了。赵某很感激,同意介绍叶天士改名换姓去拜他舅舅为师。叶天士很敬慕这位名医,并虚心学习。一天,有人抬来一个已昏迷的孕妇。刘医生诊脉后推辞不能治。叶天士仔细观察,发现孕妇是不能生下孩子,痛得不省人事。就取针在孕妇脐下刺了一下,叫人马上抬回家去。到家后胎儿果然产下。刘医生很惊奇,详加询问才知道这个徒弟原来是大名鼎鼎的叶天士,心中很感动,就把自己的针灸医术全部传授给了他。

吴又可用药之妙

　　吴又可一生治愈了很多传染病患者,其中包括一些疑难大症,且往往是出奇制胜。有一次,他治疗一位传染病患者,大便不通,肠胃胀满,疼痛难忍,四肢强直不能动,目闭口张,问话不能答。据患者儿子代诉,3日来已服承气汤3剂,每剂大黄用至一两左右,病仍未见减轻。一般医家,遇到此况,一定会考虑另立治法的。然而,吴又可则不然,他仔细权衡了患者的脉症,他不但不改方剂,反而将方中大黄增至一两五钱,连服半月终于痊愈。吴又可用药之妙,可见一斑。

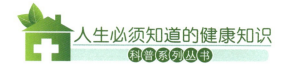

叶天士治慢性病的故事

有一个人患了一种慢性病,经常复发,十分苦恼。他找叶天士诊治。叶天士开了一个方,嘱他按方服100剂药,病就不会复发了。患者服了80剂药,病已好了一个多月,他就再不服药了。不料,事隔一年,病又复发。叶天士对他说:"我要你服100剂药,你才服80剂药,当然要复发了。从今天开始,你听我的,再服40剂,病就会永不复发。"事情果真如他说的一样。

叶天士生前的知名度已经很高,后人对他的医术评价说:诊疾深明病源,立方不拘成法,投药每有奇效,治疗常多变通。史书也称他"当时名满天下",为众医之冠。民间则传说叶天士是"天医星下凡"了。

"天医星"如何"治贫"

一天,叶天士正接待一位患者。他见到一个衣衫破旧的人闯了进来,此人不等问话,就双手抱拳,说道:"听说先生是当今的'活神仙',能治百病。我有一病症,不知先生能治否?人不欺病,病难欺人。其实我只是太穷了,你能治贫吗?"叶天士正在想如何回答,来"看病"的这人却又开言道:"是不是觉得我是在无理取闹!哪有医生治贫的说法?"但叶天士却笑道:"贫也可算是一种病,治疗也非难事。我给你一枚橄榄,你可吃肉,要留核,再把它种下,到明年自然就不穷了。""看病"的人听了这话,并不明白其意,种橄榄核与治贫实难联系在一起。不过,这位"患者"到底还是老实人,便拿着一枚橄榄回去了。

第二年,橄榄树长高了。树枝上长满了绿叶,无果的树有什么用呢?就去找叶天士。叶天士笑道:"到时候自有人送钱来。"那人只是不信。但是,过了3天,出现了一些买橄榄叶的人,他们就像赶集一样,每人都买几片,也花不了几个钱。这一树浓浓的叶子,卖多了,积累的钱就使此人发了个小财。他以这笔钱就干了个小本生意,不久便能生活得好些了。他抽空带了礼物去向叶天士道谢,并探问其中的奥妙。叶天士

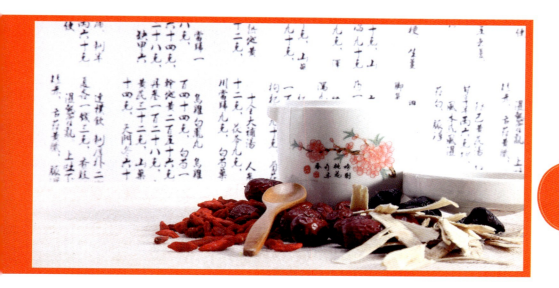

就把买橄榄叶的秘密告诉他。其实，叶天士早料到来年有疫病流行，医治此病的药物中需要一些橄榄叶，所以在开药方时，每方必加几片。苏州城的药铺都没有橄榄叶子，大家都在叶天士的指点下去买那人的橄榄叶。这也是叶天士乐善好施，对贫苦人的一片善心。

古代医药广告趣话

随着社会的发展，广告已被广泛应用于各种社会经济活动中。然而你是否知道，医药广告在中国古代早已有之。那时的诊所和药店十分讲究市招，其所谓市招实质就是医药广告。

中国古代的医药广告兴起颇早，其中以宋代最为突出。如《清明上河图》中描绘的赵太丞家，治病兼售生熟药，门前竖起高出屋檐的布制大路牌广告四座，突出介绍各种中药丸散膏丹治病的神奇作用，信息传播甚广。南宋御医王继先，祖上传一灵验丹方，名为"黑虎"。王氏以"黑虎王家"作为市招，名闻遐迩。汴京城中有一专售疝气药的李家药肆，因为患者少，便请名匠刻制了一头木牛作为市招，结果求药者

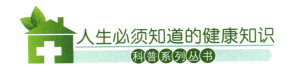
络绎不绝。宋饶州高姓，世售风药，其商标为一大力士手执叉钩，牵一黑漆木猪，人称"高屠"，自树商标后，求购风药的患者不断增多。

最有趣的是，南宋临安的严某，坐堂行医兼开小药铺，专治痢疾，患者不多。一次恰好碰上宋孝宗患痢疾久治不愈，应召入宫。严某治愈了皇帝的痢疾后，皇帝大喜，授其官为防御，又赐以金杵臼。于是严家打出"金杵臼严防御"的市招，从此药铺名声大振。还有一位妇科医生陈沂，因为治好了康王赵构的王妃，康王赏赐御前罗扇。陈氏子孙后来散布浙江各地，传家宝物御前罗扇自然没法分家，于是后世就在各自门前竖起一把木制的大罗扇以为市招，"大扇陈"在浙江绵延数百年而不衰。与此类似的还有"金钟李氏"，因治愈皇子肠痈，皇帝赐官不做，却接受了所赐的金钟，悬在门上，从此，"金钟李氏"名噪数百年。

此外，还有书载："顷年有人货疝气药，肩上担'人'、'我'二字，以为招目"。有人用牛、马、豹、鱼骨、海龙等形状做广告市招，还有用舞刀弄蛇、戏猴犬、执虎撑作为市招，效果都比较好。这类医药广告到元明清以后，更加普遍。

乾隆皇帝的中医养生法

查遍"二十五史"，前后有230多个皇帝，短命的多，长寿的少。乾隆皇帝是清朝第六代君主，在位60年，活了89岁，是历代皇帝中寿命最长者。他经历了康熙、雍正、乾隆、嘉庆4朝，享受了七代同堂的天伦之乐。

乾隆皇帝为什么能独享高龄呢？原来他有一套养生的秘诀。他根据自己的切身体会，总结出了养生四诀："吐纳肺腑，活动筋骨，十常四勿，适时进补。"其中"十常"即：齿常叩，津常咽，耳常掸，鼻常揉，睛常转，面常搓，足常摩，腹常运，肢常伸，肛常提。"四勿"就是：食勿言，卧勿语，饮勿醉，色勿迷。这"十常四勿"完全符合保健养身的道理。别的不说，单言酒色二字。乾隆尊为天子，富有天下，美酒盈仓，佳丽满宫。在此环境中，居然能做到不恋酒、不迷色，实属难能可贵。

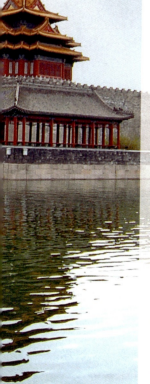

乾隆自幼习骑射，曾在避暑山庄几次皇家射箭比赛中大显身手。当上皇帝后，更以骑射为乐。直到他80岁高龄时还去行围狩猎。骑马射箭，活动量很大，无疑是一种锻炼身体的好办法。

乾隆喜好旅游，"乾隆皇帝下江南"的故事，几乎是家喻户晓的。他一生中，曾6次下江南、3次上五台山。不少名山大川、古刹佛界都留下他的足迹。旅游既能锻炼身体，又能怡养心情，是一种很好的保健措施。

乾隆好读书，善诗文。据说他一生作文1300多篇，写诗4万余首（自然，其中许多是由他的臣下草拟的）。乾隆喜书法，写得一手好字，其字圆润遒丽，很有功底。每到一处，必要御笔垂青。西湖十景就是由他亲手题的碑。这些爱好对乾隆健脑、强身、养性是大有裨益的。

乾隆的起居饮食很有规律。他大约6时起床，洗漱后用早膳。上午处理政务，和大臣们议事，午后游览休息。晚饭后看书习字，作文赋诗，然后就寝。他的膳食以新鲜蔬菜为主，少吃肉类，并且从不过饱。乾隆从不抽烟，但喜饮茶。他对饮用水十分讲究，以北京玉泉山的泉水作为御用水。

乾隆也注意进补，但适时适当，而不乱补。所用"松龄酒"和"龟龄集"之类，主要由补脾肾、益气血为主的中草药制成。这也是符合医学道理的。补肾可以滋先天，补脾可以壮后天，肾气强盛，脾胃健运，气血充盈，身体自然强壮。

由于乾隆养生有法，因此他一生身体健壮，年近90还神智清醒，活动自如。有时还以太上皇的身份过问朝政。真不愧是一个健康的寿星。

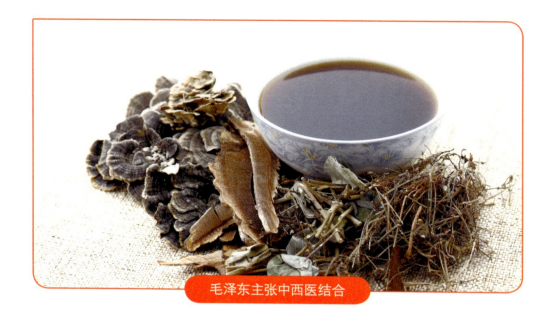

毛泽东主张中西医结合

毛泽东看中医的几次趣闻

　　毛泽东同志在延安时期，生活条件十分艰苦，因此，也不可避免地经常闹病。有一次毛泽东患了风湿性关节炎，然而当时医疗条件很差，缺医少药。党外人士李鼎铭先生知道此事后，特地赶到杨家岭给毛泽东看病。当时由于中西医矛盾尖锐，贬低中医中药，认为中医落后，无科学性，因此毛泽东身边的医生反对他服中药。可是毛泽东早在井冈山时期就提出了中西医结合的主张，他还是坚持吃了李先生为他开的四帖药。服药后，果然胳膊疼痛消失了。

　　1929年秋季，由于蚊子的叮咬，毛泽东患了恶性疟疾，不仅发高热，还伴有上吐下泻，病拖了很久，仍没有治好。由于当时药物来源十分困唯，毛泽东不得不化名为杨引之，由贺子珍陪同去闽西的农村疗养，当地党的负责人每天带领一位姓赖的医生上门为他看病，并亲自煎药给他喝。毛泽东每次都向这位赖医生询问各味中药的名称、性能、功效，并默记在心中。

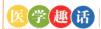
　　还有一次，毛泽东又病了，是一位山东籍的老中医为他治疗，这位老中医名叫刘惠民。有一次看完病后，在闲谈中毛泽东向这位刘老中医请教中医所谓的"火"是什么意思?刘老医师用中医的理论向他讲述了"火"的含义。可是毛泽东仍然听不懂中医抽象的理论，他对刘老医师说："你讲了半天，我怎么一点也听不懂，这可怎么办?"刘老医师笑着说："主席，你不是说西医要学习中医吗?如果让西医一讲，你就会明白了。"毛泽东也高兴地说道："确实，西医是要学习中医的。"毛泽东认为中国医药学是一个伟大的宝库，应当努力发掘，加以提高。西医经常学习中医，可以把中西医的界限取消，成为统一的新医学，为全人类做出更大的贡献。

知识链接：纳米中药的特点

　　纳米科技是当今国际科技领域的前沿问题。纳米药物载体、纳米生物材料、纳米生物传感器和成像技术等将在疾病的诊断、治疗和保健方面发挥重要作用。

　　纳米中药首先要考虑中药内生物活性部分或活性化学组分，因此，中医学家的注意力主要集中在寻找具有各种生物活性的化合物上面。但是生物机体对药物的吸收、代谢、排泄是一个极其复杂的过程，中药产生的药理效应不能唯一地归功于该药物特有的化学组成，还应与药物的物理状态等密切相关。这就给人一个启示：改变药物的物理状态可能是新型药物研制的一种有效的方法。若能将药物的单元尺寸（体积）减小至纳米尺度，药物的活性和生物利用度可能得到大幅度提高，并可能产生新的药效。为此，通过将纳米技术引入现代中药的研究开发，提出"纳米中药"的概念。纳米中药是运用纳米技术制造的、粒径小于1000纳米的中药有效成分、有效部位、原料及其复方制剂。

　　传统的中药材加工方法已延续了几千年，由于缺少先进的加工手段，在中药制剂与生产工艺、质量控制、安全性与有效性、中药新药开发与评价等方面还缺少精确和科学的技术方法。通过将纳米技术引入现代中药的研究开发，同时集成现代药物研发的优秀成果，在纳米中药制备技术、药学、药效学、药理学和毒理学等评价方法，典型纳米中药新药产业化诸方面建立一系列具有自主知识产权的专利技术和创新方法，为中药现代化做出贡献。纳米中药不是简单地将中药材进行粉碎至纳米级，而是针对组成中药方剂的某味药的有效部位甚至是有效成分进行纳米技术加工处理，赋予传统中药以新的功能。纳米中药应具有如下特点：①突破传统中药的产业模式，发展全新的中药加工方法和全新的中药剂型，开发具有自主知识产权的中药新药；②纳米中药的量子尺寸效应和表面效应将导致其物理化学性质、生物活性及药理性质发生根本的变化，从而赋予传统中药全新的药效，拓展中药的治疗范围；③改善传统中药的治疗效果，提高生物利用度，减少用药量，节约有限的中药资源，降低中药的毒副作用。纳米中药的制备方法将纳米技术引入中药的研究时，还必须考虑中药组方的多样性、中药成分的复杂性。例如，中药单味药可分为植物药、动物药和矿物药等，中药的有效部位和有效成分又包括无机化合物和有机化合物、水溶性成分和脂溶性成分等。因此，针对不同的药物在进行纳米化时必须采用不同的技术路线。此外，还必须考虑中药的剂型。

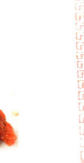

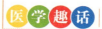

名医故事

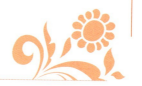

周代名医扁鹊的故事

　　历史书上记载着扁鹊医好危重病人的故事：有一次他到山西，当地一位权力很大的官，叫赵简子，怀着野心，想要夺取王位。他想了很久没有实现，猝然害病就昏迷了5天，人事不省。扁鹊摸到他的脉搏还在不断地跳动，又了解了他思想上存在的问题，使他断定赵简子是由于过度用脑，一时昏晕，并没有死。果然不出3天他就清醒过来了。

　　又有一次，扁鹊到了陕西（虢国），这里的太子害了重病，四肢冰冷，知觉丧失，一般人都以为太子已经死了，只是忙于办丧事。但是很奇怪，太子死了半天多还不收尸（不僵硬），扁鹊受了好奇心的驱使，先从旁打听清楚了病情，再进行诊断，发现太子还有微弱的呼吸，两股内侧并没有完全冷却，便断定是假死。当时就在太子头顶的正中"百会穴"刺一针急救，一会儿太子就苏醒了。同时在两肋下用温热药包来熨，太子便能坐起，后来又吃了20多天的药，竟完全恢复健康。扁鹊的名声从此愈是大了。

　　过一些时间，扁鹊到了山东。山东齐王的太子叫桓公午，他听说扁鹊到了，便殷勤地招待他。扁鹊察言观色，知道桓公午有病，便告诉桓公午说："你身上已经有了病象，不过还浅在皮肤里，如不及时治疗，可能演变成严重疾病。"桓公午不相信，总以为医生都是贪名好利的人，企图医治没有病的人来宣传自己的本领，因此不听扁鹊的劝告，不肯就医。5天后，扁鹊见到桓公午又说："你的病已经发展了，影响到血脉了，要是还不医治，会更加严重。"桓公午听了很不高兴，不理睬他。又隔了5天，再看到桓公午时，扁鹊又郑重地说："你的病已经蔓延到肠胃，再拖延下去，恐怕今后就来不及医治了。"这回桓公午更不愉快，仍然不接受扁鹊的劝告。又过去了5天，扁鹊看见桓公午，望望他的脸色，便大吃一惊地溜掉了，桓公午派人去问他为啥要溜掉？扁鹊说："病在皮肤，并不深入的时候，用点汤药或者熨药，便可医治好；等病影响到了血脉时，也可以用扎金针的方法治疗；病既伤了肠胃，都还可以想点方法来配药酒吃；可是现在桓公午的病已经深入骨髓了，我看到不能设法挽救，所以才溜掉。"不久，桓公午就全身发烧、疼痛，急急派人请扁鹊时，扁鹊已经逃到秦国去了。桓公午终于无法医治而死去。

扁鹊既有这样高的本领，因此群众都把他看作"活神仙"，到处传说扁鹊连死人都医得活。扁鹊却很谦虚地说："我哪里会医活死人呢？只是病人没有真正死的时候，我能仔细地诊断出来，设法医治就是了。"

这时，一部分人还相信害病是由于鬼神在作怪。晋国的国王害病，也说是有两个小鬼害了他，所以巫医还在当时继续存在并危害人民。扁鹊是坚决反对鬼神迷信的，他号召群众不要受巫医的欺骗。他说："害病相信巫神，不相信医生，他的病就不能治疗好。"这样教育群众，有很大的益处。

汉代名医华佗的故事

华佗是东汉末年的一位伟大的外科医生。他是沛国谯州（现在的安徽亳州）人，字元化，大约生在汉顺帝永和年中，死于汉献帝建安十三年以前，为公元145—208年。他青年时曾经游学徐州，当时沛国宰相陈珪曾荐举他做孝廉，太尉官黄琬也曾劝他出来做官，他都不答应，一心学医，成为好医生。

精通医术的华佗对内科、外科、妇产科、小儿科和针灸科都有独特的修养，对外科尤其擅长。他在彭城、盐渎、东阳、广陵（即江苏、山东一带）等地行医，治好的人很多。某一年，镇守襄阳的蜀国关云长，因为在作战时中了毒箭，满臂红肿，疼得厉害，便请华佗到襄阳给他治疗箭毒，华佗用刮骨去毒的疗法，终于挽救了关云长的性命。

华佗的外科技术非常高明，首先是他能够安全使用麻醉药。有一次，华佗给一个推车的人看病，他诊断了患者的脉搏，看见患者两脚曲着，肚子疼得厉害，开始还在大叫，后来连叫痛的声息都低微了。华佗把患者衣服解开，用手按按患者的肚子，便判断是肠子生了癥疮，而且疮的机势还很恶劣，于是就决定用开刀手术来抢救。

华佗先给患者吞下"麻沸散"，不一会患者失去了知觉，形成全身麻醉状态。然后他又用些药在开刀处消毒后，才仔细地把腹部割开。大肠的一段果然红肿溃脓了，华佗慢慢地割除了溃疡部分，然后用药制的桑皮线把伤口缝合好，涂上消毒药料，再缝好腹部伤口，厚厚地涂敷些解毒生肌药膏，经过7~8天，创口逐渐愈合。不过一个月，患者完全好了。

传说华佗的麻醉药——麻沸散，是由曼陀罗花1斤，生草乌、香白芷、当归、川芎各4钱，天南星1钱，共6味药组成。现在欧洲人著的《世界医学史》，亦承认阿拉伯医生懂得的麻醉药，是向中国华佗学的。

华佗不仅是医术好，他对预防疾病和促进健康也有极正确的看法。他常常告诉人说：一个人应该养成爱劳动的习惯，同时也要有适当的休息。经常劳动，不仅可以

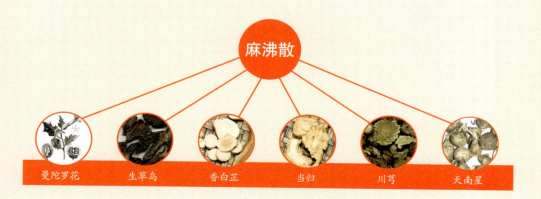

祖国医学

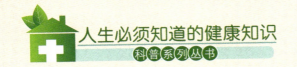
帮助消化，流通血脉，还能防止许多疾病的发生。好比门轴，时常被开门关门摩擦着的，所以它断不会被虫蛀；又好比长流水，不断地流着，万没有腐坏的道理。

华佗还发明了一种动作轻便养生功法叫"五禽戏"，就是摹仿5种禽兽姿态的体操。第1个姿势是虎，做成虎的前肢扑动的样子；第2个姿势是鹿，运动头部，像鹿的伸转头颈一般；第3个姿势是熊，做成熊的卧形；第4个姿势是猿，运动脚部，像猿猴的脚尖纵跳；第5个姿势是鸟，两手伸展，像鸟展翅飞翔的姿态。5个姿势连接起来，不断地练习，身体得到了全面性的锻炼，当然对身体健康有很大的帮助。距离现在1700多年前的华佗就已经把体育和医疗联系起来，作为保护人们身体健康的重要方法之一，在今天仍有其极大的价值。但华佗自己并未得到长寿，他被魏王曹操所杀。

五禽戏 ⋯⋯ 虎形 ⋯⋯ 鹿形 ⋯⋯ 熊形 ⋯⋯ 猿形 ⋯⋯ 鸟形

曹操患偏头疼，经许多医生治疗好不了，听说华佗的医术很高明，便专人请华佗去给他医治，经华佗一次扎针，痛马上就止住了。曹操怕自己的病再发，就把华佗留在许昌，做他的医官。但华佗看不惯曹操的言行，不肯为他服务，便推说回家乡去找药方，一去不回。曹操命令地方官去传华佗，传了两次，华佗无奈，便推说妻子病得厉害，不能离开。曹操又派人去侦察，发现并没有这回事，就把华佗抓来了。

曹操这一恼怒，惹动了偏头痛病，华佗向曹操说，要根本治疗，最好是开刀做手术。曹操听了越发激怒，指着华佗大声地说："头割开了，还会活人吗？"曹操认为，华佗要谋害他，就把华佗关到牢里去。华佗知道生命有危险，便想把自己宝贵的医学笔记、方药记录等送给别人，别人不敢接受，华佗很难过地拿来烧毁了。后来曹操就杀害了这位为人民所崇拜的医生。

华佗不慕名利，不贪富贵，表现了医家的优良品质。他的精良医术和伟大的人格，永远活在百姓的心里，是后世医务工作者学习的模范。

东汉末年张仲景和他的《伤寒论》

东汉末年，与华佗一样出色的伟大医学家叫张仲景，名机。大约生于150年，死于219年左右，活了70多岁。他生长在河南镇平县，青年时候很有学问，曾经被荐举为孝廉（相当于清朝的举人），在50岁时曾做过长沙太守。

张仲景在10多岁的时候，已经读了不少的书。这时他的族人中有个叫张伯祖的，是极有声望的医生，他看到张仲景天资高，极聪明，又肯钻研，便把他所有的学识都传授给张仲景。张仲景把老师的学问全部接受后，通过他自己的实践，把老师的医学又向前发展了一步。一般人都说：张仲景在临床上辨认疾病的细致，比老师高明得多。

张仲景行医在洛阳修武一带的时间最多。洛阳是当时最繁华的都城，张仲景在洛阳的群众威望很高，有"经方大师"的称号。什么叫"经方"呢？就是前辈人遗留下来的经验方药。

这些方药是很难掌握的，但一经掌握应用，效验特别好。同时"经方"的组织较严密，药味极简单，价格便宜，很适合群众的需要。张仲景最善于运用这种经验方药，所以民众称他为"经方大师"，亦最欢迎他。

有一个时期，张仲景在修武县行医，他认识了一位青年文学家王粲（字仲宣），他观察到王粲的神色不好，便告诉王粲说："你身体里面已经有病根子了，马上吃五石汤治疗，或许可把这病根子拔掉。如果不及时医治，就会逐渐演变严重。到了40岁，眉毛便要脱落，眉毛脱落半年后，就会有生命危险。"

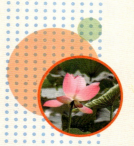

　　王粲这时不过才20岁，听到张仲景这番话，心里很不高兴，以为张仲景是在夸大自己的本领，便不听他的话，更不吃药。隔了3天，张仲景又见到王粲，问他吃药没有？王粲便欺骗他说："已经吃了。"张仲景看看王粲的神色说："你没有吃药，你是在欺骗我，你的神色一点也没有好转，为什么把你自己的性命看得这样轻呢？"王粲始终不信张仲景的话，20年后眉毛果然慢慢地掉下了，眉毛脱落后的第187天，王粲竟至死了。

　　195—204年，疫病流行得很厉害，其中尤以伤寒病的死亡率最大。这段时期张仲景的族人害伤寒病死的约占7/10。张仲景眼见到这种情况极为悲痛，除尽量想办法抢救外，还不断钻研经典著作——《内经》和《本草经》等，定出治疗伤寒病的常规，使一般医生照着这个常规治疗伤寒病，不犯错误，提高疗效。这个常规在当时起了很大的作用，所以张仲景的《伤寒杂病论》妇孺皆知。

　　有部研究琴的古书，叫《古琴疏》，里面记载着这样一个故事：有一天，张仲景到桐柏山去采药，有一老年人来求他医病，张仲景诊察了这位老人的脉搏后，很惊奇地说："为什么你这手腕现的是兽脉呢？"老人便告诉张仲景说："我并不是人，是这山泽地里的老猿猴。"仲景便在腰包里取出两颗丸药给它，老猿猴拿去一吃就好了。第二天，这老猿仍然变成老人，抱了很大一根木料来送给张仲景，它说："这是一万年以上的古桐树，人间最难得的。"张仲景便请匠人来把古桐制成两张琴，一张叫作古猿，一张叫作万年。尽管这是神话故事，但从这故事中可以了解到群众对张仲景的爱戴，甚至张仲景的医术还惠及兽类。

　　张仲景不仅是临床治疗经验丰富的名医，而且学问渊博，著述很多。据史书记载，他著有《黄素药方》（25卷）、《辨伤寒》（10卷）、《疗伤寒身验方》（1卷）、《评病要方》（1卷）、《治妇人方》（2卷）、《五藏论》（1卷）、《口齿论》（1卷）、《脉经》（1卷）、《五藏营卫论》（1卷）和《疗黄经》（1卷）。汉代以前的医生有这样丰富的著作，他是第一个，可惜除《伤寒杂病论》传世，其余的都丧失了，这是祖国医学很大的损失。

张仲景距离现在1700多年了，群众还是尊他为"医中之圣"。他仅存的一部《伤寒杂病论》仍然脍炙人口，是祖国医学遗产中的主要经典著作之一。

张仲景在《伤寒杂病论》中辨识疾病的方法，把疾病和人体看作是有机整体，是不可分割的，不能够离开人体来谈疾病，所以它并不机械地谈病灶，而是从整个患者所出现的病状来观察、分析、归纳，最后得出寒、热、表、里、虚、实等总的性质来，这就是治疗的下手处。这种辨识疾病的方法，是完整的，是全面的。通过1000多年来广大中医医生的运用证明，这种认识方法是很精确的，也是祖国医学的主要特点。

祖国医学

王叔和在脉学上的成就

切脉也叫把脉，是祖国医学诊断疾病主要的方法之一。切脉的发明亦以中国为最早，最迟在周代就已发明了，《周礼》中就有借切脉可以观察内脏病变的记载。最早切脉是在颈、手、足3处，这3处肌肉不厚，动脉浅，在皮下，容易诊察，一般讲"三部脉法"就是这样来的。古代医生对切脉有特别研究，又较切合实际应用的，西晋时的王叔和可算是第一个了。

王叔和（201—280年）是山西高平县（一说山东巨野）人，生长在东汉末到西晋的时代。

王叔和是魏晋之际的著名医学家和医书编纂家。学识很好，曾做过太医令，相当于国家最高医院院长，可见他的威望在当时是很高的。在中医学发展史上，他有两大贡献，一是整理《伤寒论》，一是著述《脉经》。由于他对切脉有专门的研究，在切脉方面的贡献和成就便很大。

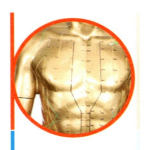

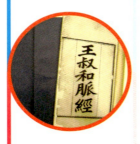

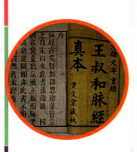

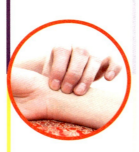

　　王叔和自幼受到良好的文化熏陶。少年时期，他已博览群书，通晓经史百家。因时局动荡，为避战乱，随家移居荆州，投奔荆州刺史刘表。当王叔和居住荆州时，正值张仲景医学生涯的鼎盛时期，加上王叔和与张仲景弟子卫汛要好，深受其熏染，逐渐对医学发生兴趣，并立志钻研医道。他寻求古训，深究病源，潜心研读历代名医著作，虚心向有经验的名医求教，博采众长，医术日精，名噪一时。由于其医术高明，208年，当曹操南下征战荆州刘表时，王叔和被推选为曹操的随军医生。其后任王府侍医、皇室御医等职。

　　以前关于切脉的记载很零乱，对每一种脉象的解释也不够明确。王叔和利用自己丰富的临床经验，他为了使人更好地理解和应用切脉方法，便将切脉时指下的感觉，详尽地叙述出来，并分为24种，这是前所未有的。魏国少府中藏有大量历代著名医书，存有许多历代的经验良方。王叔和阅读了大量的药学著作，经过几十年的精心研究，在吸收扁鹊、华佗和张仲景等古代著名医学家的脉诊理论学说的基础上，结合自己长期的临床实践经验，王叔和终于写成了我国第一部完整而系统的脉学专著——《脉经》（10卷，98篇），计10万多字。《脉经》总结发展了西晋以前的脉学经验，将脉的生理、病理变化类列为脉象24种，使脉学正式成为中医诊断疾病的一门科学。远在1600多年前，切脉研究有这样的成就是值得骄傲的。大约在11世纪初期，中国的切脉方法便传到国外，大大影响了阿拉伯医学。阿拉伯名医阿维森纳所著的《医典》中谈切脉部分，基本是接受了王叔和的《脉经》的知识而写成的。

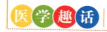

皇甫谧在针灸上的成就

针灸疗法是中国古代民间应用的一种物理疗法，实际上应分为针刺法和灸疗法两种。针刺法是利用金属制成的针，刺入身体一定位置的皮下深部，借这种器械的刺激，以达到治疗效果；灸疗法是在一定位置的皮肤表面，借燃点艾柱（用干燥艾叶研细放成金字塔形的小柱子）的温热刺激，以达到治疗的效果。

在针灸学研究中，皇甫谧的《黄帝三部针灸甲乙经》（简称《甲乙经》）堪称是这个领域的代表作。这部书总结了古代针灸疗法的经验，后来研究针灸的只要读了这部书，就可以了解整个针灸学的全貌。全书共12卷，128篇，详述了针灸经穴的分布，以及适应证和禁忌证等。

皇甫谧不仅为后来各个时代学习针灸学的人打下良好基础，尤其是日本的针灸学完全是受到《甲乙经》的启示。朝鲜和法国的针灸学也是从中国传过去的。他们所用的经穴部位，都是导源于《甲乙经》。所以我们说，皇甫谧最大的贡献是，他进一步推动了中国针灸疗法的发展，这种继往开来的功绩是伟大的。

皇甫谧（字士安，幼名静，自号玄晏先生，215—282年）是安定郡朝那县（今甘肃省灵台县）人。他是一位著名的学者，在文学、史学和医学上都很有建树。古人曾赞云："考晋时著书之富，无若皇甫谧者。"

皇甫谧出身于东汉名门世族，曾祖皇甫嵩因镇压黄巾起义有功，官拜征西将军和太尉。皇甫谧的祖父皇甫叔献当过霸陵令，父亲皇甫叔侯仅举孝廉。

皇甫谧出生后遂丧生母，后过继给叔父，15岁时随叔父迁居新安（今河南省新安县），在战乱中度过了他的童年和少年。自幼贪玩不习上进，跟村童编荆为盾，执杖为矛，分阵嬉游，仿若作战。20岁时仍游荡无度，不爱学习，人以为痴。叔母任氏对他很生气，她是恨铁不成钢，也为他的前途而担忧。一次，任氏把皇甫谧赶出家门，要教训他。皇甫谧回家时带来了一些瓜果，以为可平息叔母的怒气，没想到叔母更加气愤，她哭诉道："你已20岁了，都没有一点上进心。《孝经》上说，即使每天用

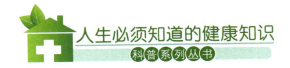
三牲（即猪、牛、羊）来奉养父母，如果不懂齐家治国的道理，不修身养心即为不孝。这是不是由于我没能像孟母那样选择好邻居，还是由于我没有教你做人的道理，以致于你至今还是那样的愚钝。"皇甫谧甚为感痛，要悔过自新，遂拜乡人席坦为师，皇甫谧从此矢志发奋读书。

在42岁时，皇甫谧得风痹症，使他感到做一个医生的重要，因此悉心攻读医学，开始搜集针灸著作；46岁时已为著名学者，朝廷征招他做官，被他拒绝，仍攻读典籍，时人谓之"书淫"。此后又有几次机会被朝廷任命，他写表向皇帝借书，武帝就送了他一车书。282年，68岁的皇甫谧写成《皇帝三部针灸甲乙经》，并刊发。皇甫谧去世后，他的儿子童灵和方回尊父遗训，择不毛之地，将其俭礼薄葬于塬边。世人称之为"皇甫冢子"。

对于针灸医治的经验，中国医家早已进行了系统总结。但是，晋代以前的针灸医书用竹简刻书，并被视为"秘宝"而珍藏，普通的人是不易得到的。由于参考书奇缺，这给皇甫谧的编撰工作带来很大困难。皇甫谧设法借来医书阅读和研究，获得了大量的资料。他把古代著名的3部医学著作，即《素问》，《针经》（即《灵枢》）和《明堂孔穴针灸治要》，纂集起来，"删其浮辞，除其重复，论其精要"，并结合自己的临证经验，终于写出了一部针灸学名著——《黄帝三部针灸甲乙经》，也称《针灸甲乙经》，简称《甲乙经》。

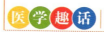
《甲乙经》对针灸穴位进行了科学的归类整理，列述了关于学习针灸应该了解的生理、病理、诊断、治疗及预防等各方面内容，在医学领域树起了一座丰碑。该书共收录穴名349个，比《黄帝内经》多出了189个。皇甫谧明确了穴位的部位，统一了穴位名称，区分了正名与别名。他介绍了内科、外科、妇科、儿科、五官科等上百种病症及针灸治疗经验，进行了探讨和理论上的阐述，奠定了针灸学科理论基础，对针灸学以至整个医学事业的发展做出了不可磨灭的贡献。

《甲乙经》是我国现存最早的一部理论联系实际、有重大价值的针灸学专著，被人们称为"中医针灸学之祖"，一向被列为学医必读的古典医书之一。唐代医署就开始设立针灸科，并把它作为医生必修的教材。直至现在，我国的针灸疗法，虽然在穴名上略有变动，而在原则上均本于它。1700多年来，它为针灸医生提供了临床治疗的具体指导和理论根据。

《甲乙经》也传到国外，还大大地影响了外国医学，受到日本和朝鲜的重视。701年，在日本法令《大宝律令》中明确规定将《针灸甲乙经》列为必读的参考书之一。这足见皇甫谧的《针灸甲乙经》影响之深远。

晋代传染病学专家葛稚川

中国医学家谈到疾病的传染性是很早的。汉代有部书叫《论衡》，书中记载：温气疫症，千户灭门。后汉一位很有名的才子曹植，他形容当时传染病流行的情况，非常使人震撼，他说："建安二十二年（217年）疠气病流行，家家户户都死了人，有的全家全族的人都死光了。尤其是生活不好的穷人被传染的最多，生活较优裕的被传染的较少。一般人不懂得疫病流行的道理，以为鬼神在作怪，画符来避免，真是既可怜又可笑。"这说明古人在很早的时期就对传染病有一定的认识了，不过古代没有传染病这个名称，而称为疫气、疠气、天行、时气和鬼注等不同的名目就是了。

到了西晋（265—316年）时，出现了一位杰出的医生——葛洪，名稚川，又号抱

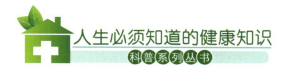
朴子,约在太康二年(281年)生于丹阳郡句容(今江苏句容县),活到61岁,大约是在东晋咸康七年(341年)去世。

葛洪自幼好学,博览群书,尤其喜欢学习神仙导引各种方术,最初在他的从祖父葛玄的学生郑隐那里学习,后来又向南海太守鲍玄学习。由于他不断钻研,在30岁左右便写了几百卷书,其中最有名的要算《肘后备急方》(也简称《肘后方》)和《抱朴子》两部。

从《肘后方》书里看出他是记载传染病天花的第一人。他说,当时流行着一种天行发斑疮,一经感染就生遍头面周身,颜色鲜红,像火疮一样。疮顶上出现白浆,这个好了那个又发作,不及时医疗,很容易死人。就是医好了,疤痕都呈紫暗颜色,经过一年多,才消失。

这种疮大约是在东晋建武年中(301年)传入的,中国军队到南方作战,由俘获的"南蛮"传到中国来的,所以又称为"虏疮"。《晋书》上也有这样两句话:梁郑一带痘疮流行,人心骚然。可见葛洪记载的全是事实。

葛洪还发现了"马鼻疽"这种传染病。这种病在欧洲是从4世纪初才知道是由动物传染人类的传染病。直到1787—1886年间,用马鼻涕进行实验,证实能使健马感染,这才逐渐证明了它的病源。但葛洪的《肘后方》却已明白地记载着:人身上先有了创伤,如果去骑马,马汗毛中的污秽东西便会浸入创伤里面去,或者被马的浊气熏蒸,都会害这个病。患者发肿、疼痛、高烧,严重的还会死亡。他这样叙说"马鼻疽"病的症候和传染途径,与现在对"马鼻疽"的知识是完全一致的。

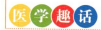

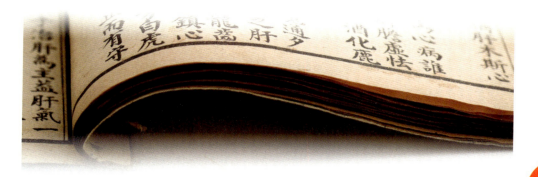

祖国医学

《肘后方》里还记载有传染性的"沙虱病"。这是东亚所特有的地方性的传染病，欧洲医学没有这病的记载，日本人称为"恙虫病"。多沿着有大溪的丘陵地带流行，在夏季发洪水后，最是散发性流行的时期，所以又称为"洪水热"。

这种病是因沙虱的螫刺，将寄生于沙虱的微生物传入人体的一种疾病。葛洪认为：山水里有种沙虱小虫，小到人们很难看见。水浴时，这虫便附着在人体上，或者阴雨天气在水草里行走，它也会螫人皮肤。当被螫刺时，皮肤上出现一颗小红点子，疼痛。几天后便发烧，周身疼痛，螫刺皮疹处渐次发肿。这些记载与今天临床上所见到的并无二致。1930年，日本科学家才证明了这种微生物的存在。

《抱朴子》中，还有许多关于"炼丹"的记载。葛洪指出，丹砂经过长时间的烧炼，可以变成水银，水银积变又可以还原成丹砂。这说明硫化汞制水银的实验，葛洪早已知道了。葛洪还观察到铁与铜盐的置换作用；他曾经制成外表像黄金或白银的几种合金，可能里面有不同比例的铜、铅和汞等元素。

葛洪不仅是医学史上首屈一指的传染病学专家，也是药物化学史上的重要人物。纵然他当时炼丹的目的在想长生不老，但因炼丹而发明多种化合物。现在祖国医学的外科普遍地应用"升丹"和"降丹"两种药品，也就是葛洪炼丹术的成绩。

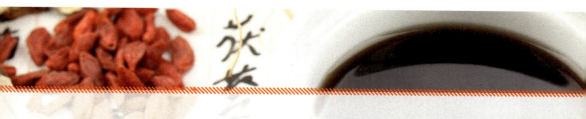

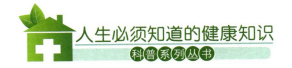

孙思邈和《千金方》

　　孙思邈是京兆华原（今陕西省铜川市耀州区）人，大约在581年时生于耀县东北15里的孙家塬，7岁开始读书，每天能背诵1000多字。满20岁时，孙思邈便精通诸子百家的学说，隋文帝曾请他去做官，他不肯去。后来，唐朝统一了中国，唐太宗和唐高宗都曾经请他做官，他还是一概谢绝，一心钻研祖国医学。

　　孙思邈为什么把医学看得头等重要呢？他认为，人类最宝贵的就是生命，生命的价值是千两黄金也不能换得的。因而，他把他总结祖国医学中的一些成就，整理成卷，起名为《千金方》。他认为，继续人类生命的首先是妇人和小孩，因此在他的总结中，便把妇幼科放在头等地位。

　　《千金方》开首的3卷就是"妇人方"。他认为，妇女既有特殊的生理，也就有特殊的疾病，妇女疾病该另有系统。他还在首页上强调：凡是懂得养生道理的，都得教育子女们学好这3卷书，通晓其中的道理。没有疾病时，可以保养身体，万一有了疾病，也不会仓惶失措。尤其是已经做了母亲的，更要好好地学习不可，每个做母亲的都能够抄写一本放在身边更好。

　　"妇人方"涉及从求子到调经，包括整个妇人的特殊疾病，确是一部很好的妇女卫生手册。如关于孕期卫生，他说：妇人怀孕时，住的地方要洁净安静，尤其是调养性情，节制嗜欲，不使受惊恐。临产时不必忙乱恐恼，旁边的人也要安稳谨慎，不要说生得快了、慢了，更不要露出不安的样子，免得使产妇心里紧张，发生难产。小儿初生下时，先用指头裹棉花，擦去小儿口里和舌头上的淤血，如果不及时擦抹，小儿一哭，咽下肚里，会引起许多疾病。假如小儿落地后不出声，可用暖水洗浴，或向小儿呵气，或用葱白当作鞭子，轻轻地抽打小儿的身体，使小儿哭出声来。这些办法从现在的角度来衡量它，也是很合乎科学的。

　　在小儿卫生和护理方面，孙思邈也有很合理的见解，他说："小儿幼弱，肌肤还不太健康，衣服不要穿得过多，过多了反而还损害他的皮肤血脉，不能抵抗疾病。在

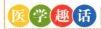

晴朗的天气中，最好使小儿多见阳光，乳母和小儿都应该在晴暖无风的阳光下多玩一会儿，使其气血流通，肌肉肥健，能够抵抗风寒，不害疾病。假如少有见阳光，肌肤就脆软，容易生疾病，好比阴湿地方的草木，很少见到阳光，那是不容易生长起来的。"

孙思邈还提出要多给小儿洗澡和换衣服，洗澡的水温要适中，时间不要太久。洗澡后在小儿腋窝或阴部涂上细粉，以防湿疹。这些主张，不仅都有它的实际意义，而且也表明孙思邈观察得很细致。

从孙思邈对妇人小儿那些主张看出，《千金方》这部书流传到现在仍然受到广大群众的欢迎，它在中国妇幼保健工作中起了不小的作用。孙思邈的书不仅在中国受欢迎，而且还影响到我们的邻国朝鲜和日本的汉医。

由于孙思邈对医药卫生事业有伟大的贡献，他在682年死去以后，民众一直纪念着他。特别是他的故里——陕西耀县孙家塬，对他更是尊敬。孙家塬里至今还保留有孙思邈的祠堂，祠堂中有孙思邈的塑像和他父母亲的塑像，在祠堂前面还有他先人的茔地。

耀县城东约3里，有一座山，原名五台山，因为孙思邈曾在那里隐居过，后来便改名药王山。药王山的风景优美，山上现在仍旧保留了许多有关孙思邈的古迹，如药王庙。庙里有拜真台，相传是唐朝的皇帝见到孙思邈在医药上贡献很大，又不肯做官，故封他做"真人"。庙里还有太玄洞，这是孙思邈隐居的石洞，现在洞内还有孙思邈的塑像。

洞旁一座亭子中，竖立着8座石碑，称为"千金宝要碑"，是1124年（宋天圣二年）刻的，上面有《千金方》的部分药方。庙里还有洗药池，据记载是孙思邈当年洗药的地方。此外，药王山的南山上还有一座1081年刻立的石碑，上面详细地记载了孙思邈的生平事迹。现在一般人心目中的药王菩萨就是孙思邈，可见人民对孙思邈的纪念是多么深厚！

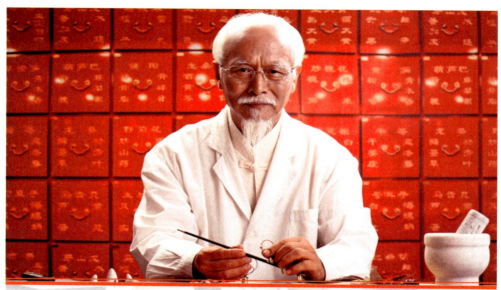

唐慎微写书的妙招

唐慎微（字审元）出身于医生世家，他对古代的方剂很有研究。在北宋元祐年间（1086—1094年）曾在成都行医。唐慎微讲话不属于那种能说会道的，而且其貌不扬，但人很聪明，医术精湛。他的医德高尚，对患者，不分贵贱，有求必往。唐慎微看病时谈证候总是寥寥数语，点到即止。若有人反复问难，唐慎微也会不再作声。他虽为民间医生，但心中却有宏愿，即完成当代本草学（中国传统药学）的集大成工作。

有志者事竟成，唐慎微想出了一个绝妙的办法。他想，读书人接触的书多，应发动他们来帮助他收集资料。为此，唐慎微规定，凡是读书人来看病，分文不取。但他们要满足一个条件，就是要帮他收集一个方子。这个奇妙的主意很受大家的欢迎。这些"患者"在看书时，就留意上了，他们只要发现一个药方，就赶紧记下来告诉唐慎微。经过长时间的积累，唐慎微终于收集到了大量的医药资料。这些资料对唐慎微的编写工作帮助极大。

经过多年的收集和整理，唐慎微编成了著名的《经史证类备急本草》（31卷，还有目录1卷，也简称《证类本草》），共计60余万字。该书总结了前代的药物学研究和临床上的成果，对于经史百家和佛教道教中有关医药的记载，他也加以选录，总计收药达1746条，其中新药物就有476种，较前世本草学研究大有突破。这本书初成于元丰五年（1082年），后经增补，约于元符元年至大观二年间（1098—1108年）定稿，刊行时名为《大观经史证类备急本草》（31卷）。政和六年（1116年）又重新校正，再更名为《政和新修经史证类备急本草》（30卷）。出版后，历朝修订，并数次作为国家法定本草颁行，沿用500多年。明代医药学家李时珍在编纂《本草纲目》时，也以此书为重要的参照。

《证类本草》对药物形态、真伪和具体用法等知识兼收并蓄，汇编一体。特别是多附插图，以说明药物的采集、炮制方法和主治功能，在每药之后还附载有关方剂，首创了沿用至今的"方药对照"的编写方法。一些官员看过书的初稿后，要保荐唐慎微做官，但唐慎微不受，继续修订增补自己的本草著作，直到最后定稿。

祖国医学

金元四大家

在宋代以前，祖国医学是以张仲景方药为代表的一派学者占着优越的地位，一般称它为"经方学派"。到了金元（1115—1368年）以后，医学界突起两大学派，一个是以张元素为代表的"易水学派"，因为他是直隶易县人；一个是以刘完素为代表的"河间学派"，因为刘完素是直隶河间人。

这两个学派不同的是：张元素辨识疾病重在人体内外在的"气"，刘完素辨识疾病重在人体内外的"火"；张元素在临床治疗上着重选药，刘完素在临床治疗上着重选方。因而他们在当时的争论很大，也是很尖锐的，但他们彼此在情感上还是很好的。

史书上记载着这样一个故事：刘完素一次患伤寒病，七八天病不见轻，头痛，呕吐，食欲不好。张元素来给他诊断，刘完素起初有些不愿意，张元素很诚恳地安慰他，刘完素非常感动，吃了张元素的药就好了。当时刘完素的威望比张元素高得多，

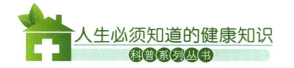

但刘完素佩服他的学术，竭力宣扬张元素，张元素的威望就从此日益增高起来。这里可以看出他们在学术上有争论，在意气上却是不"争"的，而且虚心接受对方的长处和优点。

张元素死后，他有一个很出色的学生叫李东垣，和张元素的主张又有些不同，他以治疗肠胃病见长。他认为，人们饮食不当会招致疾病，所以他的学说总是从"健脾强胃"上立论。现在几乎每个中医都能掌握运用的"补中益气汤"，是他创造的代表方剂，也足以说明他对祖国医学影响之大。

后来河南考城县出了一位名医，叫张从正，他的学术基础完全是继承吸收刘完素的，与刘完素不同的主要在治疗方面。他认为一切疾病都可以利用汗、吐、下3个方法来解决。不过他的"汗法"并不只是发汗，凡是针、灸、薰、洗、柔软体操等，都属于这一类；他的"吐法"也包括排痰、催泪、喷嚏等，不仅限于催吐；"下法"并不是限于泻下，凡是消水、行气、通经、打积、催生等都是。他主张见病治病，病去则止，不要迷信补药，没有病便是健康，与其吃补药，不如搞好营养更有益处。这些道理都是非常正确的。

朱丹溪认为，医学本身的主要意义并不在如何治好病，更重要的是在使人们如何不生病。因此他主张做医生的应该大力宣传节欲。

刘完素、李东垣、张从正、朱丹溪4个学派被称为"金元四大家"。四大名家的学说各有特点，都丰富了祖国医学的内容。

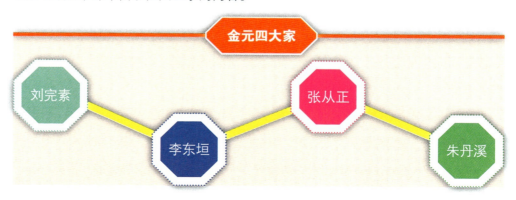

朱震亨远游访名师

朱震亨（字彦修，号丹溪，1281—1358年）是婺州义乌（今浙江义乌市）人。朱震亨先习儒学，后改医道，他访求名医，曾受业于著名医学家刘完素的再传第子罗知悌，终成元朝的一代名医。在学术上，朱震亨力倡"阳常有余，阴常不足"之说，故被后世称为"滋阴派"的创始人。他的方剂疗效好，多数患者服药就好，而不必复诊，故时人誉之为"朱一贴"。他的弟子众多，方书广传，他是元代最著名的医学家之一。

朱震亨认为，乡间无良师，于是治装出游，访求名师。他出浙江，走吴中，达建业（今南京），始终未遇到理想的老师。直到泰定二年（1325年），才打听到名医罗知悌，罗知悌为"宋理宗朝寺人，业精于医，得尽刘完素之再传"，但性格狭隘，自恃医技高明，很难接近。朱震亨几次登门拜谒，均未得亲见。但他心诚意切，每日拱手立于门前，置风雨于不顾。有人对罗先生介绍朱震亨的为人后，始获相见，而且一见如故。罗先生时已年过古稀，卧于床上，并不亲自诊视，只是让弟子察脉观色，再听回禀便下处方。随老师学习一年之后，朱震亨医技大进。回到家乡，乡间诸医"始皆大惊"，不知他在外边学了多大本事，但看他的处方用药，以为不伦不类。而朱震亨正是用这种被众医嘲笑的方法治愈了老师许谦的痼疾。接着，求治者和求学者络绎不绝。朱震亨总是有求必应，致使贴身仆人都感到难受其苦，怨声不绝。

朱震亨晚年整理自己的行医经验与心得，写成许多著作。临终前将随他学医的侄儿叫到面前说道："医学亦难矣，汝谨识之。"言讫，端坐而逝。他著有《格致余论》《局方发挥》《金匮钩玄》和《本草衍义补遗》等著作，对医学理论的发挥及杂病的治疗做出了贡献，被誉为金元四大家之一。

朱震亨对明清医学的发展有很深刻的影响。朱震亨的学术思想还远传海外，为日本医学家所推崇。朱震亨所创之学说被发展成一个学术流派——丹溪学派，朱震亨则成为这个学派的倡导者。

祖国医学

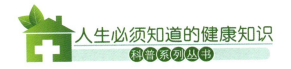

吴又可与《瘟疫论》

吴又可（1582—1652年）是江苏吴县人。名有性，号淡斋，"又可"是他的字，一生从事中医传染病学研究，尤其注重阐发传染病病因学说。

明末清初，连年战争，各种传染病不断流行。在他59岁那年（1641年），江苏、河北、山东和浙江等省，时疫流行甚剧，他家乡吴县一带也不例外。据《吴江县志》记载，"当时连年瘟疫流行，一巷百余家，无一家仅免；一门数十口，无一口仅存者"。面对悲惨凄凉景象，吴又可毅然走上了研究医学的道路。对于"流行病"，他刻苦钻研前人关于传染病的治疗经验，不怕传染，不辞辛苦地为患者诊治疫病。经过临床实践，他渐渐体会到以张仲景的理论来论治当时流行的一些疾病，收效甚微，甚至事与愿违，遂另创新路，以提高疗效。他推究病源，并根据自己的临床经验，逐渐形成一套温热病的论治方案，提高了疗效。他将这些经验认真整理，著成《瘟疫论》一书。自此，不但瘟疫证治有了理论上的指导，而且又将温热与瘟疫理论充实到中医学关于传染病的内容。

《瘟疫论》成书于1642年，全书共2卷。阐述瘟疫的发生原因——是从口鼻侵入人体的，并提出一整套辨证施治法则，这同伤寒的辨证与治疗不同。

李时珍和《本草纲目》

李时珍，字东璧，晚年自号濒湖山人。明正德十三年（1518年）在湖北蕲春县蕲州镇瓦屑坝诞生，父亲李言闻是当时名医。李时珍的家境很不好，因而他和他的双亲的健康情况都很坏。

李时珍在20岁时就得了肺结核病，他的父亲好不容易才给他治好了，他从此懂得医药的宝贵。同时因为他3次去参加科举考试都没有考中，父亲精深的医学又随时影响着他，在30岁后，便完全打消了走仕途的念头，专心学医，继承父业，也当医生。

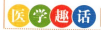

　　李时珍读了很多医药书，并认真研究了"本草学"（古代的药物学）以后，一方面佩服前代大师们的辉煌业绩，一方面也发现了他们在理论上和观察上的部分错误，于是他认为本草学的部分内容需要整理和订正。因而他内心里就把医生的责任担负起来了。

　　1552年，李时珍35岁了。他决定从这年起要逐渐实现他的心愿，整理出一部新的药物学出来，并决定仿照宋朝朱熹著《通鉴纲目》的方法来写，定名为《本草纲目》。

　　于是，李时珍开始把平日记下来的材料，按照他所分的门类，一条一条地编辑起来。编写了一个时期，他感觉到对许多药物的形状和生产情况不够完全了解，但要解决这个问题单靠有万卷书是不行的，必得行万里路，脚踏实地去了解。

　　首先到达苏州一带的原野和山谷，这里一次一次地印上了他的足迹。他即使走到了一棵极寻常的柏树旁边，也要仔细看，仔细摸，再静下来仔细想。然后记下：它的躯干是笔直的，皮是薄的，肌肤是腻的，花是细碎的，结实和小铃一样，霜后裂开，中有子实像麦粒那样大。这样观察以后，当他进而研究柏树的叶和实的治疗功用时，就更有所凭借了。他的这种由近及远、由浅及深的观察方法，是治学的根本方法。当然，不是所有一切都凭他个人的观察来了解，凡是农夫、樵父、渔人和工匠都可以成为他的朋友或老师。如李时珍要用实物来进行研究的时候，这些人就多方地帮助他采集，而且还贡献出他们的许多宝贵知识。李时珍写的书里，能对各种药物一一解释，头头是道，而且确实指出了古人的许多错误，无疑是和这些人的帮助分不开的。

　　李时珍编书和采访的生活从1552年开始，直到1578年，整整经过27年，他的《本草纲目》巨著才告完成。

　　《本草纲目》共52卷，记载了1892种药物，分为水、火、土、金石、草、谷、菜、果、木、服器、虫、鳞、介、禽、兽、人体附着物等16个部，每一部门又分成若干类。像草部就分为山草、芳草、湿草等11类；木部又分为香木、乔木、灌木等5类；菜部也有

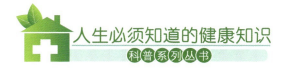

荤辛、柔滑等不同的类别。16个部一共包括了60类。

在体例上，李时珍所定的体例是：用"释名"一栏确定每一药物的名称，用"集解"一栏说明它的出产地带、形态和采集方法，用"修治"一栏讲解它的炮炙过程，用"气味"、"主治"、"发明"各栏分析它的性质和功用，最后还有一栏"附方"，他把所收集的一万多个方子，分别记载在各条的下面，供读者参考。

在李时珍以前，没有一部书曾经介绍过这么多的药，也没有一部书把药物的分类解释工作进行得像他这么细致而踏实。

明万历十八年（1590年），这部祖国药物学的空前巨著——《本草纲目》，开始在南京雕版，等到书刚刻成，这位伟大的药物学家便去世了。这部第一次刻的《本草纲目》一般称"金陵版"，现在还有留存的。后来此书被翻译成法文、日文、德文、英文等外国文字，流传到全世界，可见这部书是为世界各国的医学家所重视的。

李时珍活了76岁，死于万历二十一年（1593年），他的坟墓在湖北蕲春县蕲州东门外的竹林湖畔。现在俄罗斯的最高学府莫斯科大学的走廊上，还矗立着李时珍的巨大石雕像。他将永远受到中外人民的崇敬！

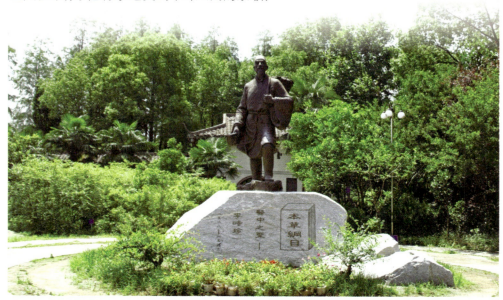

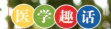
苏州名医叶天士

叶天士（名桂，号香岩，别号南阳先生）是清代名医。他生于清康熙五年（1666年），卒于乾隆十年（1745年）。晚年又号上津老人；他的出生地是江苏吴县（今苏州市），原籍是安徽歙县蓝田村。他的高祖叶封山从原籍迁居苏州，居上津桥。叶天士少承家学。祖父叶紫帆（一作子蕃，名时）医德高尚，又是有名的孝子。父亲叶阳生（名朝采），医术更精，且喜欢饮酒赋诗和收藏古物，但不到50岁就去世了，当时叶天士只有14岁。

叶天士12岁时随父学医，父亲去世后，便开始行医应诊。他聪颖过人，"闻言即解"，加之勤奋好学，进步很快。叶天士不仅博览群书，而且虚怀若谷，善学他人长处，只要碰到比自己高明的医生，他都愿意行弟子礼拜之为师。

叶天士有手到病除的本事，连康熙皇帝也很佩服他，感激他治好了自己的背疮，为此御笔亲题"天下第一"的匾额赐给他。因他一生治愈过不少怪病，连神仙都慕名而来，变成一个平常人请叶天士诊断。叶天士号罢脉后，说了8个字："六脉调和，非仙即怪。"羞得那神仙看过仓徨逃遁。这虽是传说，可叶天士妙手回春、起死复生的事都是有口皆碑的。

除研究医术外，叶天士在其他学问的研究中也具严谨精细的治学精神，他觉得"学问无穷，读书不可轻量也"，虽身享盛名，而手不释卷，体现了学无止境的进取精神。后人也说他"固无日不读书也"。他在医学中治病救人的仁者之心，也体现在他的待人接物上。叶天士生前伤病盈门、日日忙于诊治患者，无暇亲笔著述。他留给后学者的医学著作，全部都是他的门人和后人搜集、整理的结果。

他的学说在其身后200多年的持续发展中，形成了中医史上一个重要的医学流派——"叶派"，在近代医学史上占据着重要的位置。

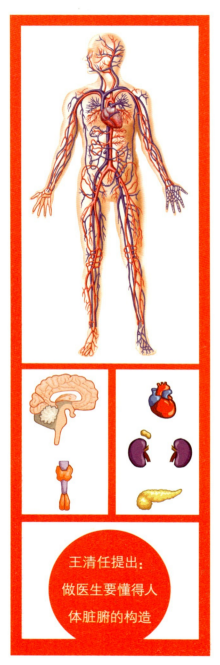

王清任提出：
做医生要懂得人
体脏腑的构造

王清任和《医林改错》

王清任是一位富有革新精神的医学家。王清任是河北省玉田县人，清朝乾隆三十三年（1768年）在县属的鸦鸿桥河东村诞生，道光十一年（1831年）死在北京。

王清任开始学医便提出这样的口号：做医生不懂得人体脏腑的构造，就好比瞎子在晚上走路！从这句话完全可以体会出他学习医学的基本态度是非常正确的。

在嘉庆二年（1797年），王清任刚满30岁，在河北省滦州稻地镇行医。那里正流行着麻疹，十个孩子里往往死掉八、九个，有些穷苦人家小孩死了还埋不起，只能用草席把小孩尸体裹着就掩埋了，但又埋得不深，有的竟露出地面来。他趁着这个机会，每天清早没有患者的时候，便走到坟地去观察露在地面上的小尸体。许多小尸体都被野狗咬坏了，有的剩下肠胃，有的剩下肝脏或心脏，大半都残破不全。他连看了10天，看了30多个尸体，发现有的医书上所画的脏腑图形与尸体的实际情况是不符的。

嘉庆四年（1799年），他又在奉天府行医，适逢着辽阳州有个26岁的妇人患神经病，打死了丈夫和公公，官府判了这个妇人的剐刑（割皮肉的死刑）。王清任跑到西门外刑场去看，当剐

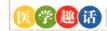

子手把妇人的心脏肝脏提到人前走过时,他仔细观察,和他在滦州坟地所看到的是一样的。

嘉庆二十五年(1820年),王清任开始在北京行医,因为他的业务很好,还开设了一家药铺,招牌叫知一堂。有一个儿子打死了母亲,在崇文门外实施死刑。他因为以前看尸体时没有把横隔膜的位置弄清楚,这回想专门来观察横隔膜,可是这具尸体的横隔膜还是被弄坏了,他感到非常晦气。

道光九年(1829年),安定门有户姓恒的请他看病。王清任在与主人闲谈时,谈到了横隔膜的问题。他说:"我对横隔膜已经留心了40年,还没有得到仔细观察的机会。"适逢有位做江南布政司的官员恒敬在座,他说:"我镇守喀什噶尔时,杀死的人有时很多,人体上的横隔膜亦有完整清楚的。"王清任听了非常高兴,便向他请教,恒敬就把他所见到的告诉了王清任。

王清任这样仔细地观察人体,并虚心地向人请教,连续花费了42年的工夫,才于1830年写成《医林改错》,还绘制了24幅脏腑图,把前人画错的和自己所改正的都并列起来,作为比较。他书里指出眼睛的视力与脑神经有关,以及胰管的发现等都是他对祖国医学的一大贡献,同时他还批判了古人肺脏有24孔行气的妄说。

王清任在医学科学上的这些成就,并不是走的平坦的道路。当时有些知识分子和官僚对他很不满意,认为他着重尸体解剖是很不人道的举动,一些顽固、保守的医师更痛骂他是疯狂的人。可是王清任很坚决,很勇敢,毫不因为那些人的反对而动摇钻研科学的信念。

吴尚先"理学疗法"的成就

理学疗法一般说来是比较经济的,做起来也方便。祖国医学中关于理学疗法的内容也是很丰富的,许多理学治疗方法的效果都非常好。

什么叫"理学疗法"呢?就是通过光、热和各种刺激的物理作用,以达到治疗疾

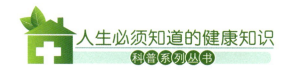

病的目的。如一般见到的针和灸，便是通过针的刺激作用、灸的热刺激作用来治疗疾病。这些刺激作用都是属于物理作用的范围，而不是药理作用的范围，所以针灸治疗应是理学疗法的一种。其他还有拔火罐、按摩、推拿、热敷和冷敷等，同样属于理学疗法。

在害热病时，鼻血流得止不住，用井水磨黄芩，以纸浸透贴在鼻部，或者用井底泥搭在头顶额门部，鼻血便会停止，这和现在的冷敷和泥疗法没有两样。半臂风冷气痛，下用热水浸足过膝，微微出点汗，痛就止住了，这就是温热疗法。小儿抽风惊厥，吃不下药，用灯草蘸麻油烧人中、承浆两个经穴，便不抽搐了，这叫"焠娖"，一般人叫"打灯火"。

在农村，常常看到有敷大膏药的，治疗风湿病很好，古人称为"膏熨"，这和现在用石蜡疗法一个道理。还有一种按摩法，凡是气血不调，按摩一下就轻松了。华佗的"五禽戏"是运动四肢百脉来治疗疾病，古人称为导引，现在称为体育疗法，诸如此类的方式方法，多种多样，不一而足，历史上推行理学疗法最有成效的，就要算清朝的吴尚先了。

吴尚先，名樽，字尚先，又字师机，浙江钱塘县人，生于嘉庆十一年（1806年），死于光绪十二年（1886年），享年81岁。吴尚先的父亲叫吴笏庵。小的时候，吴尚先随着父亲寄居在扬州，就开始学习医学了。咸丰三年（1853年），太平天国起义军到了扬州，他和弟弟吴官业带着母亲搬迁到江苏泰州东北乡俞家垛居住，同时开展他的医师业务。

由于农村的居住条件大都不好，人们住的是低湿破烂的房屋，衣服穿得很单薄，不能御寒，心里又常常耽虑着明天的生活，所以害病的人很多，患者多半无力请医。吴尚先针对这种情况，专用贴膏药的方法来给大家治疗疾病，真正困难的，便不收费，即或收费，亦比内服药要便宜得多，而且治疗效果很好。

最初，一天只有一二十人来看病，后渐增至每天有三四十人，甚至一二百人，弄得吴尚先从清早到晚上都没有一点空闲的时间。有一次，一个看过许多医生都没有治愈的重病患者来请他医治,他诊断后,把膏药与他贴上。患者不大信任这种医疗方法,但换了4次膏药,病就完全好了。患者向他道谢说:"我这病经过很多高明医生看过,没有一点效验,你不给药吃,只贴几张膏药,便完全治好,真使我一辈子也忘不了你!"

吴尚先治病的方法都是外治法。

第一种是薄贴疗法,也就是在身上贴膏药。他的膏药有很多种,不管内科外科各种疾病,都可以用不同的膏药来治疗。

第二种是温热疗法,这种疗法包括有9种方式:围炉发汗、煨坑发汗、熨斗熨、铁熨、瓦罐熨、热砂熨、瓶熨、热瓶吸和火熏。

第三种是水疗法,分水浴疗、水塌腹疗、热水熏蒸疗和冷水疗4种。

第四种蜡疗法,就是用黄蜡加热敷患处。

第五种泥疗法,用净黄泥调水敷。

第六种发泡疗法,用蒜泥来敷,使局部发泡。

这些疗法都是很合乎科学原理的,就是在今天还有推广的价值。

吴尚先的外治法当然并不只是这几种,还有许多方法都是记载在他的《理论骈文》中,这几种疗法不过是书中的主要内容。这些方法与现在理疗法比较并不逊色,还有它的独到之处。所以《理论骈文》确是祖国医学中仅有的一部理学疗法专书,值得后世医家学习。

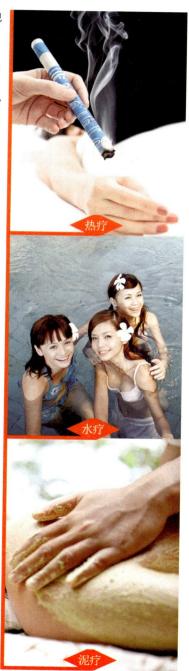

热疗

水疗

泥疗

祖国医学

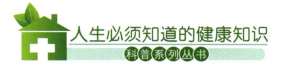

宋金元名医——钱乙

中国医学史上第一个著名儿科专家钱乙撰写的《小儿药证直诀》是中国现存的第一部儿科专著。它第一次系统地总结了对小儿的辨证施治法，使儿科自此发展成为独立的一门学科。后人视之为儿科的经典著作，把钱乙尊称为"儿科之圣"和"幼科之鼻祖"。

钱乙，字仲阳，祖籍浙江钱塘，后祖父北迁，遂为东平郓州（今山东郓城县）人。约生于宋明道元年（1032年），卒于政和三年（1113年）。钱乙在治学上最突出的地方就是"专一为业，垂四十年"。

古代医家称小儿科为哑科，认为治小儿病最难。因为小儿脉微难见，诊察时又多惊啼，靠脉诊难以辨证，这是一；小儿骨气未成，形声未正，悲啼喜笑，变态无常，靠望诊了解病情也有困难，这是二；小儿不能言语，言语亦未足取信，凭问诊了解病情更难，这是三；小儿脏腑柔弱，易虚易实，易寒易热，用药稍有不当，就足使病情复杂化，这是四。因此，钱乙说："脉难以消息求，证不可言语取者，襁褓之婴，孩提之童，尤甚焉。"为了攻克这道难关，他花了将近40年时间。他果然功成业就，为中国小儿科医学专业发展奠定了坚实的基础。

钱乙学习时，善于化裁古方，创制新方，如他的六味地黄丸。由熟地黄、山药、山茱萸、茯苓、泽泻、丹皮组成，原是张仲景《金

钱乙：中国医学史上第一个著名儿科专家

匮要略》所载的崔氏八味丸，即八味肾气丸（干地黄、山茱萸、薯蓣、泽泻、丹皮、茯苓、桂枝和附子）的加减化裁，作六味地黄丸，用来当作幼科补剂。这对后世倡导养阴者起了一定的启发作用。如金元四大家之一李东垣的益阴肾气丸，朱丹溪的大补阴丸，都由黄柏、知母、熟地黄、龟板、独脊髓组成，都是由此方脱化而来。因此，有人认为钱乙是开辟滋阴派的先驱。此外，钱乙还创制了许多有效的方剂，如痘疹初起的升麻葛根汤；治小儿心热的导赤散，由生地黄、甘草、木通组成；治小儿肺盛气急喘嗽的泻白散，即泻肺散，由桑白皮、地骨皮、生甘草组成；治肝肾阴虚、目鸣、囟门不合的地黄丸；治脾胃虚寒、消化不良的异功散；治肺寒咳嗽的百部丸；直到治疗寄生虫病的安虫散，使君子丸，等等，迄今还是临床常用的名方。

钱乙在实践中认识到，小儿的生理特点是："脏腑柔弱"、"五脏六腑，成而未全，全而未壮"。其病理特征是："易虚易实，易寒易热"。所以，要攻克小儿病这道难关，必须对小儿的生理、病理有个正确而全面的认识。他根据多年的临床实践，逐步摸索出一整套诊治方法。在诊断上，他主张从面部和眼部诊察小儿的五脏疾病，如左腮赤者为肝热，右腮赤为肺热，目内无光者为肾虚，等等。在处方用药方面，力戒妄攻、误下与峻补，主张"柔润"的原则。

一个姓朱的人，他5岁的儿子夜里发热，白天无事，有的医生作伤寒治，有的医生作热病治，用凉药解表，始终治不好。病儿的症状是：多涎而喜睡。别的医生用铁粉丸下涎，病情反而更重，至第5天，出现大渴引饮。钱乙说：不能用下法治。他于是拿白术散末一两煎水3升，使病儿昼饮服。姓朱的问道："饮多了不会泻吗？"钱乙答道："不渗进生水在里面，是不会泻的。纵使泻也不足怪，只是不能用下法治。"姓朱的人又问："先治什么病？"钱乙说："止渴治痰、退热清里，都靠这味药。"到晚上，药估计服完，钱乙看看病儿，说："可再服3升。"又煎白术散水3升，病儿服完，稍觉好些。第3日，又服白术散水3升，那个病儿再不作渴，也没有流涎了。接着钱乙给其服两剂阿胶散（又名补肺散、补肺阿胶汤），由阿胶、牛蒡子、甘草、马兜铃、杏仁和

祖国医学

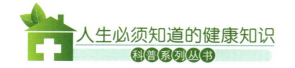
糯米组成,病就完全好了。

钱乙由于对小儿科做了40年的深入钻研,终于摸清了小儿病诊治的规律,积累了丰富的临证经验,著有《伤寒论发微》(5卷),《婴孺论》百篇等,但皆散失不传。现存《小儿药证直诀》,或叫《小儿药证真诀》,是钱乙逝世后6年,由他的学生阎季忠(一作考忠)将他的医学理论、医案和验方,加以搜集、整理,于1119年编成的。此书共3卷,上卷言证,中卷为所治病例,下卷为方剂。该书最早记载辨认麻疹法和记载百日咳的证治;也是最早从皮疹的特征来鉴别天花、麻疹和水痘;记述多种初生疾病和小儿发育营养障碍疾患,以及多种著名有效的方剂;还创立了中国最早的儿科病历。此书一直为历代中医所重视,列为研究儿科必读之书。它不仅是中国现存最早的第一部系统完整的儿科专著,而且也是世界上最早的儿科专著。《四库全书总目提要》称钱乙的书为"幼科之鼻祖,后人得其绪论,往往有回生之功"。

总之,钱乙为儿科学的形成和发展做出了巨大的贡献,他是一位杰出的儿科大家。

宋金元名医——朱肱

朱肱(1050—1125年),字翼中,号无求子,晚号大隐翁,因曾官奉议郎,人称朱奉议。他生于吴兴(今浙江湖州),元祐三年(1088年)进士,但无意为官,退而酿酒著书,其间对《伤寒论》深有研究,值朝廷重视医学,遍求精于医术之人,朱肱遂被征为医学博士,后因书苏东坡诗获罪,被贬于达州(今四川达县),次年还为朝奉郎提点洞霄宫。

朱肱研究伤寒最重经络,认为不识经络,则犹触途冥行,不知邪气所在。在用经络循行部位和生理特点解释伤寒传变的同时,还特别强调脉证合参以辨别病证的表里阴阳。他对外感热病分类命名,施以不同方药,在鉴别诊断和治疗方面具有独到见解。

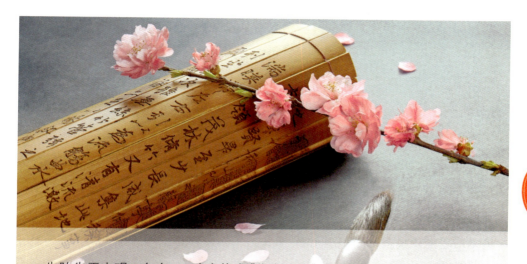

祖国医学

朱肱先于大观二年（1108年）著成《伤寒百问》一书，流传过程中渐有残缺。至大观五年（1112年），后人据朱肱亲传缮本予以修订增补，终成20卷，改称《南阳活人书》。除此之外，还辑有《内外二景图》。

宋金元名医——王惟一

王惟一，名王惟德，为北宋医家。他生活在北宋太宗雍熙四年至英宗治平四年（987—1067年）。宋仁宗（赵祯）时当过尚药御，对针灸学很有研究，集宋以前针灸学之大成，著有《铜人腧穴针灸图经》一书，奉旨铸造针灸铜人两座。为中国著名针灸学家之一。王惟一对针灸医学的贡献有3个，一是考定《明堂针灸图》与撰写《新铸铜人腧穴针灸图经》，二是铸造针灸铜人模型，三是刻《图经》于石。

《宋史·艺文志》载有王惟一《明堂经》3卷，惜未传世，天圣四年（1026年），宋政府再次征集、校订医书，王惟一奉诏竭心，考订针灸著作。仁宗以为"古经训庆至精，学者执封多失，传心岂如会目，著辞不若案形，复令创铸铜人为式。"（王惟一《铜人腧穴针灸图经·夏竦序》），于是王惟一负责设计，政府组织工匠，于天圣五年（1927年）以精铜铸成人体模型两具，王惟一新撰针灸著作遂名为《铜人腧穴针灸

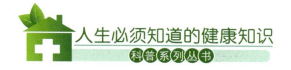
图经），该书由政府颁行全国，与针灸铜人相辅行世。

宋时，针灸学非常盛行，但有关针灸学的古籍脱简错讹甚多，用以指导临床，往往出现不应有的差错事故。根据这些情况，王惟一与同行产生了统一针灸学的想法，并多次上书皇帝，请求编绘规范的针灸图谱及铸造标有十二经循行路线及穴位的铜人，以统一针灸诸家之说。接旨后，王惟一亲自设计铜人，从塑胚、制模以至铸造的全部过程，他都和工匠们一起攻克技术难关，终于在1027年铸成了两座针灸铜人。铸成后，仁宗赞口不绝，把它当作一件精湛的艺术品，经王惟一等医官介绍铜人的用途和在医学上的价值后，遂下令把一座铜人放在医官院，让医生们学习参考；另一座放在宫里供鉴赏。史官还把这件事作为一件大事，写入史册。这铜人于天祯五年（1027年）经御制完成，以便传到后代。这时，王惟一又将自己编绘的《铜人腧穴针灸图经》献给仁宗，以作为铜人的注解和姊妹文献。赵祯阅后，非常高兴，又下了一道命令：御编图经已经完成，把它刻在石上，以便传到后代。

铜人和图经在当时的医疗教学和医官考试中起了很大的作用，也为统一和发展

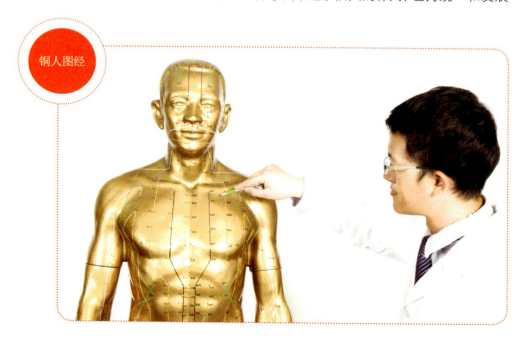

铜人图经

中国针灸学做出了很大贡献。在针灸学方面，王惟一一生致力于这方面的文献研究和整理工作，尤其对皇甫谧的《甲乙经》很有研究，且在学术上受其影响颇深。他把很多不统一的有关针灸学著作，加以去伪存真的整理，"以铜人为式，分脏腑十二经，旁注腧穴"的研究方法，将十二经脉及354个穴位，用直观的方法记录和描绘出来，并对前代有关"经穴"的学说，进行了订正和改进，推动了中国针灸学的发展。

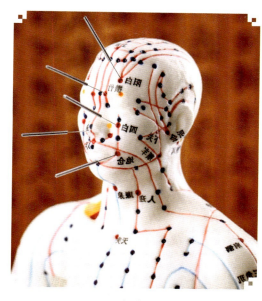

经穴

祖国医学

《铜人腧穴针灸图经》全书共3卷，1026年成书。书中把354个穴位，按十二经脉联系起来，注有穴位名称，绘制成图，为铜人注解。图样完整，内容丰富，经穴较多而系统。按照图可查到所需用的穴位，按照穴位再查到所治之症候，是中国古代针灸典籍中一部很有价值的针灸学专著。书中详述各个针灸穴位间的距离长短，针刺的深浅尺度，以及主治、功效等项。上卷主要论述了十四经（心、肝、脾、肺、肾、胃、胆、大肠、小肠、膀胱、三焦、心包络、任脉、督脉）的经络循行、主治及经穴。中、下卷分别按照头、颈、躯干、四肢的顺序，详叙每一经穴。据宋史《艺文志》记载，原书共为3卷，后于南宋（金·大定）时，有人重制补注，改为5卷。《针灸图经录》5卷，约成书于1026年。

《铜人腧穴针灸图经》对宋代以前的针灸学成就进行了一次系统的总结，对宋代及后世针灸学的发展具有重要的推动作用。针灸铜人的设计和制造更是医学史上的一大创举，两具铜人作为最早的人体模型和针灸直观教具，在医学史上具有重要意义，王惟一为此做出的贡献是不可磨灭的。

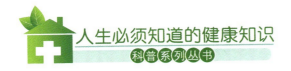

我国古代著名的女医家

在我国医学史上，出现过许多著名的女性医学家，她们医技精湛、医德高尚、救死扶伤、为民除病，深得后人敬仰和称道。

医技高超，征召入宫：远在2000多年前的西汉时代，河东地方（今山西省复县），有一位名叫义妁的女子，是我国早期的著名女医生。她从小就对中医药有兴趣，十几岁就上山采药，捣烂后给乡亲们敷用，积累了丰富的临床经验。一次，一位腹部隆起的患者，肚子比将要临产的孕妇还大，脐眼突出，气息奄奄。义妁为他仔细诊治后，在患者腹部和腿部一连扎了几针，又撒了些药粉在肚脐上，几天后，患者的肿胀竟渐渐消退，10天后，患者已经可以下床活动了。后来，义妁的医技被汉武帝得知，将她征召入宫，封为女侍医，专门为皇太后治病。

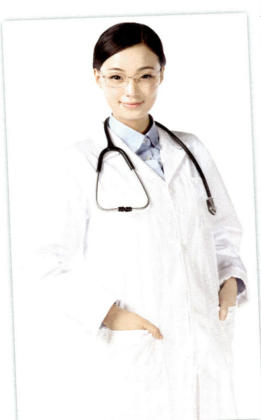

擅长针灸，施医利民：晋代，广东南海太守的女儿鲍姑也是一代女医，其夫是晋代著名的炼丹家葛洪。她长期随丈夫在广东罗浮山炼丹行医，为民治病，岭南一带民众称其为"鲍仙姑"。

鲍姑行医采药，足迹遍布广州、南海、惠阳、博罗等地。她医术精湛，一丝不苟，擅长针灸，以专治瘤与疣而闻名。鲍姑死后，岭南人为纪念她对医学的贡献，在广州越秀山下三元宫内修建了鲍姑祠，以为纪念。

精通外科，手到病除：宋代有个著名的外科医生，名叫张小娘子，她的医术既非祖传，也不是随夫行医所得。据说，在张小娘子年轻的时候，有一天一位云游的郎中路过门前，向她讨杯水喝。张小娘子见是一位银髯老人，气度不凡，便将他请进屋里，让座沏茶，还热情地招待饭菜。那位老人见她聪明贤惠、手脚勤快，便将开刀和制膏等外科秘方传授给她，还赠她一部密而不传的秘方。后来经过不断的实践，张小娘子终于成为了一位精通外科的女医生。

著书立说，行医为民：明代女医谈允贤，江苏无锡人，是当地名医，其祖母也对医药十分精通。她从小就受家庭的良好教育，在祖父母的指导下学习医药知识。婚后不久便得气血失调之病，她不仅没放弃医学，反而把自己的病作为研究对象，自己开药方配药，终于治好了病。在封建社会，一些闺阁千金和富豪眷属，生了妇科疾病，由于封建社会礼教的束缚，羞于请男医诊治，因而常常贻误病情。谈允贤医术精湛，远近闻名，女性患者纷纷前往。后来谈允贤成了当地专治妇科病的专家。50岁时，谈允贤将其祖母传授的医术和自己多年的行医经验总结成了一部《女医杂言》，流传后世。

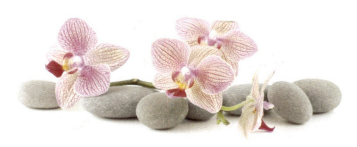

（本章编者：杨炯、董文龙、张红英、张伟丽）

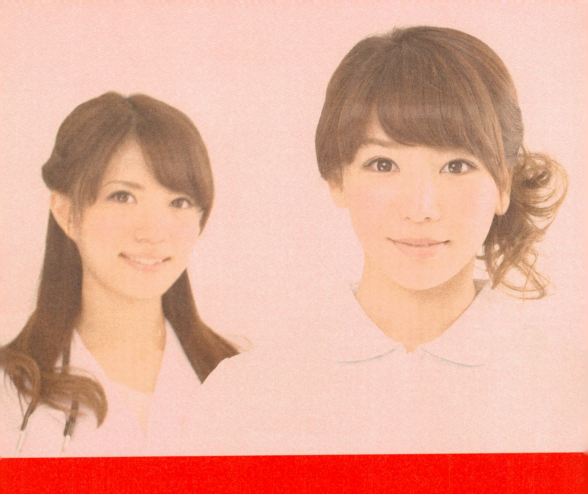

YIXUE ZHIZUI

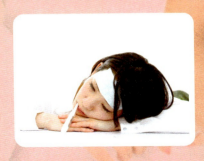 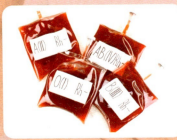 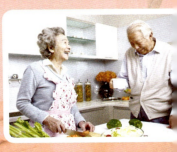

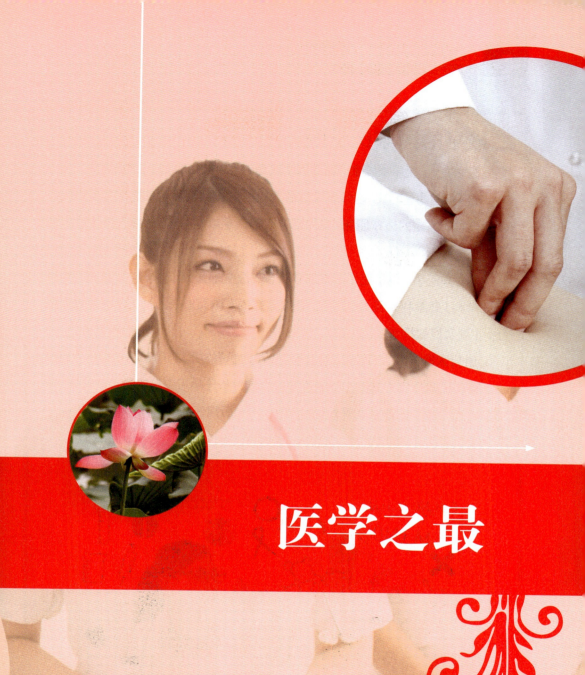

医学之最

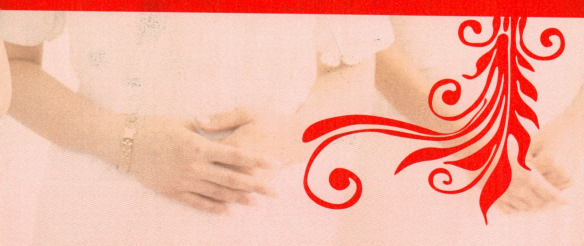

最早的国家医学院

医学史上，最早由国家开办的医学院是6世纪中叶隋代的"太医署"。

据《旧唐书》记载，隋代所设立的"太医署"是当时最高的医学教育机构，同时还担负一定的医疗职能。其中配备有医药学教学人员、医务人员与行政管理人员。

唐"太医署"包括医学与药学两大部。医学部又分设医科、针科、按摩科和咒禁科（咒禁科是受当时佛教、道教盛行的影响而形成的）。这4科都设有博士，主要负责教授学生。

唐代太医署中的药学部，特设有药园，面积有3顷。药学部的学生称为药园生，是从民间招收的16~20岁的青年。药园主要是学习中药的种类、栽培、采集、加上、储存、配伍禁忌等知识。药园生毕业后担任药园师。

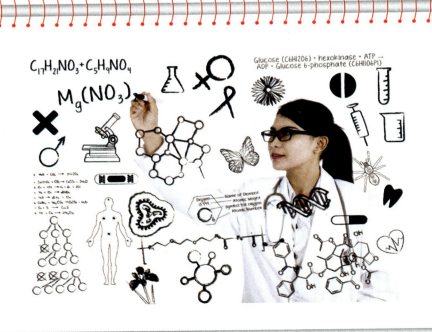

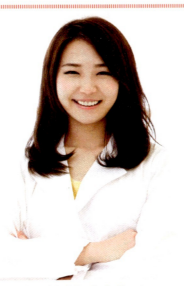

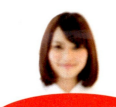

最早的护士学校创办人:
弗洛伦斯·南丁格尔

最早的护士学校创办人

在100多年前,医院里是没有护士的,目不识丁的老妇人被雇来陪伴患者。不少患者由于得不到好的护理而失去了生命。后来,一位坚强而善良的姑娘把许多这样的患者从死神那里救了出来。这位姑娘就是弗洛伦斯·南丁格尔。

护士职业的创始人南丁格尔于1820年出生于意大利富裕的天主教家庭,她从小就受到了良好的教育。她不但通晓音乐、艺术和文学,而且还能讲意大利语、法语和德语。在幼年时,善良的种子就开始在她的心灵里萌芽。

每当南丁格尔陪同母亲去伦敦等地旅行时,她总是千方百计找机会去访问医院和孤儿院。就在她多次访问医院时,发现了患者缺少护理这一情况。当时,她打算培养一批有文化和有医学常识的姑娘来护理患者。但是,她的计划遭到了父母的反对。因为在当时,护理被认为是卑贱的职业,一个出身高贵的少女去陪伴患者,简直是不可思议的。计划虽然遭到了反对,但她并没有放弃自己的崇高理想。平时她就偷偷地阅读医疗报告和护理方面的书籍,为自己以后从事护理工作做好准备。在她34岁那年,她母亲同意她去担任一个疗养院的主管人。在那里,她招用了一批有文

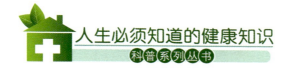
化的姑娘，然后把自己的护理知识和技能传授给她们，培养了第一批护士。这所疗养院也就成了最早的护士学校。

1854年克里米亚战争爆发，南丁格尔带了38名护士去克里米亚护理伤病的士兵。由于医生有了真正的助手——护士，仅仅半年左右的时间伤病员的死亡率就下降到2.2%。每个夜晚，她都手执风灯巡视，伤病员们亲切地称她为"提灯女神"。

1860年，南丁格尔用政府奖励的4000多英镑创建了世界上第一所正规的护士学校。随后，她又创办了助产士及经济贫困的医院护士学校，被人们誉为现代护理教育的奠基人。1907年，南丁格尔获得英王授予的功绩勋章。1910年，南丁格尔因操劳过度，双目失明，善良的南丁格尔在睡眠中安祥地去世了。

为了纪念南丁格尔，1912年，国际护士会倡议，各国的护士要在每年的5月12日（南丁格尔诞辰日）举行纪念活动，并将5月12日定为国际护士节，以缅怀和纪念这位伟大的女性。1912年，在华盛顿举行的第9届国际红十字大会上，决定设立南丁格尔奖章，以奖励各国红十字会或红十字附属医护单位的护士、志愿助手、积极分子和定期支持者，以表彰他们在战时或平时的献身精神和勇气，以及为伤、病、残人，或为健康受到威胁的人们的忘我服务和取得的优异成绩。

国际红十字会创始人

国际红十字会创始人琼·亨利·杜南，1828年5月8日生于瑞士日内瓦。青年时，经父亲介绍，他到日内瓦的一家金融公司当职员。

1859年6月24日，杜南为联系公司的业务在去法国途中，到了意大利北部的城镇索尔费里诺附近。当时法、意对奥的战争刚刚爆发，3小时前枪声就在那里打响。经过15小时的激烈战斗，双方死伤了4万多士兵。索尔费里诺战场上尸体横斜，血染山冈。杜南见此情景，惊呆了，他走到一副担架前，只听得那快死去的伤员挣扎着呻吟："水！快给我水！"但是，到处找不到水。杜南眼看伤员在叫喊着，慢慢死去。伤心的泪水从他脸颊上簌簌地流了下来。杜南马上赶到附近的村庄，动员了村民前去参加救护工作。因为他穿着白色上衣，不少伤员得救后都齐声赞扬这位"白衣人"。事后，杜南把在索尔费里诺目睹的一切写成了一本书：《索尔费里诺追忆》。书中提出了如下主张：允许人员进入战场救护伤员，制定法律保证对战俘以人道主义相待，成立一个世界性的志愿救护组织。此书很快就闻名欧洲，杜南的人道主义主张得到了广泛支持。

在杜南的倡议和组织下，1863年10月26日，在日内瓦召开了一次由来自14个国家的13名代表参加的国际会议。会议讨论并决定了新的世界性志愿救护组织的名称和标志。为了表彰东道国瑞士对大会所做的贡献及表示对杜南本人的崇高敬意，代表们一致同意，以瑞士的国旗为标志，只是颜色改变了，瑞士国旗是红底中间一个白十字，该组织的标志为白底中间一个红十字，称为"国际红十字会"。

1864年8月8日，国际红十字会在日内瓦召开了第一次代表大会，有16个国家24名代表参加会议。会后，红十字会组织就开始在世界各国普遍地建立起来了。

1901年12月10日，作为红十字会创始人，杜南荣获了第一次诺贝尔和平奖。9年以后，即1910年，杜南不幸病故。杜南首创的国际红十字会于1917年、1944年和1963年，连续3次获得了诺贝尔和平奖。

为了纪念这位国际红十字会和平事业的首创者，后人在瑞士苏黎世立了一座纪念碑。碑的正面是一尊白衣战士的浮雕，这位白衣战士正跪着给一个将要死去的士兵喂水，碑的背面铭刻着这样几行字：琼·亨利·杜南 1828-1910 红十字会创始人。

琼·亨利·杜南 1828—1910 红十字会创始人

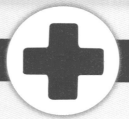

最早的国家药"店"

根据史书记载,中国宋代第一个"官药局"创建于1076年东都汴梁(开封)。当时叫作"熬药所",又称"卖药所",是中国,也是世界上最早开办的国家药"店"。它由官府经营,主要出售丸、散、膏、丹等中成药。

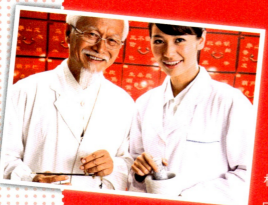

宋代"官药局"的组织结构是相当完整的。设有专门人员来监督成药的制造和出售,也设有专人管理药材的收购及检验,以保证药品的质量。此外,还有人专门从事药物炮炙配制的研究工作。当时的药局内还建立了很多制度,如规定夜间要轮流值班,遇到有急病不立即卖药的,要给予"杖一百"的处罚,对陈损旧药要及时毁弃等。

宋代"官药局"的设立,对中国中成药的发展起了很大的推动作用。它所炮制的许多有名中成药,诸如苏合香丸、紫雪丹、至宝丹,经过多年的医疗实践检验,至今仍然具有良好的治疗效果。

第一个获得诺贝尔生理学或医学奖的人

自第一次颁发诺贝尔生理学或医学奖以来,迄今已80年。第一个获得这项殊荣的是德国微生物学家埃米尔·阿道夫·冯·贝林(1854—1917年),其主要成果是发明了白喉抗毒素。

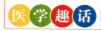

　　贝林1878年毕业于柏林威廉皇家学院医科，在当过一段时间的军医后，1889年他受罗伯特·科赫邀请进入柏林传染病研究所工作。科赫交给贝林研究的课题是探索治疗白喉的药物。

　　贝林在进行这项研究的过程中，把培养的具有致病力的新鲜的白喉菌液注射于小白鼠体内，使之发生白喉。当贝林看到这些小白鼠照常饮食、蹦跳，并无白喉症状，他十分惊奇。贝林想，小白鼠在白喉病愈后，其体内必定产生了某种能抵抗白喉

医学之最

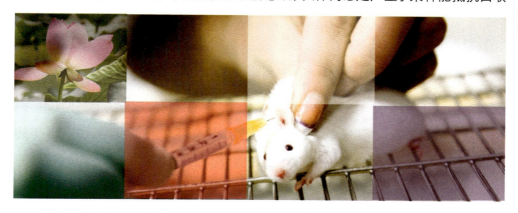

的物质。于是，他特从那些白喉病愈后的小白鼠身体抽出一些血液，将其血清混和于新鲜而富于传染性的白喉菌液里，然后注射到一组未患过白喉的小白鼠体内；同时，他把不加免疫血清的同等剂量白喉菌液注与另外一组未患过白喉的小白鼠体内作对照。结果后者感染白喉死亡，而前者却安然无恙。因而证明白喉病愈后，血清中的确存在着抗白喉的物质。

　　由于小白鼠太小，所产生的免疫血清有限，贝林改用羊的免疫血清。经动物试验，证明羊的白喉免疫血清同样具有治疗白喉的功效。1891年12月24日，贝林第一次将他的新发明应用到临床，被医治者是一个白喉病危的小孩，他经注射羊的白喉免疫血清后得救，从而证实人类获得了征服白喉的有力武器。

　　出于贝林发明白喉抗毒素的杰出成就，使得世界上不少儿童得以免除白喉的威胁，因此他在1901年获得了首届诺贝尔生理学或医学奖。

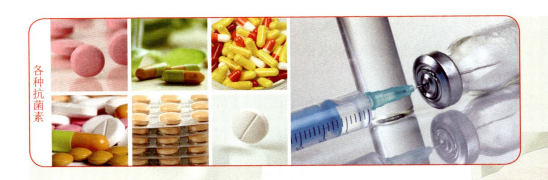

各种抗菌素

最早发现的抗生素

　　抗菌素的发现史可以追溯到1928年，当时在英国伦敦圣玛丽医院工作的细菌学家弗莱明，他曾无意中把一块带有细菌的培养皿平放在窗台上。不久后，在这块培养皿中长出一团团青绿色的霉花。更出乎意料的是，霉花附近的细菌有的死了，有的枯萎。这个奇怪的现象引起了弗莱明极大的兴趣。经过反复的研究，弗莱明终于找到了答案，原来那种形成青绿色霉花的青霉菌，能够分泌出一种杀死或防止细菌生长的物质。弗莱明把这种物质命名为"青霉素"，并在1929年6月，把自己的发现写成论文发表在英国的《实验病理学》杂志上。但是，青霉素的制造在当时相当困难，质量也不稳定，人们逐渐在这一科学难关面前停滞下来，弗莱明的发现也渐渐被遗忘了。

　　1939年，一个英籍德国病理化学家钱恩和英籍澳大利亚病理学家弗洛里继续弗莱明的工作。他们从几十吨青锈菌培养液中提取到一小匙棕黄色的粉末——最早的青霉素类制剂。1940年5月，这种粉剂青霉素被用于治疗实验性链球菌感染的老鼠，疗效极好。1941年，在英国牛津，青霉素粉剂被第一次用于治疗一个患葡萄球菌和链球菌双重感染、生命垂危的警察，治疗的结果简直令人吃惊，患者很快痊愈，恢复了健康。从此青霉素的研究和生产得到了蓬勃的发展。

　　那时的英国正遭受第二次世界大战战火的严重威胁，大规模制造青霉素在

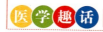

英国已完全不可能。于是这项工作从1942年起在美国进行。由于制造、提纯方法的不断改进，白色粉末状纯净的青霉素终于问世。在1943年春天，就用青霉素治愈了许多患者，到1943年夏天，已经积累了500个临床治愈病例。青霉素的发现，不但在治疗中发挥了很大的作用，并为其他抗菌素的研制开辟了道路。为了表彰这项医学成就，弗莱明、弗洛里和钱恩一起获得了1945年的诺贝尔生理学或医学奖。

医学之最

最早发现的磺胺药

磺胺药是现代医学中常用的一类抗菌消炎药，其品种繁多，已成为一个庞大的"家族"了。可是，最早的磺胺药却是染料中的一员，从染料变成抗菌消炎的尖兵，其经过颇耐人寻味。

在磺胺药问世之前，西医对于炎症，尤其是对流行性脑膜炎、肺炎、败血症等，总显得棘手得很，无特效药可施。19世纪后半叶，微生物学家发明细菌染色法后，有人观察到某些染科的杀菌作用，可是后来又发现，不少染科在试管内具有杀菌作用，但对人体却有毒性而不能应用。

1932年，德国化学家合成了一种名为"百浪多息"的红色染料，因其中包含了具有消毒作用的成分，所以曾用于治疗丹毒等疾病，虽获得一些疗效，但它在试管内却无明显的杀菌作用，因此未引起医学界的重视。

同年，德国生物化学家哈德·多马克在试验偶氮染料过程中发现"百浪多息"。对于感染了溶血性链球菌的小白鼠，具有很高的疗效。后来，又用兔、狗实验，均获得成功。此间，多马克的小女儿正巧因手被刺破引起感染，不久发生了败血症，虽然名医多方医治，均无济于事。杜马克在焦急不安之中决定用"百浪多息"给女儿一试，结果她竟然得救。

1933年年初，多马克发表论文报告了他应用"白浪多息"的效果。当时许多学者对这种染料在试管内无杀菌作用，而在动物及人体内竟会有如此大的功效，莫不感到惊讶与迷惑，因此纷纷对这种奇妙的红色染料进行研究。不久，法国科学家研究表明，上述染料的抗菌消炎作用是由于它在体内分解为氨苯磺胺(简称磺胺)的缘故。他们将"磺胺"进行动物实验发现对铁球菌的疗效与"百浪多息"相同，于是磺胺的名字迅即在医学界广泛传播。其实，氨苯磺胺早在1908年就被化学家合成了，可惜它的医疗价值当时没有被人们发现，因而默默无闻了20多年。磺胺药迄今仍然是消炎杀菌的重要"武器"之一。

最早的听诊器

听诊器是兰尼克在1819年发明的。听诊器在临床医学上的应用，至今已有近200年的历史了。在听诊器问世之前，西医对胸膜、心肺疾病的听诊是用耳朵直接贴附于患者的胸部来进行的。这种方法在遇到肥胖患者时就显得无能为力，甚至一无所获。

1816年，法国名医兰尼克的病房中，住进了一个年轻而肥胖的女患者，兰尼克怀疑她患的是心脏病，但无法用耳朵直接贴附于患者的胸部进行听诊来证实。

一天，兰尼克由家步行到医院的路上，看到一些儿童在游戏，一个儿童用钉子尖刮木头的一头，其他儿童用耳贴在另一头，就可以听到刮木头的声音。这使兰尼克得到很大的启发。他迅速走到医院病房内，临时找了一本薄书册，把它卷成圆筒状，将圆筒的一端放置于女患者的心脏部位，另一端贴在自己耳朵上，结果使他大为惊奇。他听到的声音竟比以往用耳朵直接听更为清晰。兰尼克的这个发明，可以说是听诊器的最初雏形，当时他年仅35岁。

后来，兰尼克继续进行试验，他设计并制造了世界上第一个木质的听诊器。这个听诊器呈直管状，空心，长30厘米，圆筒直径3厘米，管腔直径5毫米。有圆筒的中部可以分开为两节，以便于携带。当时，兰尼克把这种听筒称为"探胸器"。由于这种立管状

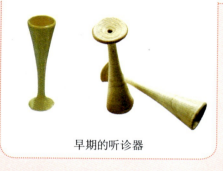

早期的听诊器

的听筒外观颇像笛子，所以人们曾称之为"医者之笛"。直到现在，类似最初直管状的木质听诊器，在产科还很受欢迎，因为用它倾听胎音具有一定的优越性，其作用还是不减当年。

医学之最

最早的叩诊

叩诊是现代临床医学常用的一种物理诊断方法。医生通过用手指叩击人体的一定部位，根据各部位质地、密度及其内部器官中气体和液体含量不同所产生的各种不同声音，可判断各器官的生理或病理状态。由于这种方法简便易行，因此即使在医学科学日趋发达的今天，仍然被世界各国的医生广泛应用。

叩诊是在18世纪中叶发明的。一位名叫奥恩布路盖的维也纳医生在进行尸体解剖的时候，发现有些死者的胸腔内充满着液体。这种现象引起了他的深思，为什么胸腔积液在死者生前不能被发现？如果能发现，应该如何发现？一次，他忽然想起他经营酒业的父亲。父亲经常用手指敲打酒桶，凭其发出的清、浊的声音来估计桶内酒量的多少。人体的胸腔不也可以用手指扣击它，听其发出不同的声音而估计胸腔内有无积液。经过不断摸索，奥恩布路盖终于发明了最早的叩诊方法，即用四只指头直接叩击人体胸部，并对胸部疾病与叩击音的变化关系做了较深刻的研究，于1761年在维也纳发表了题为《用叩诊人体胸廓发现胸腔内部疾病的新方法》的论文。

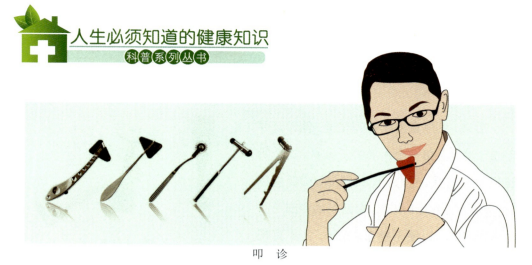

叩 诊

这个发明在当时并未能引起人们的注意。到了19世纪初,由于法国医生高尔维沙尔的推荐和法国临诊医院的应用,叩诊才逐渐被人们重视。1818年,在直接叩诊法的基础上,创造了叩诊板和叩诊锤,于是就产生了间接叩诊法。1838年,维也纳著名医生斯科达对叩诊进行了更为深入的研究,并应用声学原理阐述了出现不同叩击音的原因,为叩诊找到了理论依据。以后,又对上述两种叩诊法做了改进,医生用自己左手中指的背部作为"叩诊板",用右手中指进行叩诊。这种方法一直沿用到现在。

最早的麻醉术

在很长一段时间里,外科医生施行手术是在没有麻醉的情况下进行的,患者非常痛苦。当时为了能使患者忍受手术的疼痛,一般在手术前先在患者嘴里塞上一团布,让患者在难以忍受的痛苦中,用咬碎布团来分散或减轻手术的疼痛。也有的采用放血、压迫颈部血管,造成脑部缺血昏迷等办法进行手术。这不仅使患者对手术产生恐惧,常常在惨痛中死去,就是医生也感到可怕。疼痛直接阻碍了外科手术的发展。

19世纪初,有一次,英国化学家戴维走进一间充满着氧化亚氮的房间,他的牙痛突然停止了。氧化亚氮这种作用引起了美国牙科医生威尔士的兴趣,他猜想氧化亚氮有麻醉作用。经过几次试验后,他在波士顿一家医院里做了在氧化亚氮麻醉下进行无痛拔牙的表演,可惜因麻醉不足而失败,威尔士被当作骗子赶出医院。后来,威尔士的学生莫顿对老师的失败进行了总结和研究，又从化学家杰克逊那里得到启示，采用乙醚进行麻醉，经过反复实验，终于在1846年10月获得成功。它的成功为无痛手术开辟了广阔前景，推动了现代医学的发展。

第一张人体X光照片

1895年11月8日，德国物理学家威廉海姆·康拉德·伦琴（1845—1923）在研究真空管的真空放电时，发出了性质不明的X射线。他激动得难以自我抑制，一连几个星期关在维尔茨堡大学的一间实验室里进行实验。后来，伦琴用自己发现的X射线给妻子戴着结婚戒指的左手拍了一张照片，还亲自用蘸水笔在照片上写下了拍摄的日期：1895年11月22日。伦琴夫人看着自己的、也是人类的第一张手部X线照片，又惊又喜，并为丈夫的科学发现而自豪。

1896年1月23日晚，伦琴应邀在物理学医学学会上作了首次关于X射线的学术报告，并演示了X射线实验。他还当场拍摄了自己的知友、维尔茨堡大学解剖学教授克利克尔的手骨X射线照片，这位教授高度评价了伦琴的发现，并建议把这种"未知的"射线命名为"伦琴射线"。消息像飓风一般迅速吹遍全世界。

在诺贝尔奖创设的第一年——1901年伦琴荣获了诺贝尔物理学奖，但他把奖金全部捐献给了维尔茨堡大学，作为发展科学的基金。

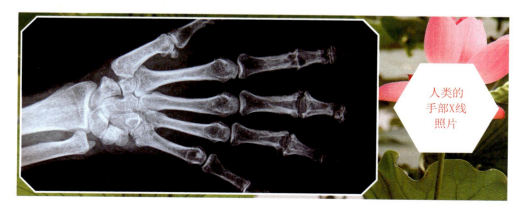

人类的手部X线照片

体外循环创始人

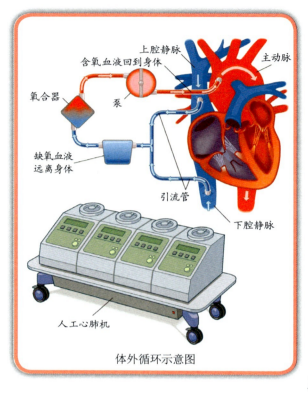

体外循环示意图

凡提到体外循环开始应用于临床心脏直视手术，在各有关体外循环和心脏外科的书都必须提到1953年5月6日美国的约翰·希舍姆·吉本医师为一名18岁女孩修补心房间隔成功是心脏外科的一个新纪元。吉本是体外循环应用于心脏直视手术的创始人。

吉本的成功是经过19年的艰苦研究工作才发展成能应用于临床的体外循环机。而且他之所以产生这种想法——制作一台可以替代心脏功能的机器，使在心脏手术时可以保存生命，这也是因为当时临床上的需要——"需要孕育发明"。

1931年，吉本是美国波士顿麻省总医院的第一年住院医师，当时有一位手术女患者发生了大块肺梗塞，需进行肺动脉栓摘除术。吉本守护着患者，每十分钟测血压、数呼吸、摸脉搏一次。手术虽仅用了6分钟，但患者仍未救活。在守护观察患者的一整夜看到患者的痛苦，吉本产生了一种想法——若有什么办法把静脉的血不断抽出到一个仪器给患者一些氧气，排出二氧化碳，再泵回患者动脉，患者情况一定能得到好转。他反复考虑这问题，并把这种想法与不少人交流，但没人感兴趣，也未得到鼓励。后来，经过3年的努力，取得了哈佛大学实验室一年的资助而开始了实验研究。后又转到宾夕法尼亚大学实验室，经过4年多辛勤劳动制成可在动物身上取代

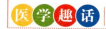

心肺功能，完成阻断肺动脉进行短时实验手术的仪器。由于第二次世界大战，实验被迫停止。从1946~1953年的7年中，他主要用于研究人工心脏机改进血液氧合的方法和完善机器功能，为临床患者应用提供安全保障。他的成功，在实验阻断肺动脉时维持了人体的血液循环，成为体外循环史上一大成就。

1953年，吉本利用垂屏式氧合器和液压式泵进行体外循环，为一例房间隔缺损的患者成功地进行了手术修补，从而使心脏外科进入了一个崭新的阶段。

1956年，美国、瑞典、英国和日本等国家相继在临床开展了心内直视手术，至1957年体外循环便在世界各地广泛开展。

中国苏鸿熙教授于1958年6月26日在体外循环下，为一名6岁男孩施行了先天性室间隔缺损直视修补术获得首次成功。

最早在自身施行心脏导管术的人

心脏导管检查术是将X射线不能透过的细软管，通过一定的途径插入心脏各部，借此了解心脏畸形与病变，测定血液含氧量以及血流动力学等的检查方法。这种技术不仅用于心脏病的诊断、手术治疗，而且还为肝、肾的代谢机能研究创造了有利的条件。

心脏导管检查术是20世纪20年代末发明的，最先在自己身体上施行这项检查技术者，是德国医生福斯曼。

1929年，26岁的福斯曼在埃贝斯瓦耳德的一所医院里担任外科助理医生。他一直思考着在紧急的手术情况下，为了更有效地进行抢救，能否利用橡皮导管通过静脉管道，将救急的药物直接送到右心房内。

福斯曼起先在尸体上试验，令他感到惊奇的是，导管竟能相当容易地从右臂静脉到达右心房内。随后，他决定在自己身上进行这项实验。他请一位同事为他操作，但是，当导管推进静脉内35厘米时，他的同事胆怯起来，不敢将导管再继续向心脏

医学之最

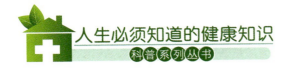
方向推进，使这次实验半途而废。

　　一周后，福斯曼再次实验。他在自己的左肘窝施行局部麻醉后，切开了肘前静脉，通过静脉管的切口，他自己把导管插入静脉内，在X射线荧光屏透视下，将导管沿着静脉向心脏方向徐徐推进，最后终于把导管推入到了右心房。

　　1929年，福斯曼报道了他在自己身上施行心脏导管术成功的经过，并且论述了这种技术在诊断与治疗上的作用，但在当时却没有引起重视。

　　几年后，美国学者柯南德和理查德对福斯曼的心导管术加以改进，并且用到血流动力学及循环呼吸生理学的研究上，获得了不少成果，使这项技术的价值被更多的人所认识。

　　福斯曼以自己的勇敢和毅力，发明了心脏导管术，柯南德和理查兹则改进了这项技术，并使它在临床上得到推广，因而他们3个人于1956年共同获得了诺贝尔生理学或医学奖。

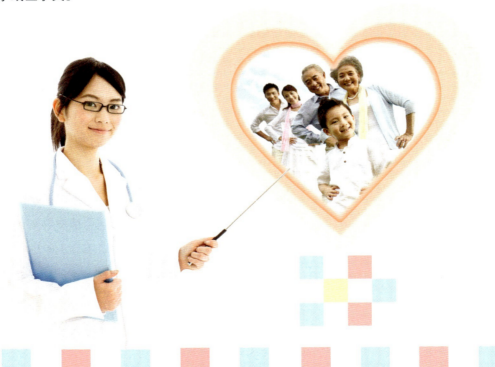

最早的心脏移植

心脏是人体血液循环的动力，人的生命每时每刻都离不开搏动的心脏。如果心脏因病损坏到无法再继续工作的程度，而且采用了各种治疗措施也都无济于事的时候，现代医学科学的成就——心脏移植可解决这个问题。1967年12月3日，在南非开普敦的一家医院中，以心脏外科医生克里斯蒂安·巴纳德为首的人数达30多人的手术小组，为一位55岁的患者华希坎斯基移植了心脏，成为将心脏移植用于临床的第一个实际事例。可是患者在同年12月21日死亡。以后，曾有22个国家的64个医疗中心先后对400多例终末期心脏病患者进行了心脏移植，但获得长期存活的不多。中国于1978年由上海第二医学院附属瑞金医院的医务人员成功地进行了第一例心脏移植，患者手术后存活了109天。

美国斯坦福大学医疗中心进行的心脏移植最多，该医疗中心从1968–1978年，共进行7157次心脏移植。心脏移植后患者1年的存活率是47%，5年的存活率是20%，移植手术后存活最长的患者有达7年之久的。

由于心脏移植的种种困难，人们目前正在探索用另一种途径——研制人工机械心脏来替代。

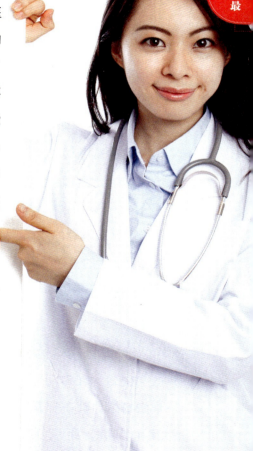

医学之最

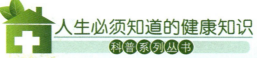
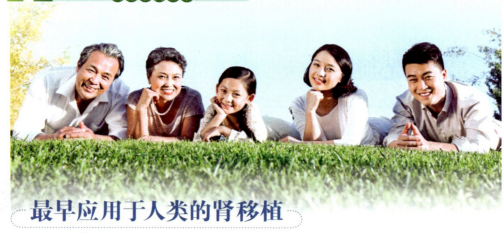

最早应用于人类的肾移植

　　1947年，在美国波士顿的一家医院中进行了首例肾移植。当时一位年轻孕妇患严重子宫感染，出现中毒性休克，陷于中风和深昏迷状态达10天。为了挽救这位年轻孕妇的生命，为其进行了肾移植手术。医生采用尸体肾移植，手术后移植肾立即排出了尿液。从此肾移植术进入了新的阶段。1954年，美国医学家迈立尔为一位家庭妇女做了一次同卵孪生姐妹间的肾移植，取得了完全成功，成为目前世界上肾移植者存活时间最长的人。

　　到1968年已有20多个国家开展了肾移植工作，肾移植手术达到1200例。到1973年，肾移植竟一跃而达12389人次。同种肾移植对于患晚期慢性尿毒症的患者来说，已经取得了比较满意的效果。对于同卵孪生之间的肾移植，已经能够取得完全的成功；对于近亲者的肾移植，则70%可以取得存活24年以上的成果；在无亲缘关系之间的肾移植者5年存活率已达到47%（其中存活期最长的已达到15年以上）。

最早的阑尾切除术

　　史料记载，1736年英国乔治二世（1727—1760年在位）的皇家外科医生克劳底斯·埃姆扬德（1680—1740年）成功地进行了一次阑尾切除手术，那是有史以来第一次阑尾切除。此后，英国医生布赖特（1789—1858年）与别人合写了一本内科教科书。在书中，布赖特最早对阑尾炎进行了记述。

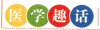
最早的角膜移植术

角膜犹如一架照相机的镜头，是眼球表面的一层透明膜。估计，世界上约有500万人由于角膜病变而导致失明。最早的文献记载说，1796年英国人第一次提出了"角膜移植"的设想，但直到1824年，赖辛格才首次设计出了角膜移植术，并成功地给鸡、兔施行了异种角膜移植。既然动物之间可以进行移植，并取得了成功，那么能否把动物的角膜移植到人身上呢？首次异体眼角膜移植是由一位爱尔兰内科医师比格于1840年前后完成的，他把从羚羊眼球上取下的角膜移植到人的眼球上。

从最初的设想到动物试验，再到美好的理想最终成为现实，人类花费了100多年时间去探索。1906年，眼科医生席姆在一个受眼外伤而必须摘除眼球的患者身上取得眼的角膜后，将其移植给一个患角膜溃疡白斑的患者，获得成功。1931年，眼科医生费拉托夫进一步解决了角膜移植术中角膜的来源问题。他从刚死亡人的身上挖取眼球，在适当温度下冷藏保存，以供患者角膜移植之用。由于角膜有了来源，通过角膜移植术重见光明的人也就多起来了。

科学家们一直在不断地努力尝试发明更加完美的角膜移植技术，比如人工角膜等。前几年，美国加利福尼亚大学眼科研究院宣布，他们的科研人员已成功地将试管培育出的眼角膜移植给5位盲人患者，使他们重见光明。这无疑是世界眼科医学技术上的一项革命性的突破。

医学之最

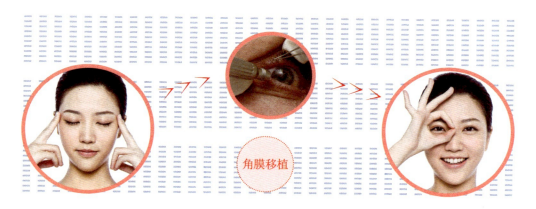

角膜移植

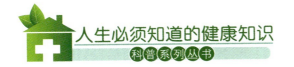
第一只足趾移植再造手

世界上第一只足趾移植再造手是中国上海第六人民医院骨科首创的。1978年10月,上海第六人民医院骨科主任于仲嘉和其他医生为一位因外伤而丧失了双手的患者,使用人造掌骨做支架,将患者两脚的第二足趾游离出来,应用显微外科,通过十分细致的手术,成功地为患者再造了一只两个手指的右手,从而首创了用游离足趾再造手的手术。这只再造的手,经过近7年的观察,情况良好。这个再造手具有常人的痛、温、触的感觉,能进行握、捏、捻、勾等多种基本动作,能提3.5千克重的物体,并能自如地写字、画图、划火柴、扣纽扣等,生活基本能自理。

该医院骨科在第一只再造手获得成功的基础上,后来又为一位双手缺失的女患者再造了具有两个手指的两只再造手;从而开创了世界上第一例再造两只手的奇迹。

最早的断肢再植

如果人的上肢或下肢因创伤而致断离,按照过去的办法,那就只能将残端缝合。这样虽保全了生命,但已成终生残疾。断肢再植是非常精细复杂的手术。手和手臂之间有20多条肌肉和肌腱(即筋)相连,还有许许多多根动脉、静脉,骨骼、淋巴管、神经紧紧相接,在手术中都要一一对准缝合,这样接上去的手才会恢复屈、伸、转、翻等功能。

1963年1月2日,上海第六人民医院的陈中伟和他的同事对上海一名青年工人王存柏被冲床离断的右手进行成功再植,5个指头全部成活。这是世界首例成功的断肢再植手术。经过精心的治疗和护理,6个月后,王存柏的断肢功能恢复良好,不但能执笔写字,还能打乒乓球,提6千克的重物。这表明,断肢再植手术获得了圆满成功。在1963年9月罗马举行的第20届国际外科手术会议上,与会者一致认为,这是世界上断肢再植手术中取得最满意效果的首例。

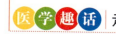

体型最小的婴儿

阿米莉娅·泰勒是世界上出生时体型最小的婴儿，她在母亲大约怀孕22周时就来到了人间。2006年10月，泰勒出生在美国迈阿密一家医院，在加护病房呆了4个月后，她终于渡过了危险期。泰勒出生时的体重只有280克，身长24厘米，仅仅比一支普通圆珠笔长。她是世界上存活下来的最早产的婴儿。新生儿专家认为泰勒的确是个神奇婴儿。由于泰勒出生时体重和身材太小，医院对她的照护工作根本没有先例可参照。医生们照顾泰勒就像是在缺乏航海图的汪洋大海中航行，他们甚至不知道这么小的婴孩正常血压应该是多少。美国医学界的记录显示，此前所有怀孕23周以内就早产的婴儿中，没有一个顺利存活下来。泰勒的存活表明医学界挽救早产婴儿的科技水平有了很大提高，如今医生们可以挽救那些10年前不可能存活的小生命。

医学之最

最大面积的烧伤抢救成功

烧伤（又称灼伤）是火焰、热液和各种化学物质（如强酸、强碱）接触皮肤而引起的皮肤等组织的损伤。烧伤的深浅程度可以分成三度：第一度烧伤为表皮烧伤，皮肤发红；第二度烧伤为表皮全层和真皮一部分烧伤，并有皮肤水泡出现，疼痛较厉害；第三度烧伤为皮肤全层或皮下组织、肌肉，甚至骨头均被烧伤，呈苍白或黄灰色。

过去认为，如果烧伤面积超过70%，则伤者多半死亡。1958年5月底，上海钢铁三厂工人丘财康，被1300℃高温的钢水烧伤，烧伤面积达89.3%，三度烧伤达23%，但是经过上海第二医学院附属瑞金医院医务人员的全力抢救，他获得了痊愈，使中国的防治烧伤水平达到了世界先进水平。1977年，中国医务人员又成功地抢救了烧伤总面积达到100%，三度烧伤占94%的伤员，从而使中国在烧伤抢救治疗上超过了国际水平，这一世界上最大面积的烧伤抢救成功的病例，创造了世界医学史上的奇迹。

最大的人体胆结石

　　胆囊结石是指胆囊里长了"石头"。这种石头医学上称为结石。胆结石多为砂石，胆囊石的形态有的呈圆形、椭圆形，也有的呈多角形。它的数量多少不一、大小不等。1952年12月29日，在英国伦敦一家名为威林·克洛司的医院中，汉弗莱·爱尔瑟大夫为一名80岁高龄的患胆结石的老妇，取出了一块重达6.29千克的世界上最大的胆结石。对于患胆结石的人来说，由于结石的存在，往往发生上腹部的沉重感，或者发生剧烈胆绞痛。有时这种疼痛可以达到使患者难以忍受的程度。而这位老妇的身上的胆结石如此巨大，不难想象这块结石给她造成了多大的痛苦。人们患胆结石，应该抓紧时间进行治疗。否则，不仅在发作时会带来痛苦，而且还会因此而引起各种肝胆系统疾病，诸如胆囊炎、肝脓肿和胆道出血等。

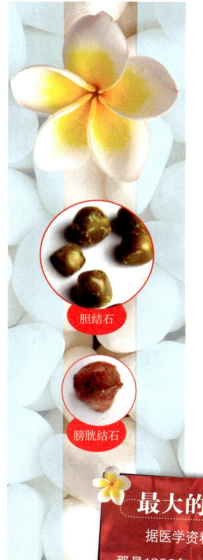

胆结石

膀胱结石

最大的膀胱结石

　　据医学资料记载，世界上最大的膀胱结石重达6.29千克，那是1952年12月29日，英国伦敦的查理·克劳斯医院高年资医生汉福雷·阿瑟尔博士从一位80岁高龄的老妇人体内取出的一颗膀胱结石。

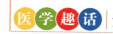

世界最高的女人

1955年6月18日，桑迪·艾伦女士出生于美国芝加哥市，后移居加拿大安大略省尼亚加拉大瀑布市附近的城镇。桑迪降世时一切正常，体重2.95千克，不久即因肢端肥大症开始疯长，22岁时身高已超过232厘米。直到1977年7月14日做了脑垂体病变切除术后方停止了生长。桑迪顶峰时期的体重大约为209.6千克，一双大脚的鞋长约为39厘米。2008年8月13日病逝之前，她被吉尼斯世界纪录大全确认为世界上最高的女人，身高7英尺7英寸（约合231厘米）。她联系吉尼斯的初衷只是为了结交相同身高的朋友。她写道："不必说，我的社交生活几乎是一片空白，或许上吉尼斯会改变我的生活。"果然，桑迪成了公众人物，出现在加拿大安大略省的吉尼斯世界纪录大全博物馆，给青年人和教堂作演讲。她将个人经历写成了《投下巨人的阴影》一书，并参演过多部电影，还是"分裂尖端"乐队1982年推出的一首歌的创作素材。

世界第一高人

罗伯特·瓦德劳是有史记载的世界"第一高人"。他出生于美国伊利诺伊州奥尔顿，家庭成员都无身高异常，而他出生时身高也算正常，但后来因脑垂体肥大，生长激素分泌过盛而不断"疯长"。去世之时，他的身高已达到惊人的8英尺11英寸（2.72米）。因医学方面的原因，他仍不断在往高长。1940年，瓦德劳没发现用支架固定的双腿起了泡，结果导致他受感染，这是致命的。他去世之后，参加葬礼的人超过了3万，他被放在一个半吨重的棺材里下葬，坟墓上面用混凝土建成拱顶状，防止遭到盗墓贼的破坏。他的家人还将瓦德劳的物品付之一炬，避免收藏家将这些东西作为古怪的展品展出。瓦德劳的雕像矗立在美国许多地方。

医学之最

世界第一高人272厘米

正常身高一般不超过200厘米

272
265
260
255
250
245
240
235
230
225
220
215
210
205
200
195
190
185
180
175
170
165
160

当今世界上的矮人之最

身高59.93厘米的18岁的菲律宾人朱雷·巴拉文在他的生日当天（2012年5月2日）获得吉尼斯世界纪录正式认证，成为全球最矮成年男子。此前，这一纪录是由尼泊尔男青年卡根德拉·塔巴·马加尔保持的，他的身高为67厘米。

身高最悬殊的夫妇

鲍喜顺是内蒙古赤峰市翁牛特旗的蒙古族牧民，出生于1951年，身高2.36米，2005年，被吉尼斯世界纪录总部授予世界自然生长第一高人证书。与鲍喜顺喜结连理的夏淑娟出生于1979年，2007年，身高1.68米，刚好到鲍喜顺的肘弯处，夫妻两人身高悬殊有68厘米。

体重最轻的人

从病理学角度分析，创成年人正常身高而最瘦纪录的人们往往患有西蒙氏症，此种病症又名脑下垂体恶异质症。

据报道，爱德华·C·哈格纳（1892—1962年），别名埃迪·马谢，自称身高1.70米，体重仅21.77千克，故他被人叫作"衣帽架"。

法国特落伊斯有一位名叫克劳德·A·瑟瑞特的男性公民（1797—1826年），1825年8月，人们量得他的二头肌间距仅10.16厘米，从他背部到胸部的距离不到7.6厘米。他最轻时体重为16.3千克，身高为1.62米。

另据记载，美国曾有一个裸露癖者罗荷生于1873年，18岁时体重仅12.25千克。

美国麻省布里奇瓦特的菲利普斯，1791年1月14日出生时体重不到907克，5岁时停止了生长，直到他19岁去世时，身高仍为67.3厘米，体重连衣服才5.44千克。

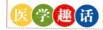

最胖的人

　　美国华盛顿州班布里奇岛上的约翰·B·迈诺克（1941—1983年），1978年3月被救护队用厚木板抬进西雅图市的大学医院接受治疗。该院内分泌学专家根据约翰的食物摄入、排泄量推测：约翰的体重"可能不少于"635千克。而一年半前，约翰体重才442千克，为帮助他在病床上翻个身，医院动用了13名医护人员。经过近2年每天"1200千卡限量摄入"的分食疗法，约翰的体重奇迹般地锐减了419千克。不料两年后，他又因一星期增肥90.72千克不得不再次入院。

　　迈诺克曾是个出租汽车司机，身高1.85米。他会"发福"到如此程度是他本人也始料不及的。25岁时，他才181千克，一切正常；3年后，体重忽然上升到317千克，随后一发不可收。42岁的迈诺克虽经医院尽力减肥治疗，终因回"瘦"无术，于1983年9月拖着363千克重的躯体"升天"。

具有超群记忆能力的人

　　美国犹他州盐湖城一个名叫吉姆·皮克的男子，他在生活方面异常低能，但不可思议的是，他却拥有超常记忆能力，精通从文学到历史在内的15门学科，能一字不漏背诵至少9000本书的内容！令人惋惜的是，皮克于2009年12月19日因突发心脏病去世，结束了他富有传奇色彩的一生。

　　如何拥有超强记忆力？有研究证实，人是通过海马体记忆的，通过针对性的锻炼，能促进海马体的活性，可以从根本上增强记忆力，但这种"好记性"往往局限在某类刺激或任务上。但拥有天赋记忆力的人更胜一筹，记忆成绩不一定拔尖，但能同时完成多项任务。

　　也有文献报道，拥有超强记忆力也是一种病，凡是经历过的事情，事无大小，都能记得清清楚楚，又因为记的内容太多，反而难以应用。这种超强记忆力已经不只是"天赋"，称为"超忆症"更为合适。全球只有79人患有此症，"超忆症"成为相关研究机构的研究对象，希望找出"超级记忆"的成因。

医学之最

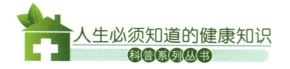

体温达到最高和最低的人

　　人的体温并不因周围环境温度的变化而发生太大的变化。正常人体口腔温度一般总是保持在36~37.2℃之间，而肛门温度要比口腔温度高出约0.5℃，腋下温度则要比口腔温度低0.59℃左右。人的体温之所以能基本保持恒定，这主要是由于人体具有体温调节的功能，使产热和散热的过程处于一种动态平衡之中。如果这种平衡失调，则体温就不可能维持恒定，继而就会出现体温的升高或下降的病理状态。

　　一般来说，人的体温超过40℃时，人体内部就会出现新陈代谢严重的紊乱和中枢神经系统的严重障碍。相反，人的体温下降至27℃以下时，可使人失去知觉。如果人的体温升高到超过42℃或者体温降低到低于22℃时，就可危及生命。

　　令人惊奇的是1980年盛夏，热浪席卷美国的亚特兰大，一个名叫琼斯的居民体温高达47.05℃，由于抢救及时，幸免于死，创造了体温的最高纪录。与此相反，有一位名叫玛丽·苔维丝的女孩，由于她所居住的卧室内的气温低达零下31℃，以致这名女孩完全失去了知觉。当时，她的体温竟下降到16℃，成为目前有记录的世界上体温达到最低的人。这位女孩经抢救治疗后，也奇迹般地恢复了正常。

人体口腔正常温度保持在36~37.2℃之间

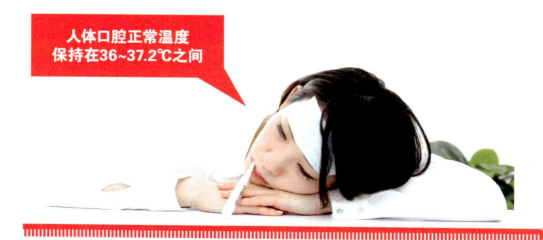

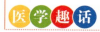

最重和最轻的人脑

　　人类的大脑是长期进化的产物。近代人类的脑，重量达到1200~1500克。人与人之间脑的重量有着一定的差别。俄国作家屠格涅夫的脑的重量达到2014克，为有记录的最重的人脑。相反，1976年英国伦敦皇家学院医学院报道一名妇女的脑重只有1038.4克（无萎缩情况下）。有的动物由于体形巨大，其脑的重量比人类的脑重量还大，如大象的脑重可达4000克，鲸的脑重达到7000克。不过，它们的脑重与体重之比还远远小于人类。但是，有一种动物的脑重与体重之比却能与人类相仿，这就是鲸科中的海豚。海豚的脑重可达1700克，比人脑重200克，但有些海豚的脑重并不比人重，迄今还未发现有比人类更为聪明的对手。

医学之最

最高和最低的脉搏纪录

　　在饭后安静状态下，男子的脉搏平均起跳次数为每分钟70~72次，女子为78~82次。

　　美国伊利诺斯的芝加哥人多鲁西·M·斯蒂文斯（1929—1974年）曾在剧烈运动后，脉搏跳动频率超过每分钟200次；而在明尼苏达州的弗斯顿市，一个叫简·希利尔德（生于1962年）的人，1980年12月20日测得其脉搏次数每分钟仅有12次。

最常见的病

　　在人类现有的病症中，最常见的非传染性疾病是牙周炎。一个人一生中不患牙痛和牙龈炎等牙周病症的人比例极少。

　　在美国，牙周炎病折磨着80%以上的患者；在英国，大约有13%的牙周病患者在21岁之前，满口牙齿不是因蛀痛脱落得一个不剩，就是因牙周炎发作全部拔光。

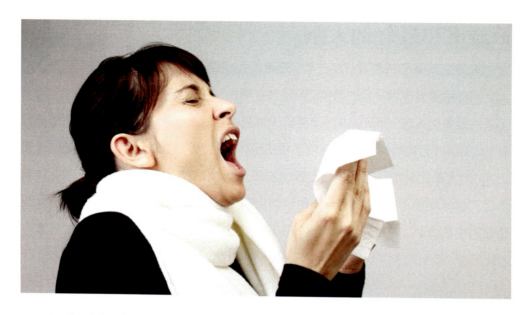

人类最普通的疾病

感冒可算得上是世界上人类最普通的疾病了，它主要是由鼻病毒所引起的上呼吸道感染。人们患了这种普通感冒后，全身出现的症状都比较轻微。成年人患此病，一般不发热或仅有一些微热，同时还可伴随轻度头痛、疲乏无力等不适；小孩患此病体温可较高，症状也较重。这种普通感冒的传染性和散发性很高，非常容易在气候突变时流行。任何年龄的人都可患此病。由于鼻感冒后产生的免疫力很微弱，而且又甚短暂，所以一个人一生中可以一再发生这种疾病，遭受这最为普通的痛苦。

20世纪美国病死率最高的传染病

1978年后，科学家首次发现"艾滋病"。这是20世纪中的病死率最高的传染性疾病。据美国医学界推测，每年感染艾滋病病毒的美国患者人数比政府目前估计的要高很多。在2006年共有5.6万人感染了艾滋病病毒。研究证实，同性恋和双性恋男子，以及非洲裔美国男女，受艾滋病病毒感染的影响最严重。

最普通和最稀少的人类血型

血型是人类血液的个体特征之一，是人体的一种遗传性状，它是终身不变的。由于红细胞上所含的特殊抗原不同，通常将血液分为O、A、B和AB四种主要类型，即红细胞上只有A抗原的，称作A型；只有B抗原的，称作B型；AB抗原都有的，称作AB型；AB抗原都没有的，称作O型。事实上人类血液除了有上述这种A、B、O、AB血型系统外，还有Rh、MNS、P等十余个血型系统，且均按孟德尔遗传规律进行遗传的。可是子女的血型不一定与父母一样，但是从父母的血型情况却可以分析出其子女的血型情况。

目前，世界上最普通的血型要算是O型了。在血型中，最少的血型是AB型。据统计，英国人中，O型占46.7%、A型占41.7%、B型占8.69%、AB型占3.09%。中国有关部门曾对40980名上海居民进行调查，结果是O型占30.31%、A型占31.31%、B型占28.06%、AB型占9.77%。

除此之外，世界上还有一些稀有的血型，如"孟买血"血型就是一种最稀少的血型。1961年曾在捷克的一名护士身上发现此种血型。此后，1968年2月报道，在美国新泽西州又发现兄妹两人是此种血型。

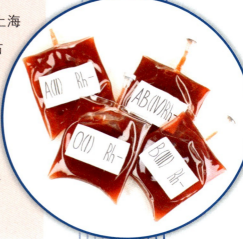

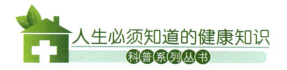

献血冠军和输血冠军

一个成年人的总血量为4000~5000毫升，一个健康成年人一次献血200~400毫升，只占到全身总血量的5%，献血后身体会自动调节，使血流量很快恢复正常，同时还会刺激身体的造血功能。另外，根据有关规定，献全血两次间隔不得少于6个月，就是一年最多献血两次。

然而在美国纽约，有一个名叫艾伦·道斯特的私人美容师自1966年起，年年去罗斯福公园纪念学院自愿献血，截至1986年4月，20年间，艾伦·道斯特总共献了870688毫升的血，他平均每年的"放"血量为43534毫升，成为当之无愧的献血冠军。

1970年12月，在芝加哥的迈克尔·里斯医院，一个50岁的名叫沃纶·C·吉里奇的血友病患者在做心脏手术时，根据医疗需要，一次竟然输入了10808毫升的血浆。

献血次数最多的人

为了抢救患者生命，有时往往需要献血。给患者输血的主要目的是改善血液循环，维持有效的动脉血压，增强机体的抵抗力。一般来说，一个正常人的血液总量为体重的7%~8%，即一个体重60千克的人，其血液总量约有4500毫升。正常人体的血液总量是相当稳定的，一般变动不会超过10%。因此，人体因某种原因而出血，如果出血量一次不超过总量的10%，则对人的健康不会有多大的影响。所以，正常人一次献血200~300毫升是没有什么问题的。

在法国，有一个名叫约瑟夫·爱尔马勒的人，他从1937—1978年间，先后一共献血648次，创造了世界上献血次数最多的纪录。

最早出牙的人

医学上称婴儿的第一副牙齿为乳牙，一般在出生后6个月开始长出来，而乳牙中，又以下颌骨上的中切牙出得最早。

早在1643年登基的法国国王路易十四（1638—1715年），即路易·戴当尼王子，他出生时就"带"来了两颗牙齿。

乳牙中的臼齿往往长得最迟，一般要在婴儿2岁时才长。但据1970年的记载，丹麦的一个早产6个月的胎儿出生时就有8颗乳牙，其中4颗长在臼齿的位置上。

一生换四副牙的人

人们在晚年还会出现第三次换牙的现象，这是1680年由一个名叫阿伯图斯·海尔威吉斯的人首次发现的。这种现象如今已不算罕见了，老年人换第四副牙齿的奇迹已在1896年的一份资料中得到证实。这份资料告诉我们，有一位名叫列松的法国人，在老年还长出了第四副齐刷刷的新牙。

最昂贵的牙齿

英国著名的科学家艾萨克·牛顿爵士（1642—1727年）的一颗牙齿在他去世89年后的1816年，在伦敦以730英镑的高价（约合现价1100美元）被出售给一个贵族。此后，这颗伟人的牙齿经过精心加工后被镶嵌在贵族佩戴的戒指上了。

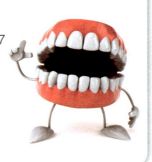

一个终身未长牙的老人

四川省内江市东至县发生了一桩怪事：该县金顺镇一个村民陈炳江老人，从小到大，72年未曾长过一颗牙齿，成为当今世界罕见的无牙人。

陈炳江生于1924年，自从呱呱坠地到满两岁，都不见他的牙床上有长牙的迹象。父母以为他的乳牙长得晚一些，可是到3岁时，他的口腔中依然不见牙长出来，父母以为他得了怪病，到处求医，但并无任何效果。长大后无牙齿的陈炳江，不但能吃稀饭，而且还能吃饼干、嚼硬馍，身体其他部位也十分正常。经过较长时间的咀嚼磨练，他的牙床变得十分坚硬，表面上长了一层蓝色物质，保护着牙龈。但是，至于他一生中为什么不长牙，至今仍是一个谜。

年龄最大和最小的产妇

女性的一生可分为5个发展时期，即幼年期、青春期、成熟期、更年期和绝经期。女性在成熟期时，由于卵巢完全成熟，能定期排卵，并周期性地产生激素，因此具备了生育的功能。但是，当女性到达更年期年龄时，即在45~50岁之间时，因卵巢渐趋萎缩，进而停止排卵，于是生育功能也随之消失。2006年1月16日，在罗马尼亚首都布加勒斯特，67岁的阿德里安娜·伊利埃斯库抱着她1岁的女儿伊利扎－玛丽亚出现在人们面前。伊利埃斯库是一名大学教授兼儿童作家。她接受了使用别人的精子和卵子完成的体外授精，并在2005年生下了伊利扎－玛丽亚，成为世界上年龄最大的产妇。据报道，1939年在秘鲁的扑朗格村，有一个年龄仅5岁的名叫利纳的女孩，竟发生怀孕，并剖腹产出婴儿。除了令人难以置信，还有震惊和愤怒。

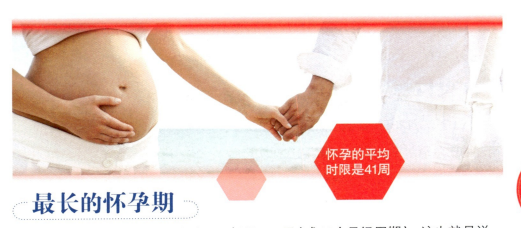

怀孕的平均时限是41周

医学之最

最长的怀孕期

妇女怀孕后，怀孕的平均时限一般是288天（或10个月经周期）。这也就是说，孕妇分娩是在怀孕288日，但这个时限并不能代表实际的怀孕时限，人们仅仅是利用这个时限来预测孕妇分娩的大约时日。事实上，由于某些因素，孕妇的怀孕期可能延长。因此，从医学上讲，末次月经从第一天起继续到287天（41周）以后，还孕育着活胎儿的妊娠，称为过期妊娠。有一位孕妇最长的怀孕期且生下活着的婴儿达398天，创这项纪录的是英国的郝都克太太。但是，这位孕妇于1975年3月23日娩出的可爱宝宝，体重却仅有1.35千克。人们不禁会问，这个可爱的宝宝在她母亲腹中"生长发育"的时间比一股正常怀孕的胎儿要多100多天，应该比一般娩出的婴儿更大、更重些，为什么反而轻了呢？其实这并不奇怪，因为胎儿体重的最高峰是在怀孕42周时，这时胎盘已经完全成熟，此后如果继续妊娠，胎盘就在逐渐退化，供给胎儿的氧气和营养逐步减少，影响胎儿的生长发育，故体重反而可减轻，严重的还可导致胎儿在子宫内缺氧而死亡。

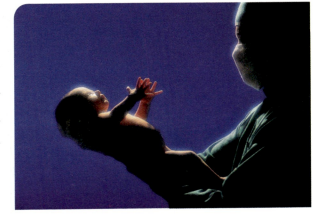

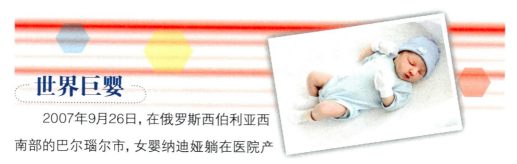

世界巨婴

2007年9月26日，在俄罗斯西伯利亚西南部的巴尔瑙尔市，女婴纳迪娅躺在医院产科病房里。当月17日，西伯利亚一名孕妇在巴尔瑙尔市产下重达7.75千克（15.5斤）的巨婴纳迪娅，这已经是她的第12个孩子。"我们简直太震惊了！"纳迪娅43岁的妈妈塔亚娜·巴拉巴诺夫说。她爸爸说什么呢？他无话可说，就呆呆地看着。"我什么都吃，我们没有钱吃特别贵的营养品，因此，我就吃土豆、面条和西红柿。"她对记者说，不过，她先前生的孩子重量都超过了5千克。

吉尼斯世界纪录中最重的婴儿是1955年在意大利出生的一个重10.2千克的女婴和1879年在美国出生的一个重10.8千克的男婴，可惜男婴出生后11小时就夭折了。据世界卫生组织的数据，大多数健康新生儿的平均体重在3.2千克左右。

最长的脖子

缅甸和泰国边境的一支少数民族帕督安部落，以脖子长为美，这个部落中的女性的脖子可以说是世界最长的。女孩子从5岁起，要在脖子上套上1千克的铜圈，一年一个铜圈，只能往上添，不能往下拿，终生都要佩戴，最长颈者脖子达70厘米。

最软的脖子

英国人马浴·罗勒，他的脖子可以随意转动180度，软若无骨。一次，马湛·罗勒看电影，坐在他后面的人将膝盖顶在他座椅背上、不断地摆晃。他忍无可忍，一气之下，突然把头做了180度的转动，瞪眼睛想吓对方，对方吓得差点昏了过去。

111岁老寿星接受手术

1960年11月7日，在美国得克萨斯州的蒙斯顿市，有个名叫小切姆斯·H·布莱特（1850—1961年）的老寿星在他111岁零105天高龄时，还遵照医嘱，在家人的陪伴下进医院接受了一次臀部手术治疗。可惜，终因老人的生理机能过分衰老，手术3个月后，这位接受手术的老寿星就与世长辞了。

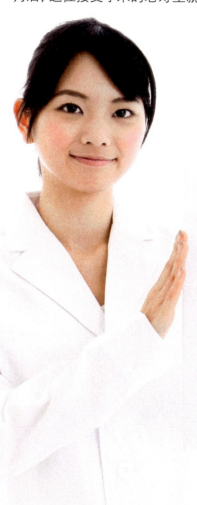

医学之最

马拉松式的手术

在美国密执安州的布尼泼斯市，一位名叫吉楚德·莱旺道尔斯基的夫人因患心脏病需接受手术治疗。医生们对这位57岁的夫人的手术特别报道称，从1951年2月4日一直进行到8日才告结束，历时96个小时，切除了一个大瘤。这是世界外科手术史上历时最长的一次手术，莱旺道尔斯基夫人被抬下手术台时如释重负，因为这次马拉松式的手术使她的体重骤减39.7千克。

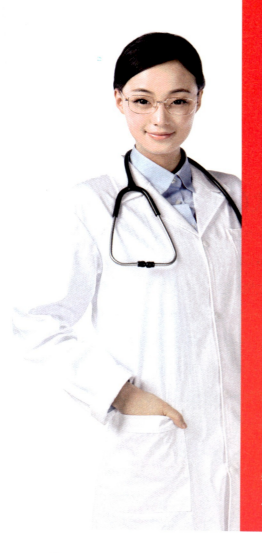

植物人产下男婴

1996年，在美国发生了一桩堪称世界奇迹的怪事，昏迷长达11年的植物人竟怀孕生下男婴，植物人具有生殖能力，这本身就成了一个医学之谜。谁使这位处于昏迷中的妇女怀孕？谁是那男婴的父亲？这个谜底很快被美国警方揭开。经遗传基因检测，证实美国某疗养所52岁的男医护助理员霍拉斯是那个男婴的父亲。美国警方指控霍拉斯强奸了那位女植物人，并致使她怀孕产子。

这位女植物人于1985年（当年31岁）在一次车祸中昏迷，虽经医院多方救治，却一直未能苏醒过来。医院发现这位女植物人怀孕后，感到十分惊讶，有人反映曾多次看见医护助理员霍拉斯在女植物人的病房鬼鬼祟祟地不知干什么，但指控他强奸却又找不到确凿证据。

此后不久，霍拉斯因调戏另一名妇女和非法从事性疗法被判入监，直到3月18日女植物人顺利产下腹中婴儿，方为确认霍拉斯强奸罪名提供了铁证。男婴早产2个月，生下时体重仅1.21千克，但很健康，由外祖母抚养。据悉，植物人怀孕产子，这是世界第一例，但至今仍有伦理上的争议。

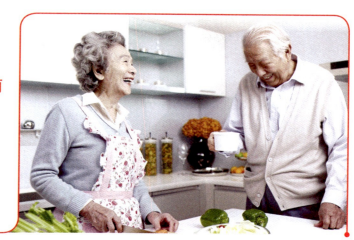

卡拉姆和卡塔丽夫妻相处长久的秘诀：
保持风趣幽默
多吃新鲜蔬菜

医学之最

世界上婚龄最长的一对夫妻

来自印度西北部的旁遮普，如今居住在英国布拉德福德的一对夫妻，虽然他们的婚姻是包办婚姻，但两人却相亲相爱一起走过了87个年头，生育了8名子女，拥有28名孙辈。

结婚87年，是世界上目前已知的最长久的婚姻。真可谓"天长地久"。谈到自己的夫妻相处秘诀，卡拉姆说："我的诀窍就是让卡塔丽欢笑。我喜欢给她讲笑话，逗她笑。风趣幽默是我表达浪漫的方式。"至于卡塔丽，她的诀窍是为丈夫做新鲜美味的蔬菜，让他健康长寿。

连体兄弟娶连体姐妹

一对连体双胞胎兄弟在情人节那天同一对也是连体的双胞胎姐妹结婚，他们举行了世纪婚礼！这场世纪婚礼没有通过传媒进行报道，因为28岁的吉姆与蒂姆·费顿一家和27岁的新娘珍妮和杰基·马蒂诺一家精心策划，不使这场开心的婚礼成为"传媒马戏团"。

澳大利亚悉尼市的《太阳报》向读者介绍了他们不可思议的爱情故事。

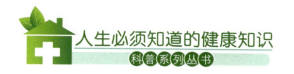
马蒂诺姐妹在肋骨处连体，珍妮比较直率，她滔滔不绝地说："我们热恋着，我们互敬互爱，因为任何时候我们都得在一起。"珍妮同吉姆结婚，蒂姆娶了杰基。珍妮笑着说："但是，我们实际上是一个整体。"

这两对连体双胞胎夫妇说，当在悉尼的一家医院为他们做体检时就一直分不开了。

吉姆说："我们以前曾听说过这对连体姐妹，但从没有见过面。这次我们一见钟情，我开始同珍妮交谈，而同时我弟弟同杰基交谈。我们都非常激动。"兄弟俩立即邀请姐妹俩去他们家作客，当他们拿出订婚戒指的时候，她俩喜出望外。蒂姆和吉姆在臀部相联，因此，房子建有特殊的浴室、浴缸及其他一切设备。但是他们将尽可能地过正常人生活，因为连体对他们而言是正常的。

周岁婴儿破世界纪录

小婴孩埃尔布·瓦西亚·雷生科夫才21个月，但令人意外的是，在其父亲的牵引下，光着屁股在莫斯科的冰水池里已经畅游了152小时2分零28秒钟，游过33公里。

瓦西亚是一个小奇人。他是在装满水的浴盆内出世的，他出世还未睁开双眼时，他已能像鸭子一样在水中濮游。由于他天生就有游泳的本领，当他出生才3周，母亲便带他参加欧洲游泳集会，瓦西亚喜欢赤裸着身子在冰水里畅游，所以即使洗澡，他也喜欢冷水浴。然而他这种马拉松式的游泳已被记录在世界健力士大全了。

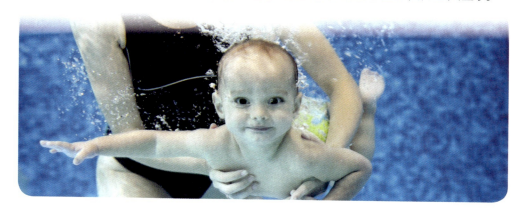

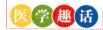

最早的法医学著作

法医学是医学的一个部门，是研究实际侦查和审理工作中所发生的具有医学性质的问题的科学。世界上第一部系统的法医著作，成书于1247年（宋理宗淳祐七年）的《洗冤集录》。作者宋慈（字惠父）是建阳（今福建）人。

在欧洲，法国的外科权威昂·帕雷在1575年写了两篇有关法医学的论文，被誉为欧洲法医学的鼻祖，只是在27年之后意大利医师F·菲德里斯的四卷《法医学》专著问世，欧洲才具有了第一本完整的法医学著作。但是，这已经是1602年的事了，与《洗冤集录》相比，晚了355年。

《洗冤集录》在1862年初译成荷兰文，1908年又译成法文，以后又被译成德、日、朝、俄、英等国文字。

最早的体育疗法

体育疗法也称医疗体育，是应用体育锻炼防治疾病的一种有效手段。体育疗法常被应用于肢体运动功能障碍、神经瘫痪、关节炎、肺气肿、高血压以及其他多种慢性病的治疗。体育疗法在中国有着悠久的历史。春秋战国时期的导引术是一种呼吸运动和躯体运动相结合的保健疗法，徒手即可进行。

西汉时期，导引术得到了进一步的发展和普及。1974年年初，长沙马王堆三号汉墓出土的现存最早的帛画"导引图"，为今人研究两汉以前的导引术提供了珍贵的实物依据。东汉末年，医学家华佗更是在前人的基础上，概括了导引术的特点，模仿虎、鹿、熊、猿、鸟的动作和姿态，创造了著名的"五禽戏"。

西晋以后，有关导引术的书和图解不断出现，导引术的内容和名称也日益丰富，如晋代医学家葛洪的《抱朴子》一书中，就有龙导、龟咽、燕飞、蛇屈、兔惊等各种名称。由导引术衍生出来的各种保健运动更是各具特色，现在人们熟悉的太极拳、八段锦、十二段锦都可以看成是由此沿传而来。

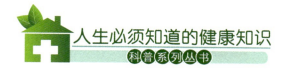
最后一例天花病例

天花的传染性异常猛烈，凡是没有接种过牛痘或没患过这种病的人，不论男女老少，都可能感染天花病毒而发病。自从中国宋真宗年代采用接种人痘来防天花和1796年英国詹纳发明牛痘疫苗预防天花以来，人们与天花这一严重危害人类健康和生命的传染病作了长期不懈的斗争，终于迎来了天花在世界上绝迹的一天。世界卫生组织宣布，在1977年10月26日索马里发生的最后一例天花后的两年中，如再无天花发生的话，即可宣告天花绝迹。

1979年10月25日，终了被确定为"世界天花绝迹日"载人史册。

其实，在索马里发生的最后一例天花后，于1978年8月在英国发生过一起天花感染事件，导致在伯明翰大学医学院实验室工作的一名女摄影师帕克死亡，而她的亲人也因此传染了天花。虽然这起事件是在索马里最后一例天花后的两年内发生的，但鉴于它是由于实验室内感染，与自然存在的天花不同，因此它并不影响天花的绝迹，1979年10月25日仍被确定为"世界天花绝迹日"。

最大的噪声

科学家告诉人们，90分贝以上的噪声环境中，听力会受到严重影响并产生神经衰弱、头疼、高血压等疾病；如果在高达150分贝的噪声环境中鼓膜会破裂出血，双耳完全失去听力。目前所能发现的最大噪音是一种超压强冲击波——它能立即致人于死地。

当今世界都不允许工厂企业在生产过程中使用产生等值持续音响水平相当于90分贝以上的噪声设备，不给排气管音响超过120分贝的赛车发放生产许可证；禁止举行音频放大器超过130分贝的音乐会；部分玩具手枪发射时声响等值接近170分贝的理所当然地也被禁止出售。

医学之最

最响亮的鼾声

1984年5月10日,英国人美尔因·斯威特在睡觉时发出的鼾声高达82分贝,相当于摩托车发动时的声响,创造了世界纪录。

人能"承受"的最大音量

有人声称,患有气喘病的孩子常常能"听"到3万赫兹的声音,而事实上一般人的耳朵所能忍受的最大声音是2万赫兹的音量。原苏联1964年2月公布的实验结果证明,如果将音频振荡器直接紧压于人的头骨上,那么,人能够承受的最大音量则是每秒钟振荡高达20万赫兹的超级音量。相比之下,蝙蝠也只能发出高达9万赫兹的脉冲波。

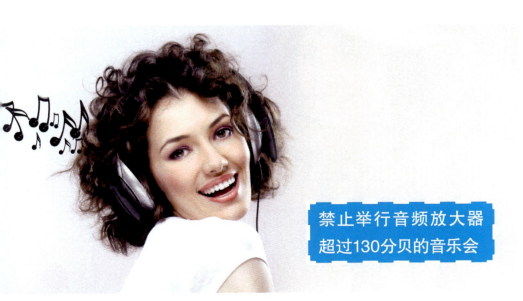

禁止举行音频放大器超过130分贝的音乐会

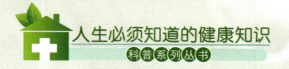
手指脚趾最多的人

手指或脚趾数目多，这是一种先天性畸形。多指现象在西班牙乌尔代斯区很普通。英国伦敦圣·乔治医院于1938年为一妇女接生了一名女婴，这个女婴手上长有手指14个，脚上长有脚趾12个，成为当时手指与脚趾最多的人。

但据一份医学调查报告上记载：1921年9月16日，英国伦敦市西区出生的一个男婴，有14个手指、15个脚趾。这是迄今为止多手指和多脚趾的唯一世界冠军。

最惊人的视力

德国斯图加特市的一个牙科医生沃伦妮卡·谢德尔（生于1951年）具有超过常人20倍的视力，能看清1.5千米以外的人和物。并且，无需借助于任何仪器就能"阅读"缩微资料中的文字。在一次视力测试时，她接过的测试物是一根棉纱，仔细看后就指出是由4根细纱分别拧成两股后再缠绕而成一根的。测试人员随即把这根绵纱进行放大鉴定，并且证明谢德尔的视觉是无与伦比的。

常人正常视力能看清10米左右的人和物

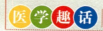

医学之最

接受手术最多的人

1986年12月6日，英国诺丁汉郡51岁的约瑟夫·阿斯考（生于1935年），在医院接受了一次从他的气管中切除一个乳头状肉瘤的大手术。当他只有18个月的时候，这个肉瘤就开始妨碍他的呼吸。因而经过慎重的考虑，约瑟夫毅然走向手术台，接受了他有生以来的第337次较大的手术治疗。可以说，阿斯考先生身上已是伤疤累累了。

人的耐热极限

美国空军某研究所做的有关人的耐热极限的试验表明，赤身露体的人在干燥空气的条件下，能承受的最高温度为204.4℃；身穿厚外套的人的耐热极限为260℃。而同样干燥空气的条件下，足以把牛排煮熟的温度仅为162.8℃。

试验还表明，目前世界风行的桑拿浴（即蒸汽浴）的最佳温度宜为140℃。

禁食纪录

"禁食疗法"诞生于18世纪的欧洲，在我国《黄帝内经》中也有关于食忌疗法和饥饿疗法的记载。经试验表明，在12小时内，人禁食将是异常难受的，24~48小时后，这些感觉将会消失。

苏格兰东部某郡有个名叫安格斯·巴比里（生于1940年）的人，因病在邓迪市的玛丽费尔德医院住院就医。1965年6月—1966年7月，他仅靠茶水、咖啡和维他命滴剂来维持生命，创下了连续382天不进固态食物的纪录，只是他的体重由原来的214.09千克降至80.74千克。

现年33岁的俄罗斯男子亚历山大·安提佛夫喜欢接受挑战，他在女友支持下开始禁食。其间，只喝水和阅读《圣经》、《古兰经》等读物。为真切体验禁食对生活

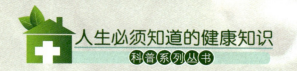

的影响，亚历山大跟平常一样到公司上班，坚持慢跑运动，而且还保持与女友的性生活。他成功禁食100天，创造了人类挑战生存极限的新纪录。

刷新世界人工心脏使用者长寿纪录的人

　　德国的柏林心脏中心宣布，37岁的顿纳·黑格因病开始使用人工心脏已有2年，他刷新了世界人工心脏使用者的长寿纪录。1994年7月8日，黑格因心脏肥大被送到柏林心脏中心接受治疗。当时虽然有捐献的心脏可供给黑格进行心脏移植手术，但医生们还是决定让他使用人工心脏。另据报道，世界上第一例植入人工心脏的人活了80天。

一颗心脏先后植入两人体内

　　美国一家医院施行了把一颗心脏先后植入两名患者体内的罕见手术。被移植的心脏来自一名在交通事故中丧生的妇女。她的心脏先植入一位男性患者身体内，患者康复顺利。就在他的体质日渐恢复，医生考虑让他出院回家前夕，这位患者突发大脑出血症，不治身亡。接着，把这颗心脏又植入42岁的码头工人约翰·费伦迪诺体内，患有心脏扩张症的费伦迪诺被植入这一心脏后，感觉"大大改善"。

世界第一颗微型心脏

　　以色列科研人员已在实验室中成功创造出世界第一颗搏动的"微型心脏"。科研人员先用胚胎干细胞生成心脏细胞、内皮细胞和成纤维细胞三种细胞，然后把它们植入可生物降解的结构中。几个星期后，这些细胞合为一体，形成一小片搏动的心脏组织。这片心肌不足1平方厘米，布满微细血管，与构成心脏的复杂组织非常相似。这是科学家首次成功创造出包含所有关键细胞的心脏组织。

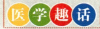

人死后器官能活多久

人死亡的定义是大脑坏死，在大脑细胞死亡后，人体各器官仍可存活一段时间。

角膜。角膜移植术问世已有150余年。角膜应在人死后6小时之内取下，经过严格的消毒，在组织培养液中能保存3~4个月，在冷冻状态下可保存6~12个月。

肝脏。人一旦死亡，在常温下肝缺血超过20~30分钟便会失活而死，在此极短的时间做肝移植手术是不可能的。现在人们已采用在低温条件下，从门静脉注入"仿细胞内液"的方法，可安全保存缺血肝6~10小时。

心脏。"大脑死亡"作为法定的死亡指标，即使心脏仍在跳动也可合法地宣布患者死亡。在供体心脏注入电解质溶液可以存活4小时。这些都可以为需进行心脏移植手术的患者提供心脏来源。

肾脏。从人体分离后，放入冰冷的电解质溶液中，保存18小时，向肾脏注入含氧的冰冷液体急速冷却，置于特殊保藏器中，可保存72小时。

血液在冷冻状态下能保存3周。

骨髓在零下50℃条件下可保存6~12个月。

精液在冷冻下可保存13年。

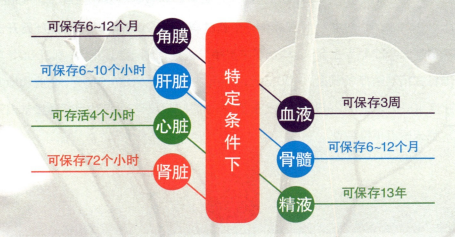

可保存6~12个月 角膜
可保存6~10个小时 肝脏
可存活4个小时 心脏
可保存72个小时 肾脏
特定条件下
血液 可保存3周
骨髓 可保存6~12个月
精液 可保存13年

医学之最

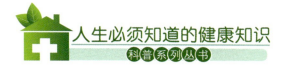
世界上唯一的一子二母

　　泰国有一对连体孪生姐妹，两人既有各自独立的器官，又有共用合作的器官，因而无法用手术分离。她们虽各有一套内生殖系统，但外阴和肛门却只有一个，故其受孕后，出现了极有趣的生理现象：受孕的子宫虽已停止月经，但另一个子宫却照常来月经，直到临产前8周才停止分泌月经。怀孕10个月后，正常分娩出一个可爱的正常男婴，姐妹的乳房部有充足的乳汁分泌，但究竟谁是真正的母亲却无法分辨出。这男孩成了世界上唯一有两位生母的孩子。

精准医学开启健康产业新变革

　　2015年1月，美国总统奥巴马在国情咨文演讲中谈到"人类基因组计划"所取得的成果，并宣布了新的项目——精准医疗计划。精准医疗大数据、个人基因测序的普及化正开启全球健康产业大变革。其实早在奥巴马提出美国精准医疗计划之前，将精准医疗用于癌症治疗的例子已不鲜见。遗传生物学家、中国科学院院士贺林表示："2013年，'自然－遗传学'大会的主题为'From GWAS to Precision Medicine'（从全基因组关联分析到精准医学），其中就已含有'精准医学'这个概念。同年9月20日，第十三届东亚遗传学会学术研讨会，其主题中也有'Precision Medicine'。因此，'精准医学'对学界而言并非一个新的概念。"2015年3月，科技部召开国家首次精准医学战略专家会议，提出了中国精准医疗计划。会议指出，到2030年前，我国将在精准医疗领域投入600亿元，其中，中央财政支出200亿元，企业和地方财政配套400亿元。3月27日，我国发布了第一批肿瘤诊断与治疗项目高通量基因测序技术临床试点单位名单。

名气最大的医疗机器人

　　早期的医疗外科机器人系统大多采用工业机器人平台。1985年出现了采用Puma260工业机器人来完成脑组织活检中探针的导向定位。1989年，英国的皇家学院机器人技术中心利用改进的6自由度Puma机器人，开展了前列腺切除术，大大缩短了手术操作时间。1999年，德国Orto Maquet公司研制了CASPAR机器人系统，用于全髋或全膝关节置换术中的骨骼磨削，磨削精度达到了0.10mm。此外，世界上还有很多专科性医疗机器人系统。而目前名气最大的就是达芬奇机器人，属于通用型手术机器人，临床上使用得最多。达芬奇机器人以麻省理工学院研发的机器人外科手术技术为基础，它的产生预示着第三代外科手术时代的来临。达芬奇机器人由三部分组成：外科医生控制台、床旁机械臂系统和成像系统。其设计的理念是通过使用微创的方法，实施复杂的外科手术。简单地说，达芬奇机器人就是高级的腹腔镜系统，实施手术时主刀医师不与患者直接接触，通过三维视觉系统和动作定标系统操作控制，由机械臂以及手术器械通过患者的胸部或者腹腔模拟完成医生的技术动作和手术操作。达芬奇手术机器人是当今全球唯一获得FDA（美国食品与药品监督管理局）批准应用于外科临床治疗的智能内窥镜微创手术系统，广泛用于成人和儿童的普通外科、胸外科、泌尿外科、妇产科、头颈外科以及心脏手术。

　　自2006年解放军总医院引进第一台达芬奇手术机器人以来，达芬奇机器人已经进入中国10年。截至2013年，中国国内（港澳台地区除外）配置达芬奇手术机器人的医院有14家，共配置达芬奇手术机器人18台。值得注意的是，湘雅三医院有中国第一台国产手术机器人。

（本章编者：李晓雪、张芳、王晓义、孙媛媛）

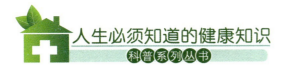

参考文献

［1］陈菇瑜. 中医养生[M]. 北京: 中国画报出版社. 2009.

［2］陈书秀. 中医趣话[M]. 哈尔滨: 哈尔滨出版社. 2008.

［3］席斌, 程延安. 心身相关的中医学研究述评[J]. 河南中医学院学报, 2011, 26（163）: 1450–1453.

［4］王明辉. 中医是怎样治病的[M]. 厦门: 鹭江出版社. 2008.

［5］方东行. 中医各家学说的研究与探讨[J]. 中医文献杂志, 2002, 2（2）: 46–49.

［6］张存悌. 名人与中医（1, 2）[J]. 辽宁中医药大学学报, 2008–02–18.

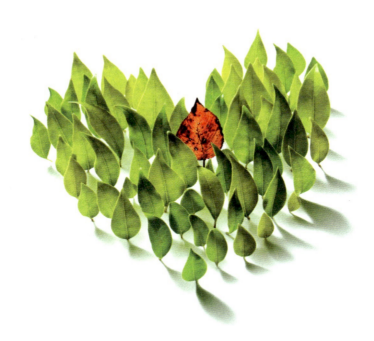